メディカルスタッフ専門基礎科目シリーズ

新版 筋骨格障害学

理学療法学科・作業療法学科の整形外科学

和田野 安良 監修　六崎 裕高 著

理工図書

メディカルスタッフ専門基礎科目シリーズ 筋骨格障害学

監修

和田野安良　茨城県立医療大学　名誉教授

執筆者

六崎　裕高　茨城県立医療大学
　　　　　　保健医療学部　医科学センター　整形外科学　教授
　　　　　　茨城県立医療大学附属病院
　　　　　　第一診療科（整形外科・リハビリテーション科）

メディカルスタッフ専門基礎科目シリーズ　筋骨格障害学

はじめに

　運動器は、四肢・脊柱を対象とする分野である。整形外科は運動器を対象とし、骨、関節、筋、腱、脊髄、末梢神経、四肢の血管 などを扱う。生命的予後にとどまらず機能的回復を重視し、リハビリテーションと関係が深い分野である。

　本書は、茨城県立医療大学の理学療法学科・作業療法学科の2年次に履修する「筋骨格障害と対応」の授業カリキュラムに準拠して作成された。本授業は必須科目であり全15コマからなる。理学療法士・作業療法士の国家試験を受けるために必要な内容を網羅したつもりである。近年の国家試験では、特に画像（単純X線、MRI、CT）や特徴的な図・写真を使用した問題が多数出題されており、テクニック重視の単なる机上の知識ではなく、より実践的で専門的な知識が要求されている。そのため、本書では、できるだけ多くの画像や図を掲載し、より実践的で臨床に即した内容に仕上げたつもりである。また、章末には、茨城県立医療大学で過去に出題された学期末試験問題、整形外科領域の国家試験問題9年分を掲載した。これらの問題を解くことでより理解を深めていただきたい。筋骨格障害を理解するために、理学療法学・作業療法学を学ぶ学生や理学療法士・作業療法士の皆様に本書を活用していただければ幸いである。

2019年9月

六崎裕高

和田野安良

目　次

第1章　運動器の構造と機能　　1

1 骨・関節の構造と機能／2
　1.1 骨の構造／2
　1.2 骨の組織／3
　1.3 骨の機能／5
　1.4 骨粗鬆症／6
　1.5 骨の発生、成長／6
2 関節の構造と機能／7
　2.1 関節／7
3 神経の構造と機能／10
　3.1 脊髄（中枢神経）の構造と機能／10
　3.2 末梢神経の構造と機能／12
4 骨格筋の構造と機能／14
　4.1 骨格筋の構造／14
　4.2 遅筋と速筋／15
　4.3 筋の収縮／15
5 腱の構造と機能／16
　5.1 腱／16
　5.2 腱鞘／17
　5.3 筋腱接合部、骨腱接合部／17
6 靭帯の構造と機能／18
章末問題／19

第2章　頚椎・腰椎障害と対応　　31

1 脊椎の構造と機能／32
2 脊椎の障害／34
　2.1 変形性脊椎症（頚椎症、腰椎症）／34

    2.2 頚椎症性脊髄症および神経根症／35

    2.3 靭帯骨化症（後縦靭帯骨化症、黄色靭帯骨化症）／39

    2.4 腰痛症／40

    2.5 腰椎椎間板ヘルニア／41

    2.6 腰椎分離症・腰椎分離すべり症／43

    2.7 腰部脊柱管狭窄症／45

    2.8 側弯症／47

    2.9 先天異常／49

  章末問題／49

第3章　上肢障害の特性と対応　　63

1 肩甲帯の構造と機能／64

    1.1 胸鎖関節／64

    1.2 肩鎖関節／64

    1.3 肩関節（肩甲上腕関節）／65

    1.4 肩峰下関節／65

    1.5 肩甲胸郭関節／66

2. 肩甲帯の障害／66

    2.1 頚肩腕症候群／66

    2.2 胸郭出口症候群／66

    2.3 肩関節周囲炎（"五十肩"）／68

    2.4 反復性肩関節脱臼／68

3 肘・前腕部の構造と機能／69

4 肘・前腕部の障害／71

    4.1 上腕骨外側上顆炎（テニス肘）／71

    4.2 野球肘／72

    4.3 肘内障／73

    4.4 変形性肘関節症／74

5 手関節・手部の構造と機能／75

    5.1 骨・関節／75

    5.2 外在筋と内在筋／76

    5.3 腱鞘／76

5.4 手根管／77
　　5.5 神経／77
6 手関節・手部の障害／79
　　6.1 腱鞘炎／79
　　6.2 結節／81
　　6.3 デュピュイトラン拘縮／81
　　6.4 正中神経麻痺／83
　　6.5 橈骨神経麻痺／84
　　6.6 尺骨神経麻痺／85
章末問題／86

第4章　下肢障害の特性と対応　　101

1 股関節・大腿部の構造と機能／102
2 股関節・大腿部の障害／104
　　2.1 発育性股関節形成不全、先天性股関節脱臼／104
　　2.2 ペルテス病／107
　　2.3 大腿骨頭すべり症／109
　　2.4 変形性股関節症／110
　　2.5 特発性大腿骨頭壊死／112
3 膝関節・下腿部の構造と機能／113
　　3.1 膝の変形／115
4 膝関節・下腿部の障害／115
　　4.1 オスグッド病／115
　　4.2 変形性膝関節症／117
5 足関節・足部の構造と機能／120
6 足関節・足部の障害／122
　　6.1 先天性内反足／122
　　6.2 麻痺性内反足／122
　　6.3 尖足／123
　　6.4 その他の足奇形／123
　　6.5 外反母趾／123
　　6.6 アキレス腱周囲炎、アキレス腱症、アキレス腱付着部症／124

7 絞扼性神経障害／125
   7.1 外側大腿皮神経障害／125
   7.2 梨状筋症候群／126
   7.3 総腓骨神経麻痺／126
   7.4 足根管症候群／127
   7.5 前足根管症候群／128
   7.6 モートン病／129
章末問題／129

第5章　筋骨格系感染症と対応　　145

1 骨・関節感染症（細菌性）／146
   1.1 急性化膿性骨髄炎／148
   1.2 慢性化膿性骨髄炎／148
   1.3 化膿性脊椎炎・椎間板炎／149
   1.4 化膿性関節炎／149
   1.5 人工関節置換術後の感染／150
   1.6 化膿性筋炎／151
   1.7 破傷風／151
   1.8 骨関節結核／152
   1.9 単純性股関節炎／153
章末問題／153

第6章　関節障害と対応　　161

1 関節の障害／162
   1.1 関節リウマチ／162
   1.2 変形性関節症／169
   1.3 結晶性関節炎／170
   1.4 強直性脊椎炎／171
   1.5 全身性エリテマトーデス／172
   1.6 強皮症／173
   1.7 多発性筋炎・皮膚筋炎／173

1.8 シェーグレン症候群／174
2 関節の手術／175
　2.1 滑膜切除／175
　2.2 関節デブリードマン／175
　2.3 関節固定／176
　2.4 関節形成／176
章末問題／181

第7章　四肢循環障害と対応　　199

1 四肢の動静脈障害／200
　1.1 閉塞性動脈硬化症／200
　1.2 閉塞性血栓血管炎（Buerger 病）／201
　1.3 静脈血栓塞栓症／202
　1.4 静脈瘤／204
　1.5 レイノー症候群／204
章末問題／205

第8章　筋骨格系腫瘍と対応　　209

1 腫瘍総論／210
2 骨腫瘍／212
　2.1 良性骨腫瘍／213
　2.2 悪性骨腫瘍／214
　2.3 癌の骨転移／216
章末問題／219

第9章　救急・外傷処置の特性と対応　　223

1 救命医療／224
　1.1 意識状態／224
　1.2 心肺蘇生／225
　1.3 外傷性の出血性ショック／227

2 外傷／227
　2.1 整形外科外傷の種類／228
　2.2 創傷処置／229
　2.3 切断／232
章末問題／235

第10章　骨折、脱臼、捻挫の特性と対応　　241

1 骨折／242
　1.1 原因による分類／242
　1.2 程度による分類／242
　1.3 外力の作用方向による分類／244
　1.4 骨折線の走行による分類／244
　1.5 骨折部と外界の交通による分類／246
　1.6 部位による骨折の分類／246
　1.7 小児の骨折の特徴／248
　1.8 骨折の症状／250
　1.9 骨折の治療／252
　1.10 骨折の治癒過程／254
　1.11 骨折治癒の異常と後遺症／254
2 捻挫、靭帯損傷、脱臼、軟部組織損傷／259
　2.1 関節損傷／259
　2.2 捻挫／259
　2.3 靭帯損傷／259
　2.4 外傷性脱臼／260
　2.5 軟部組織損傷／261
章末問題／264

第11章　上肢外傷と対応　　275

1 上肢帯部の外傷／276
　1.1 鎖骨骨折／276
　1.2 肩鎖関節脱臼／277

2 肩関節部の外傷／278
　2.1 肩関節脱臼／278
　2.2 腱板損傷／281
3 上腕部の外傷／282
　3.1 上腕骨近位端部の骨折／282
　3.2 上腕骨骨幹部骨折／283
　3.3 上腕骨顆上骨折／285
　3.4 上腕骨外顆骨折／286
4 肘関節部の外傷／286
　4.1 肘関節脱臼／286
　4.2 肘頭骨折／288
5 前腕の外傷／288
　5.1 骨折と脱臼の合併外傷／288
　5.2 橈・尺骨骨幹部骨折／289
　5.3 橈骨遠位端骨折／290
6 手の外傷／292
　6.1 骨折・脱臼／292
　6.2 捻挫、靭帯損傷／295
　6.3 槌指／296
　6.4 三角線維軟骨複合体損傷／297
7 腕神経叢損傷／298
章末問題／300

第12章　下肢外傷と対応　317

1 骨盤・股関節部の外傷／318
　1.1 骨盤骨折／318
　1.2 股関節脱臼・脱臼骨折／321
　1.3 大腿骨近位部骨折／322
2 大腿部の外傷／326
　2.1 大腿骨骨幹部骨折／326
　2.2 大腿骨顆上骨折／328
3 膝関節部の外傷／330

3.1　膝蓋骨骨折／330
　3.2　半月板損傷／331
　3.3　膝靭帯損傷／334
　3.4　脛骨顆部骨折（脛骨高原骨折）／340
　3.5　脛骨顆間隆起骨折／341
4　下腿部の外傷／343
　4.1　下腿骨骨幹部骨折／343
5　足関節・足部の外傷／344
　5.1　足関節脱臼骨折／344
　5.2　足関節捻挫／346
　5.3　足部の骨折／346
章末問題／348

第13章　脊椎・脊髄損傷と対応　　365

1　脊椎損傷（脊柱の損傷）／366
　1.1　脊椎損傷と治療／366
2　脊髄損傷／375
　2.1　脊髄損傷の分類／376
　2.2　麻痺の分類／376
　2.3　診断／377
　2.4　脊髄損傷の合併症の治療／381
　2.5　治療／386
　2.6　リハビリテーション／387
3　脊髄の奇形・形態異常／392
　3.1　二分脊椎／392
　3.2　脊髄係留症候群／395
　3.3　脊髄空洞症／396
　3.4　キアリ奇形／397
章末問題／399

第14章 神経・筋疾患と対応　　415

1 筋ジストロフィー／416
  1.1 進行性筋ジストロフィー／416
  1.2 筋緊張性ジストロフィー／417

2 脳性麻痺／417
  2.1 痙直型／418
  2.2 アテトーゼ型／418
  2.3 失調型／418
  2.4 固縮型／418
  2.5 混合型／419

3 パーキンソン病／419

4 筋萎縮性側索硬化症／419

章末問題／420

総合問題／423

参考文献／427

索引／429

第1章

到達目標

運動器の構造と機能の概略について述べることができる。

学習のポイント

- 骨の構造と機能
- 関節の構造と機能
- 中枢神経・末梢神経の構造と機能
- 骨格筋の構造と機能
- 腱・靱帯の構造と機能

1 骨・関節の構造と機能

1.1 骨の構造
(1) 骨の形状による分類
1) 長管骨（図1.1）
　上腕骨、大腿骨、脛骨など四肢を形作る管状の骨。成長期には骨端部（epiphysis）と骨幹端部（metaphysis）との間に骨端軟骨（epiphyseal plate）があり、内軟骨性骨化により長軸方向の成長を行っている。骨端軟骨は成長時期が終了すると消失する。皮質骨に囲まれた管状の部分は骨幹部（diaphysis）といい、その端は関節軟骨で覆われている。
2) 扁平骨
　頭蓋骨、腸骨、肩甲骨など扁平な骨の総称で、内板と外板の間に海綿骨がある。
3) 短骨
　手根骨、足根骨などの関節軟骨を含んだ短小な骨で、海綿骨と皮質骨からなる。
4) 種子骨
　足、手、膝などの近傍にみられる球状の小さな骨で、大きな骨に付着する腱内にある。膝蓋骨は大腿四頭筋腱内の種子骨である。種子骨は腱に対する滑車の役割をし、骨への力の伝達を円滑にする。

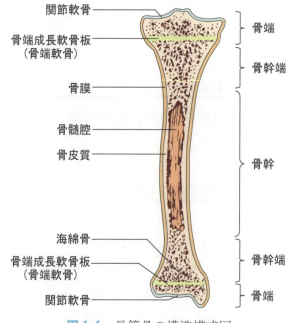

図1.1　長管骨の構造摸式図

1.2 骨の組織
(1) 皮質骨と海綿骨

骨は外郭をつくる皮質骨（緻密骨；cortical bone）と骨髄内に存在する海綿骨（cancellous bone）からなる。長管骨では海綿骨は骨端部、骨幹端部に多く存在し、骨梁構造をつくる（図1.1）。

皮質骨を構成する基本構造は、円柱形をしたオステオン（osteon）という微小構造からなっている。オステオンには長軸方向の血管であるハバース管と横方向に連結する血管のフォルクマン管があり皮質骨外の血管につながっている（図1.2）。

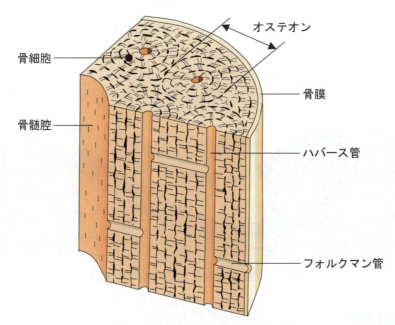

図1.2　皮質骨とオステオンの模式図

(2) 骨膜

骨膜（periosteum）は皮質骨の外周を覆う結合組織で外層と内層に分けられる。外層（線維層）はコラーゲン線維と線維芽細胞からなり、筋組織と接している。内層（胚芽層；cambium layer）には多分化能をもつ細胞がある。骨形成能があり、骨の横径成長と外形の修正を行っている。成長が終了すると横径成長も止まるが、一旦骨折すると盛んに分裂増殖し、骨癒合を促進する。

(3) 骨髄

骨髄（bone marrow）は骨の空洞を満たしている。骨髄には多分化能を有する細胞があり、骨、軟骨、線維組織などに分化する間葉系幹細胞と血液細胞に分化する造血幹細胞が存在する。骨髄は胎生5カ月目から最も主要な造血組織となり、すべて

の血球成分は骨髄において産生される。活発な骨髄は赤血球産生のため、肉眼的に赤い色（赤色骨髄）をしているが、老化などにより造血機能が低下すると脂肪成分が増え、黄色を呈する（黄色骨髄）。成人で活発に造血機能を示すのは頭蓋骨、鎖骨、脊椎、胸骨、肋骨、骨盤の骨髄である。

(4) 骨の構成成分
1) 細胞成分

骨の細胞成分は骨芽細胞（osteoblast）、骨細胞（osteocyte）、破骨細胞（osteoclast）である。骨芽細胞は骨表面に配列し、骨基質を産出する。骨基質は初め未石灰化の類骨で10日前後に石灰化が始まる。基質産生を終えた骨芽細胞は骨細胞となる。破骨細胞は石灰化組織を吸収する多核の巨細胞である。骨芽細胞はアルカリフォスファターゼ活性が強く、破骨細胞は酸性フォスファターゼが強陽性である。骨芽細胞と破骨細胞は互いに連携し、分化の調節を行っている（図1.3）。

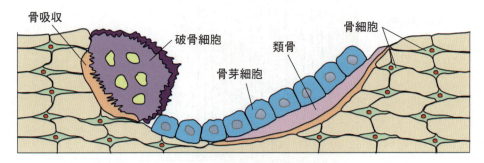

図1.3　骨芽細胞と破骨細胞の模式図

2) 細胞外基質

骨細胞外基質には、無機質と有機基質がある。無機質は主にリン酸カルシウム（ハイドロキシアパタイト）であり、その他、炭酸、マグネシウム、ナトリウム、亜鉛などがある。骨有機基質の90％以上は1型コラーゲンで、その他、プロテオグリカンなどの糖タンパク物質が存在し、骨の粘弾性を維持している。

3) 骨再造形（リモデリング；remodeling）

骨は成長した後も、常に吸収と形成を行っており、この代謝機能を骨リモデリングという。成長完了後の骨組織の約80～90％は骨単位から成り立っているが、成人ではこのうち10～20％がリモデリングされている。リモデリングには破骨細胞と骨芽細胞が関与し、体液中のカルシウムバランスと骨の形態維持に密接に関連している。このリモデリングにより骨折の変形治癒も矯正される。

1.3 骨の機能

(1) 骨代謝

　骨には体を支持をする働きと、カルシウムおよびリンの貯蔵庫として体液の電解質平衡を維持する作用がある（骨代謝；カルシウム、リンの代謝）。血液中のカルシウム濃度は 9〜11 mg/dL であり、厳密に維持されている。カルシウムは筋収縮弛緩、神経のシグナル伝達、血液の凝固、食物の消化、などに関与しているため、生体はカルシウム恒常性を維持している。

　骨に作用するホルモンとビタミンを下記に示す。

1) 副甲状腺（上皮小体）ホルモン

　血清カルシウム値が低下すると反応性に分泌され、血清カルシウム濃度を上昇させる。

2) カルシトニン

　甲状腺濾胞細胞から分泌され、骨吸収が亢進し血清カルシウム濃度が上昇したとき、これを下げる作用がある。骨粗鬆症やPaget病の治療薬としても使用される。

3) 成長ホルモン

　成長軟骨の増殖と肥大を促進する。成長ホルモンの過剰は巨人症、末端肥大症を生じる。欠乏では下垂体性の小人症となる。

4) 甲状腺ホルモン

　骨格の成長と発達に必須である。過剰は頭蓋縫合の早期閉鎖を生じる。欠乏すると成長障害（クレチン病）を生ずる。

5) エストロゲン

　卵巣から分泌され、骨吸収を抑制し、形成を維持する。閉経期には海綿骨は減少する。

6) アンドロゲン

　精巣から分泌され、骨基質の形成を促進する。

7) 副腎皮質ホルモン（ステロイドホルモン）

　長期投与で骨量を減少させ、骨粗鬆症を惹起する。大量投与では、海綿骨を含んだ骨髄の広範な壊死を生じ、大腿骨頭壊死や多発性骨壊死の原因となる。

8) ビタミンD

　活性型ビタミンDは腸管からのカルシウム吸収作用と骨髄での破骨細胞形成促進により、血清カルシウムを上昇させる。

9) ビタミンA

　欠乏により、骨の長軸方向の成長が阻害される。成長軟骨の軟骨増殖機能がある。

10）ビタミンC
コラーゲン、エラスチン、プロテオグリカンの合成に必須であり、骨基質の形成に関与している。

1.4 骨粗鬆症
人の骨量は成長期で増加し、骨格成熟に達する27歳前後で最大骨塩量（Peak bone mass）となる。以後、加齢につれて、骨塩量は減少する。

骨粗鬆症（osteoporosis）は骨量が減少し、骨の微細構造が劣化したために、骨が脆くなり骨折しやすくなった病態である。原発性骨粗鬆症と基礎疾患を有する続発性骨粗鬆症に分類される。骨粗鬆症のほとんどは原発性であり、エストロゲン分泌量の低下が原因の閉経後骨粗鬆症と、加齢に伴う腎機能の低下によって生じるビタミンDの低下が原因の老人性骨粗鬆症がある。原発性骨粗鬆症は、骨塩定量法（DEXA）により、骨塩量が若年者の70％以下になることで診断される。また、脊椎に単純X線上、圧迫骨折や魚椎体が外傷によらず認められた場合も骨粗鬆症と診断される。血中のカルシウム、リン、アルカリフォスファターゼ濃度はすべて正常範囲内にある。無活動により骨粗鬆症は進行するため、疼痛をコントロールし早期に離床、歩行訓練を行う。

1.5 骨の発生、成長
骨の発生は軟骨原基から始まり、その軟骨細胞の分裂と基質産生による軟骨の成長と、軟骨の骨による置換（内軟骨性骨化）によって進行する。骨の発生過程での骨形成には、膜性骨化と内軟骨性骨化の2つの様式がある。膜性骨化は横径成長、内軟骨性骨化は長軸方向への成長を行っている。

(1) 膜性骨化
未分化間葉系細胞が直接、骨芽細胞に分化して骨基質を形成する。頭蓋骨、顔面骨、鎖骨、肩甲骨などの形成や、長管骨の横径成長にあずかる骨膜による骨形成である。

(2) 内軟骨性骨化 （図1.4）
胎生期のほとんどの骨形成や骨端軟骨での骨化様式である。軟骨基質の石灰化、その後の毛細血管侵入による軟骨吸収、骨芽細胞による石灰化軟骨基質の表面への骨の形成が起きる。肢芽の形成は胎生4〜5週で、初期はすべて軟骨である。胎生期の長管骨軟骨原基の骨幹部の骨化（1次骨化中心）、出生後の骨端骨化（2次骨化中心）、成長軟骨での骨化様式が内軟骨性骨化である。

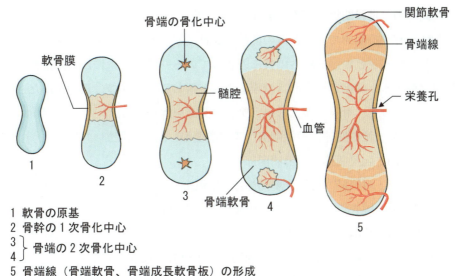

1 軟骨の原基
2 骨幹の1次骨化中心
3 ⎫
4 ⎭ 骨端の2次骨化中心
5 骨端線（骨端軟骨、骨端成長軟骨板）の形成

図1.4　骨の発生・成長での内軟骨性骨化

2 関節の構造と機能

2.1 関節

関節は相対する2つあるいはそれ以上の骨を連結する構造体をいう（広義の関節）。関節は可動性に応じて不動関節と可動関節（狭義の関節）の2つに分類される。

(1) 不動関節

可動性がまったくないか、ごくわずかの可動性しかもたない関節のことをいう。

1) 線維軟骨結合

恥骨結合のように関節面は硝子軟骨に覆われるが、両骨間に線維軟骨が介在する。さらに、両骨間は靱帯によって強固に結合されている。関節腔や滑膜組織をもたない。

2) 軟骨結合

相対する骨が硝子軟骨で連結されているもので、成長期の長管骨の骨端と骨幹端の結合である骨端成長軟骨板がそれである。

3) 骨結合

成熟とともに癒合し、強直したものであり、骨端と骨幹端が癒合し骨結合となる。

4) 靱帯結合

頭蓋骨の縫合や遠位脛腓関節のように、2つの骨が線維性組織で直接結ばれたものである。

(2) 可動関節（滑膜関節：狭義の関節）（図1.5）

　可動性を有する関節で、大多数の関節はこれに属する。相対する骨端は硝子軟骨で覆われ、関節包という線維性の袋に囲まれている。関節包内には、関節腔という空隙が存在する。関節包の内面は滑膜によって覆われ、関節腔は滑液が満たされている。したがって、滑膜関節ともいい狭義の関節を意味する。

　① 平面関節：椎間関節、肩鎖関節、手根間関節、足根間関節
　② 蝶番関節：腕尺関節、指節間関節
　③ 球 関 節：肩関節（肩甲上腕関節）、股関節
　④ 楕円関節：橈骨手根関節、手根中央関節、環椎後頭関節
　⑤ 顆状関節：膝関節、中手指関節
　⑥ 車軸関節：上橈尺関節、下橈尺関節、正中環軸関節
　⑦ 鞍 関 節：母指手根中手関節、胸鎖関節

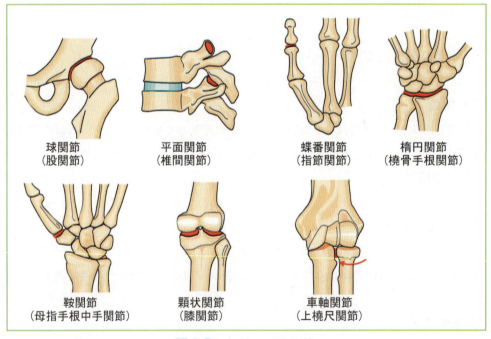

図1.5　各種の可動関節

(3) 可動関節（滑膜関節）の構造（図1.6）

　可動関節は骨、関節軟骨、関節包、滑膜、靱帯などから構成されている。関節を形成する骨端は関節軟骨に覆われ、相対する骨は関節包で連絡され、骨端を包み込んでいる。関節包内面は滑膜で裏打ちされており、滑膜は関節腔内を満たす滑液の産生と吸収を行っている。関節包外層は強靱な靱帯様構造をしており、関節の安定

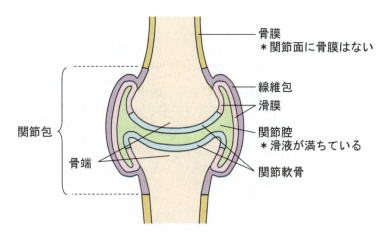

図1.6　可動関節（滑膜関節）の模式図

性に寄与している。股関節、膝関節には関節腔内に靱帯をもち、強固に連結している。骨端の関節包外には筋肉と骨を結ぶ腱があり、筋肉が収縮することで関節の運動が可能となる。

膝、肩鎖関節、胸鎖関節、手関節の関節面には半月板あるいは関節円板が存在する。半月板は線維軟骨で形成され、辺縁10〜30％には血管がありこの部分は血行で栄養されている。残りの無血行部分は滑液によって栄養されている。

滑液は関節潤滑、関節軟骨や半月板の栄養を行っている。膝における正常な滑液は3 mL程度で無色あるいは黄色透明で、粘稠性があり、白血球数は50〜100/mm^{3}である。滑膜炎が強ければ、透明度は低下し、混濁し、粘稠性にも影響する。また、滑液中の白血球数は関節疾患の病態の判断の指標となる。関節はきわめて摩擦が少なく、摩擦係数は0.002〜0.006でアイススケートの1/10、人工関節の1/100といわれる。

(4) 関節軟骨の構造（図1.7）

成熟した関節軟骨は軟骨細胞の形態、基質の性状から大きく4層に分けられる。軟骨細胞は全容積の4％以下で、そのほとんどは細胞外成分の軟骨基質である。また、細胞外成分の70〜80％は水分であるが、残りの構成成分は、コラーゲン50％、プロテオグリカン30〜35％、非コラーゲン性タンパク質と糖タンパク質が15〜20％である。

軟骨基質において、コラーゲンは網目構造をつくり軟骨組織において、梁の役目を果たし形態維持と張力に抵抗する働きをしている。その間にプロテオグリカンが存在し、水分を保持している。

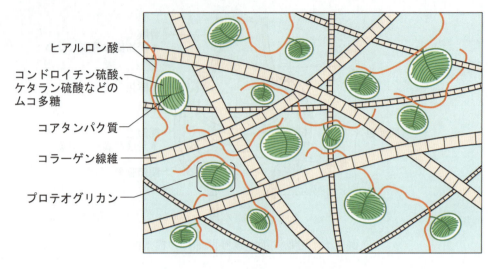

図1.7　軟骨基質の模式図

3 神経の構造と機能

　中枢神経系は脳と脊髄から構成され、末梢神経は脳神経、脊髄神経、自律神経より構成され、中枢神経系と末梢の身体組織との間で運動・感覚の情報を速やかに特異的に行う働きを有する。

3.1 脊髄（中枢神経）の構造と機能（図1.8）
(1) 脊髄

　脊髄（spinal nerve）の断面は、縦走する神経線維成分で構成される白質が、神経成分に富んだ灰白質を囲む構造となっている。灰白質は、存在する神経細胞の性質によって分類される。前角には遠心性神経の細胞体があり、脳から下りてきた運動に関わる神経は脊髄前角で下位運動ニューロンにシナプスをつくって連絡する。後角には末梢から入る求心性神経とシナプスを形成する神経細胞体がある。また腰髄・胸髄だけに側角があり、ここには交感神経の神経細胞体がある。

　白質は大きく前索、側索、後索に分けられる。前索には上行路として触覚および圧覚を伝える前脊髄視床路が存在する。脊髄神経節からの1次ニューロン線維は後索内を上行、後角にある2次ニューロンと結合する。この線維は交差して反対側の前脊髄視床路を上行し、視床に終わる。側索の外側脊髄視床路は上行路として温・痛覚を伝えており、1次ニューロンは脊髄の膠様質のところで2次ニューロンと結合する。この線維は交差して反対側の側索へと進み外側脊髄視床路として視床まで

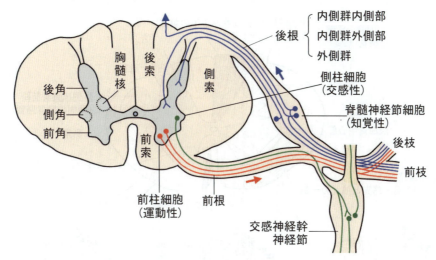

図 1.8　脊髄の模式図

上行する。下行路としては運動路として重要な錐体路が通る外側皮質脊髄路がある。錐体路は前頭葉運動皮質の第 5 層 Betz 細胞から始まり、内包後脚、中脳大脳脚の中 2/3、橋腹側、延髄錐体部を通過した後、70～90% の大部分の線維は交差して（錐体交差）反対側の外側皮質脊髄路を下行して、介在ニューロンを介して運動ニューロンにシナプス結合する。

　後索系は深部感覚（位置覚、振動覚）を伝える伝導路で、1 次ニューロンは後根を経て脊髄に入り、交差せずに薄束、楔状束を上行し延髄の後索核（薄束核、楔状束核）に終わる（脊髄延髄路）。2 次ニューロンは延髄から出た後、直ちに交差し、反対側に向かい内側毛帯となり、視床の VPL 核に終わる（延髄視床路）。ここで 3 次ニューロンに接続し、内包、放線冠を経て知覚中枢（中心後回）に達し、意識レベルに到達する（視床皮質路）（図 1.9）。脊髄は胎生期は脊椎内を占めるが、新生児では L3、成人では L1 まで上昇する。

(2) 神経根 (spinal root)

　脊髄神経はそれぞれの部位から頚髄 C1～8、胸髄 T1～12、腰髄 L1～5、仙髄 S1～5、尾髄 C0 の 31 対存在する。頚部では C1～7 はそれぞれの椎体の上位に存在し、C8 は第 7 頚椎の下位に存在するため、頚椎は 7 個であるが、脊髄神経は 1 対多い。胸椎以下では、それぞれの神経根はそれぞれの同番号のそれぞれの椎体の下位に存在する。神経根は前根と後根に分かれる。前根は運動神経からなり、運動終末を筋線維に与え筋支配を行う。さらに、微細な自律神経系に属する線維にも分枝する。後根は皮膚からの浅在・深在の知覚枝、および筋・腱からの知覚枝、および内臓からの求心性線維から構成される。

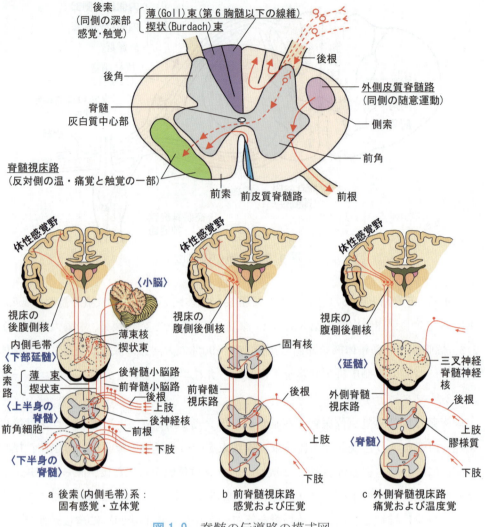

図 1.9　脊髄の伝導路の模式図

3.2 末梢神経の構造と機能

(1) 末梢神経の種類

　脊髄から神経が分枝し、脊髄硬膜外に出た部位から終末目的器官に達するまでを末梢神経（peripheral nerve）という。体性神経（運動、知覚）と自律神経（交感神経、副交感神経）からなる。体性神経系は、感覚神経と運動神経とがある。体性感覚や特殊感覚に基づく骨格筋の反射による運動機能の調節、大脳皮質の働きに基づく意志による運動機能に関与する。自律神経（交感神経、副交感神経）は自律機能を制御している神経系で、各内臓器の活動（心拍数、腸管運動など）を制御し、内部環境（体温、血圧、体液のpH、水分量など）を一定に保つために不随意的に作用する機能をもつ。

(2) 末梢神経の構造（図1.10）

　神経線維は、樹状突起を有する細胞体と軸索を有し、髄鞘の有無で有髄神経線維と無髄神経線維に分けられる。両神経ともシュワン（Schwann）細胞に覆われているが、1個のシュワン細胞が複数の軸索を取り込んでいるのが無髄神経であり、有髄神経では、1個のシュワン細胞は1本の軸索を幾重にもらせん状に取り囲み、髄鞘（ミエリン鞘）を形成している。軸索の表層には長軸方向にシュワン細胞が配列し、シュワン細胞同士はランビエ（Ranvie）絞輪部分が中断してくびれている。この細胞突起間の間隙には細胞外イオンが軸索に流入し、絞輪部分で跳躍伝導を生じる。神経線維はA、B、Cの3群に分類される。A群は最も太い線維で伝導速度が最も速く、求心性（一般に知覚線維）と遠心性（一般に運動線維）の有髄神経である。B群は有髄の交感神経節前線維であり、C群は交感神経節後線維と一部の痛覚線維などの無髄線維である。

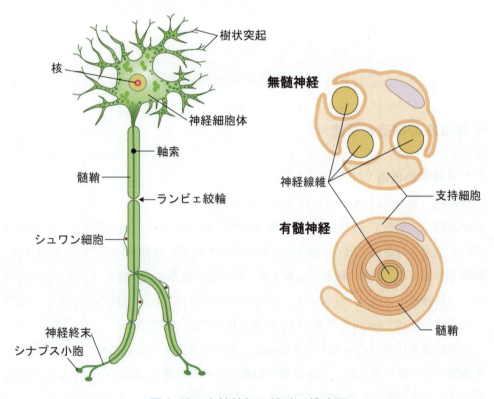

図1.10　末梢神経の構造の模式図

(3) 神経筋接合部（図1.11）

　神経筋接合部の神経終末の末端に神経インパルスが到達すると、神経伝達物質であるアセチルコリンが、筋形質膜と神経終末球の間に広がるシナプス間隙に放出さ

れる。筋形質膜の凹凸部を運動終板とよぶ。運動終板上にはアセチルコリン受容体があり、アセチルコリンを受け取ると、ナトリウムイオンチャネルが開き、ナトリウムイオンが流れ込む。すると筋活動電位が発生し、筋肉が収縮する。アセチルコリンはアセチルコリンエステラーゼにより急速に分解される。

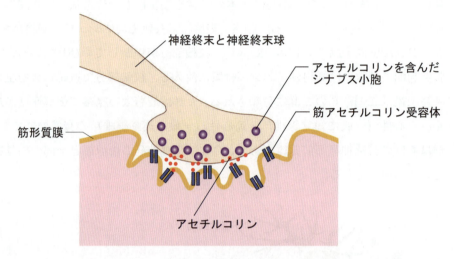

図1.11　神経筋接合部の模式図

4 骨格筋の構造と機能

4.1 骨格筋の構造

　骨格筋（skeletal muscle）は骨格に付着し動きをもたらす。体重の約40％を占め横紋筋、随意筋とよばれる。筋の膨れた部分を筋腹といい、収縮によって関節の運動を生ずる付着部を停止、固定されたままの付着部を起始という。筋の末端は腱、腱膜となって骨、軟骨、靱帯に付着する。筋収縮は筋線維の収縮によって生じるが、個々の筋線維の収縮は一定であり、筋全体の収縮力は筋線維の数に比例する。人の骨格筋は断面積1 cm^{2}当たり3〜4 kgの張力を出すことができる。

　骨格筋は生体内で最も大きい多核細胞である筋線維から構成されている。個々の筋線維は筋内膜で覆われ、これが数十個集合し筋線維束を形成する。いくつかの筋線維束はさらに集合し筋周膜に覆われる（図1.12）。

　筋原線維（myofibril）は筋収縮に重要なアクチンフィラメント（actin filament）とミオシンフィラメント（myosin filament）というタンパク質を内包している。アクチンフィラメントとミオシンフィラメントが一部重なりあうと偏光顕微鏡上、複屈折性を示す暗いA帯と単屈折性の明るいI帯を生ずる。I帯はアクチンフィラメント

からなり、A帯はアクチンフィラメントとミオシンフィラメントの重なりあう部分である。I帯は暗いZ帯で分けられ、A帯の中央には明るいH帯がみられる（図1.12）。

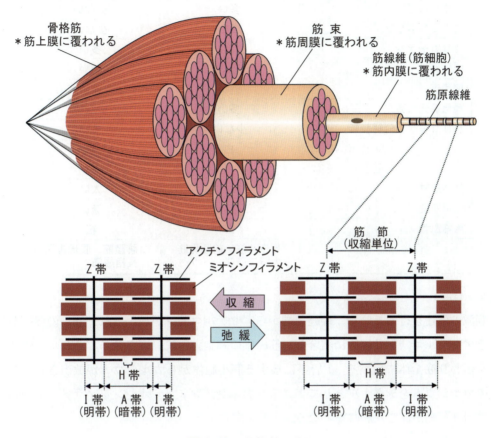

図1.12　骨格筋の断面

4.2 遅筋と速筋

　筋線維は形態学的および組織学的に大きく2種類に分けられる。ミトコンドリアに富んで酸素を利用した持続的な収縮の可能な遅筋線維（I型、赤筋；red muscle、遅筋）と、ミトコンドリアは比較的少なくピルビン酸による瞬発的な収縮の可能な速筋線維（II型、白筋；white muscle、速筋）に分けられる。遅筋線維の赤色の原因は、酸素結合性タンパク質、ミオグロビンにある（表1.1）。

4.3 筋の収縮

　筋は収縮することで筋力を生じる。筋線維の長さが一定であれば等尺性収縮（isometric contraction）といい、筋線維の長さが変化すれば等張性収縮（isotonic contraction）という。神経と筋肉は、神経筋接合部というシナプスの一種を介して

表1.1 遅筋と速筋の特徴

		遅筋（Ⅰ型、赤筋）	速筋（Ⅱ型、白筋）
ミオグロビン		多い	少ない
ミトコンドリア		多い	少ない
グリコーゲン		少ない	多い
収縮速度		遅い	速い
疲労度		遅い	速い
酸化還元酵素		多い	少ない
グリコーゲン分解酵素		少ない	多い
ATPase 染色	Routin(pH9.9)	白	黒
	酸性	黒	白
神経線維		細い	太い
伝導速度		遅い	速い
毛細血管		密	粗
		ヒラメ筋、前脛骨筋 大腿二頭筋	腓腹筋、長母指屈筋 長指屈筋

刺激の伝達を行っている。神経末端からアセチルコリンが放出され、筋肉の側にあるアセチルコリン受容体に結合し、筋線維の細胞膜を脱分極させる。これがT管系を伝わり筋全体に広がる。T管系に接する筋小胞体からカルシウムが放出され、このカルシウムをシグナルとしてアクチンフィラメントとミオシンフィラメントの間の滑り運動が起こり筋収縮となる。

5 腱の構造と機能

5.1 腱（tendon）

　腱は関節を動かすために、筋の収縮力を骨に伝達する働きがある。力を効果的に伝達するために、腱は伸びの限界をもち、張力に抵抗する。腱は主にⅠ型コラーゲンとプロテオグリカンを含むエラスチンから構成されている。細胞成分は、主に腱細胞、腱芽細胞があり、コラーゲン線維間に配列している。腱の最小単位はコラーゲン線維束で、その集合がコラーゲン線維である。さらにそれらが集合し、順に第1次線維束、第2次線維束、第3次線維束、腱となっていく（図1.13）。腱表面は腱上膜で覆われ、さらにその表面をパラテノンという網目状の組織が覆っている。パラテノンは腱周囲組織に対する腱の動きを滑らかにすると同時に腱への血流供給の役割がある。

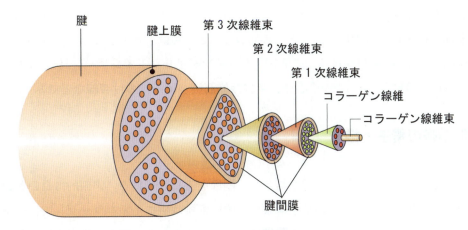

図1.13　腱の微細構造

5.2 腱鞘（tendon sheath）（図1.14）

　手や足の長くカーブした部分には摩擦を最小にするために、腱周囲に腱鞘が存在する。腱鞘は2層に分かれており、腱側である内側は滑液性腱鞘といい、外側は靱帯性腱鞘という。滑液性腱鞘の内部には滑液があり、腱の動きを円滑にし、腱を栄養している。靱帯性腱鞘はコラーゲン線維で構成されている。

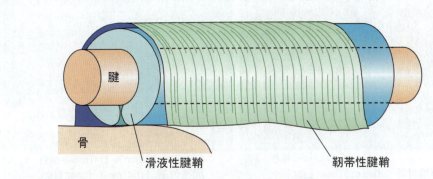

出典）標準整形外科学（第8版），医学書院，2002　P361，図24-14より一部改変

図1.14　腱鞘の構造

5.3 筋腱接合部（myotendinous junction：MTJ）、骨腱接合部（osteotendinous junction：OTJ）

　腱は近位で筋と筋腱接合部をつくり、遠位で骨と骨腱接合部をつくっている。筋腱接合部では、筋線維間に腱のコラーゲン線維が深く入り込んで結合している。このように接触面積を増加させ、筋腱接合部にかかる負荷を分散している。骨腱接合部には、2種類の結合様式が存在する。ひとつ目は、腱－非石灰化軟骨層－石灰化軟骨層－骨という4層構造により接合部での力学負荷を分散している直接付着（ダ

イレクトインサーション；direct insertion) である。この構造は、アキレス腱付着部、指・趾の腱の付着部などでみられる。2つ目は、骨膜を貫通するシャーピー線維 (Sharpey's fiber) による間接付着（インダイレクトインサーション；indirect insertion) である。この構造は、半腱様筋筋腱、薄筋腱の付着部などでみられる。

6 靭帯の構造と機能

靭帯 (ligament) は骨と骨を結合し、関節を支持している。肉眼的は白い光沢をもった索状組織である。靭帯を構成する膠原繊維は主にⅠ型コラーゲンで、線維芽細胞がこの中に散在している。靭帯は骨に付着するのに、腱と同様に直接付着、間接付着の形態をとる。直接付着は、靭帯－非石灰化軟骨層－石灰化軟骨層－骨という4層構造を有し、膝前十字靭帯の脛骨、大腿骨付着部はこの付着様式である。間接付着は、シャーピー線維が骨膜を貫通し骨と付着する構造であるが、膝内側側副靭帯の脛骨付着部はこの付着様式である（図1.15）。靭帯は、複雑な関節運動を制御し、関節内の他の組織への負荷を分配する働きがある。

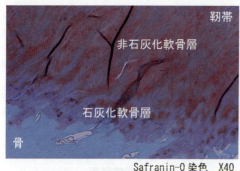
Safranin-O 染色　X40
直接付着（direct insertion）
膝前十字靭帯脛骨付着部

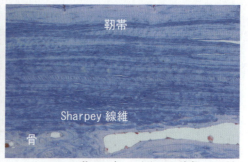
Masson's trichrome 染色　x 100
間接付着（indirect insertion）
膝内側側副靭帯脛骨付着部

図1.15　靭帯の骨付着部

章末問題

> **1** 誤っているのはどれか。

1. 運動器とは骨や関節、筋肉、腱など体を支えたり、動かすための器官である。
2. 骨の役目は体を支えることだけである。
3. 血液中のカルシウムが少なくなると骨から補っている。
4. 筋肉は生体全体の50％を占め、なかでも骨格筋が多く、エネルギー変換器としての役目がある。
5. 変形性関節症により歩行障害などを起こし、健康寿命を短縮することがある。

解説 骨には体を支持する働きの他に、カルシウムおよびリンの貯蔵庫として体液の電解質平衡を維持するカルシウム・リンの代謝作用がある。　　　　**解答　2**

> **2** 誤っているのはどれか。

1. 骨は細胞成分と基質からなる。　2. 骨にはカルシウム・リンの代謝作用がある。
3. 骨は皮質骨と海綿骨に分類される。　4. 関節部分も骨膜に覆われている。
5. 骨膜には骨形成能がある。

解説 関節部分は関節軟骨に覆われている。　　　　**解答　4**

> **3** 次のうち正しいのはどれか。

ア．骨を構成する無機質は主に炭酸カルシウムである。　イ．骨にはリンが含まれる。
ウ．長管骨の長径成長は軟骨内骨化（内軟骨性骨化）により行われる。
エ．破骨細胞は正常状態の骨には存在しない。　オ．骨膜は常に骨化をしている。
1. ア、イ　　2. ア、オ　　3. イ、ウ　　4. ウ、エ　　5. エ、オ

解説 骨を構成する無機質は主にリン酸カルシウム（ハイドロキシアパタイト）で

19

ある。正常骨に骨芽細胞、骨細胞、破骨細胞が存在する。骨膜は横径成長と外形の修正を行っているが、成長が終了すると横径成長も止まる。　　　　　　**解答　3**

4　骨代謝について誤っているのはどれか。

ア．骨膜には血管・リンパ管・知覚神経が存在する。
イ．上皮小体（副甲状腺）ホルモンは血中カルシウム濃度を調節する。
ウ．ビタミンDは腸管からのカルシウム吸収を促進する。
エ．ステロイドホルモン剤は骨量の増加を促す。
オ．骨のリモデリング（骨再造形）は27歳頃がピークである。

1．ア、イ　　2．ア、オ　　3．イ、ウ　　4．ウ、エ　　5．エ、オ

解説　ステロイドホルモンの長期投与は骨量を減少させ、骨粗鬆症を引き起こす。関節リウマチの治療薬としてステロイドホルモンが用いられるが、骨粗鬆症が問題となる。骨リモデリングは破骨細胞と骨芽細胞により常に行われている。最大骨塩量（Peak bone mass ピークボーンマス）は27歳頃である。　　　　　**解答　5**

5　次のうち正しい組み合わせはどれか。

ア．皮質骨 － 骨幹端部　　イ．海綿骨 － 緻密骨
ウ．リモデリング － 変形治癒骨折の矯正
エ．ハイドロキシアパタイト － カルシウム、リン　　オ．足根骨 － 扁平骨

1．ア、イ　　2．ア、オ　　3．イ、ウ　　4．ウ、エ　　5．エ、オ

解説　骨幹端部に多いのは海綿骨で、皮質骨（緻密骨）は骨幹部に多い。足根骨は短骨である。扁平骨のなかには、腸骨、頭蓋骨、肩甲骨がある。　　　　**解答　4**

| 6 | 次のうち正しい組み合わせはどれか。 |

ア．骨膜は骨形成能を有する。　　イ．骨代謝はホルモンの影響を受けない。
ウ．関節には常に関節滑液が存在する。　　エ．骨格筋は平滑筋である。
オ．骨は常にリモデリングを行っている。
1．ア、イ　　　2．ア、オ　　　3．イ、ウ　　　4．ウ、エ　　　5．エ、オ

解説　骨膜の内膜は胚芽層といい、多分化能を有することから骨形成能がある。骨代謝はさまざまなホルモンの影響を受ける（1.3（1）参照）。可動関節には滑液があるが、不動関節にはない。骨格筋は横紋筋であり、平滑筋は腸管などに存在する。

解答　2

| 7 | 骨の発生に関して正しいのはどれか。 |

ア．肢芽の形成は胎生 12 週である。
イ．長管骨の長軸方向の成長は膜性骨化である。
ウ．2 次骨化中心はすべて出生前に起こる。　　エ．頭蓋骨の成長は膜性骨化よりなる。
オ．骨年齢が分かるのは成長終了までである。
1．ア、イ　　　2．ア、オ　　　3．イ、ウ　　　4．ウ、エ　　　5．エ、オ

解説　肢芽の形成は胎生 4〜5 週である。長管骨の長軸方向の成長は内軟骨性骨化であり、骨膜は横径の成長に関与する。2 次骨化中心は出生後に起きる。　　**解答　5**

| 8 | 次のうち誤っているのはどれか。 |

1．骨端成長軟骨板（骨端軟骨）で骨の長軸成長がなされる。
2．骨の成長は膜性骨化と内軟骨性骨化よりなる。
3．閉経は骨塩量の増加を来す。　　4．赤色骨髄は造血機能を有する。
5．破骨細胞の活性があがると骨粗鬆症になる。

解説　閉経によりエストロゲンの分泌が減少して骨粗鬆症になる。　　解答　3

9 次の組み合わせで誤っているのはどれか。

1. カルシウム吸収 － ビタミンD　　2. 骨吸収 － 上皮小体（副甲状腺）ホルモン
3. 骨形成 － ステロイド（副腎皮質）ホルモン
4. 骨吸収 － 宇宙空間　　　5. 骨形成 － スポーツ

解説　ビタミンDは腸管からのカルシウム吸収を促進する。ステロイドホルモンの長期投与により骨吸収され骨粗鬆症となる。　　解答　3

10 老人性骨粗鬆症について誤っているのはどれか。

ア．骨量の減少は海綿骨より皮質骨に著しい。
イ．骨吸収は骨形成に比べて減少している。
ウ．力学的負荷が骨量維持に重要である。
エ．DEXA法が骨量判定に用いられる。　　オ．脊椎椎体の圧迫骨折が生じやすい。
1. ア、イ　　2. ア、オ　　3. イ、ウ　　4. ウ、エ　　5. エ、オ

解説　骨量の減少は海綿骨で著しく、大腿骨近位部骨折・胸腰椎圧迫骨折を引き起こす。その際、骨吸収が亢進している。　　解答　1

11 骨粗鬆症の原因で誤っているのはどれか。

1. 肥満　　2. カルシウム摂取不足　　3. 宇宙空間　　4. 閉経
5. 副腎皮質ホルモン薬の長期服用

解説 適度な運動は骨粗鬆症を予防するが、肥満は原因とはいえない。　**解答**　1

12　骨粗鬆症について誤っているのはどれか。
1．女性に多い。　　2．腰背部痛を起こしやすい。
3．血液中のカルシウム濃度が低下する。　　4．診断には骨塩量測定が用いられる。
5．脊椎圧迫骨折を起こしやすい。

解説　骨粗鬆症において、血液中のカルシウム濃度に変化は認めない。　**解答**　3

13　骨粗鬆症について誤っているのはどれか。
ア．海綿骨の骨梁は少なくなる。　イ．若年者の70%以下の骨塩量になる。
ウ．安静を促す。　エ．大腿骨骨幹部が骨折する。　オ．閉経後の女性に好発する。
1．ア、イ　　2．ア、オ　　3．イ、ウ　　4．ウ、エ　　5．エ、オ

解説　力学的負荷が骨量維持に重要であるため、適度な運動を促す。骨粗鬆症では、大腿骨近位部に骨折を認めることがある。大腿骨骨幹部は高エネルギー外傷で骨折する。
　　　　　　　　　　　　　　　　　　　　　　　　　　　　　　　　　解答　4

14　関節に関して誤っているのはどれか。
1．骨と骨の結合を関節という。　　2．関節軟骨は滑液によって栄養されている。
3．すべての関節に滑膜が存在する。　　4．不動関節がある。
5．滑膜には血流がある。

解説　可動関節は滑膜関節であり、滑膜から滑液（関節液）が分泌される。不動関

23

節には滑液がない。 解答　3

15　関節について正しいのはどれか。
ア．滑膜は関節軟骨の内面を覆う。　　　イ．関節滑液は関節包より分泌される。
ウ．関節軟骨は毛細血管により栄養される。
エ．関節軟骨は代謝により入れ替わっている。
オ．関節の動きは骨の形状と靱帯により制動される。
1．ア、イ　　2．ア、オ　　3．イ、ウ　　4．ウ、エ　　5．エ、オ

解説　滑膜は関節包内面を裏打ちしているが、関節軟骨表面には存在しない。滑膜は関節滑液を分必し、関節軟骨を栄養している。関節軟骨は無血管野である。
解答　5

16　脊髄について誤っているのはどれか。
1．後根には神経節がある。　　2．下端は第1腰椎のレベルにある。
3．白質は灰白質より神経細胞体が多い。　　4．運動神経細胞は前角にある。
5．交感神経は胸髄と腰髄とから出る。

解説　脊髄の断面は、縦走する神経線維成分で構成される白質が、神経成分に富んだ灰白質を囲む構造になっている。
解答　3

17　正しいのはどれか。
ア．神経節は後根にある。
イ．頚椎は7個であり、頚神経も7対である。

ウ．脊髄でも脳と同様、灰白質が外側に、白質が内側に存在する。
エ．脊髄の下端は第 5 腰椎の付近にある。
オ．運動神経は前根から出、知覚神経は後根から入る。

1．ア、イ　　　2．ア、オ　　　3．イ、ウ　　　4．ウ、エ　　　5．エ、オ

解説　頚椎は 7 個であるが、頚神経は 8 対である。脊髄では灰白質が内側、白質が外側に存在する。脊髄の下端は第 1 腰椎の付近にある。　　　　　　　　　　**解答　2**

| 18 | 骨格筋の筋収縮で正しいのはどれか。 |

1．筋小胞体には Na^+ を貯蔵している。　　2．活動電位は筋収縮に遅れて発生する。
3．Ca^+ が筋小胞体に取り込まれると筋収縮が起こる。
4．ミオシン頭部の角度が戻るときに ATP の加水分解が起こる。
5．神経筋接合部での興奮の伝達は神経と筋との間で双方向性である。

(第 54 回国家試験 PT・OT)

解説　筋小胞体は Ca^{2+} を貯蔵し、Ca^{2+} の放出・取込みで筋の収縮・弛緩の調節を行っている。神経筋接合部では、神経終末からアセチルコリンが放出され、筋肉細胞に存在する受容体に受け取られる一方向性である。これにより、筋肉細胞に脱分極が起き、活動電位が発生し筋収縮が起きる。　　　　　　　　　　**解答　4**

| 19 | 続発性骨粗鬆症発症の危険因子はどれか。 |

1．肥満　　2．副腎不全　　3．関節リウマチ　　4．甲状腺機能低下
5．副甲状腺機能低下　　　　　　　　　　(第 54 回国家試験 PT・OT)

解説　関節リウマチでは、骨萎縮し骨粗鬆症を呈する。また、関節リウマチの治療で副腎皮質ホルモン（ステロイドホルモン）を長期投与されている場合、さらに骨量が減少する。　　　　　　　　　　**解答　3**

20 左上肢の感覚と伝導路が通る部位との組み合わせで正しいのはどれか。
1. 圧　覚－左脊髄前索　　2. 位置覚－右脊髄後索　　3. 温　覚－右脊髄後索
4. 振動覚－左脊髄側索　　5. 痛　覚－右脊髄側索　　（第54回国家試験PT・OT）

解説　触覚・圧覚を伝える前脊髄視床路は前索に存在する。この線維は交差して反対側の前脊髄視床路を上行し視床に終わる。温覚・痛覚を伝える外側脊髄視床路は側索に存在する。この線維は交差して反対側の側索へと進み外側脊髄視床路として視床まで上行する。深部感覚（位置覚、振動覚）を伝える脊髄延髄路は交差せずに後索の薄束、楔状束を上行し延髄の後索核（薄束核、楔状束核）に終わる。触覚・圧覚、温覚・痛覚は反対側のそれぞれ前索、側索を通り、位置覚・振動覚は同側の後索を通る。　　　　　　　　　　　　　　　　　　　　　　　　　**解答**　5

21 骨について正しいのはどれか。2つ選べ。
1. 長骨の骨幹には髄腔がある。　　2. 骨には緻密骨と海綿骨がある。
3. 骨芽細胞は骨吸収に関与している。　　4. 骨の関節面は滑膜で覆われている。
5. 骨膜は骨の長軸方向の成長に関わる。　　（第53回国家試験PT・OT）

解説　骨芽細胞は骨形成、破骨細胞は骨吸収に関与している。関節面は硝子軟骨で覆われている。骨膜は骨の横径成長と外形の修正を行っている。　　**解答**　1、2

22 破骨細胞について正しいのはどれか。
1. 骨小腔に存在する。　　2. 骨芽細胞を破壊する。　　3. 不動で活性が低下する。
4. 巨大な多核細胞である。　　5. プロテオグリカンを合成する。

(第 51 回国家試験 PT・OT)

解説 骨小腔に存在するのは骨細胞である。破骨細胞は骨を吸収して、骨芽細胞は骨形成を行っている。この 2 つの細胞は互いに連携している。骨芽細胞はアルカリフォスファターゼ活性が強く、破骨細胞は酸性フォスファターゼが強陽性である。

解答　4

23　神経筋接合部の神経伝達物質はどれか。
1. ドパミン　2. セロトニン　3. アドレナリン　4. γアミノ酪酸
5. アセチルコリン　　（第 51 回国家試験 PT・OT）

解説　神経筋接合部の神経終末では、神経伝達物質であるアセチルコリンがシナプス間隙に放出される。運動終板上にはアセチルコリン受容体があり、アセチルコリンを受け取ると、ナトリウムイオンチャネルが開き、ナトリウムイオンが流れ込む。すると筋活動電位が発生し、筋肉が収縮する。アセチルコリンはアセチルコリンエステラーゼによって急速に分解される。

解答　5

24　膜性骨化で形成されるのはどれか。
1. 肋骨　　2. 頭蓋骨　　3. 上腕骨　　4. 手根骨　　5. 大腿骨

（第 51 回国家試験 PT・OT）

解説　前頭骨、頭頂骨、後頭骨、側頭骨、頭蓋冠を構成する扁平骨、下顎骨の一部、鎖骨などは膜性骨化で形成される。

解答　2

25 骨格筋の構造で正しいのはどれか。2つ選べ。

1. A帯を明帯という。　　2. A帯は筋収縮時に短縮する。
3. I帯の中央部にZ帯がある。　　4. Z帯は筋収縮時に伸長する。
5. Z帯とZ帯との間を筋節という。　　　　　　　（第51回国家試験PT・OT）

解説　A帯は暗帯といい、I帯を明帯という。I帯が収縮時に短縮する。筋収縮時に短縮するのはI帯とH帯で、Z帯は伸長も短縮もしない。　　　　**解答**　3、5

26 骨について正しいのはどれか。

1. 皮質骨は骨梁から形成される。　　2. 皮質骨はコラーゲンを含まない。
3. 海綿骨にはハバース管が存在する。　　4. 海綿骨の表面は骨膜で覆われている。
5. 骨端と骨幹端の間に成長軟骨板がある。　　（第50回国家試験PT・OT共通）

解説　骨梁構造からなるのは海綿骨である。皮質骨には主に1型コラーゲンが含まれる。ハバース管は皮質骨に存在する。皮質骨は骨膜で覆われている。　**解答**　5

27 関節とその形状の組み合わせについて正しいのはどれか。

1. 肩関節 － 鞍関節　　2. 肘関節 － 球関節　　3. 上橈尺関節 － 車軸関節
4. 橈骨手根関節 － 平面関節　　5. 母指CM関節 － 蝶番関節

（第50回国家試験PT・OT）

解説　肩関節は球関節、肘関節（腕尺関節）は蝶番関節、橈骨手根関節は楕円関節、母指CM関節（手根中手関節）は鞍関節である。　　　　**解答**　3

28　骨について正しいのはどれか。

1. 骨芽細胞は骨吸収に関与している。　　2. 緻密骨と海綿骨とに分けられる。
3. 幼児期の骨髄は黄色骨髄である。　　　4. 関節面は滑膜で覆われている。
5. 短骨には髄腔がある。　　　　　　　　　　（第49回国家試験 PT・OT）

解説　骨芽細胞は骨形成に関与する。骨吸収に関与するのは破骨細胞である。幼児期の骨髄は赤色骨髄で、赤血球の産生を行っている。老化により、骨髄は黄色骨髄となり、脂肪成分が増す。　　　　　　　　　　　　　　　　　　　**解答　2**

29　筋におけるタイプⅡb線維と比べタイプⅠ線維の特徴はどれか。2つ選べ。

1. 持久力のある筋肉において比率が高い。　　2. 周囲組織の毛細血管が密である。
3. ヒラメ筋において比率が低い。　　　　　　4. ミオグロビン量が少ない。
5. ミトコンドリアが少ない。　　　　　　　　（第49回国家試験 PT・OT）

解説　タイプⅠ線維は赤筋・遅筋、タイプⅡb線維は白筋・速筋である。タイプⅠ線維の赤筋・遅筋はミトコンドリアに富んで酸素を利用した持続的な収縮が可能である。赤色の原因は、酸素結合性タンパク質、ミオグロビンによる。　**解答　1、2**

30　骨の構造で正しいのはどれか。

1. 皮質骨には骨梁がある。　　　　　　2. 踵骨は海綿骨の部分が少ない。
3. 発育時の骨髄は赤色骨髄である。　　4. 関節面は骨端軟骨で覆われている。
5. 骨は軟骨よりもプロテオグリカンを豊富に含む。（第48回国家試験 PT・OT）

解説　骨梁構造からなるのは海綿骨である。踵骨は海綿骨が豊富である。関節面は硝子軟骨で覆われている。プロテオグリカンを豊富に含むのは軟骨であり、これにより水分の保持を行っている。　　　　　　　　　　　　　　　　　**解答　3**

31 車軸関節はどれか。2つ選べ。

1. 顎関節　　2. 正中環軸関節　　3. 近位橈尺関節　　4. 椎間関節
5. 脛骨大腿関節　　　　　　　　　　　　　　（第46回国家試験 PT・OT）

解説　顎関節は楕円関節、椎間関節は平面関節、脛骨大腿関節（膝関節）は顆状関節である。　　　　　　　　　　　　　　　　　　　　　　　　　**解答**　2、3

32 タイプⅡ筋線維と比較してタイプⅠ筋線維の特徴はどれか。

1. 筋線維の径が太い。　　2. 神経線維が細い。　　3. 酸化酵素活性が低い。
4. ミトコンドリアが少ない。　　5. ミオグロビン量が少ない。

（第46回国家試験 PT・OT　一部改編）

解説　タイプⅠ線維は赤筋・遅筋、タイプⅡ線維は白筋・速筋である。タイプⅠ線維の赤筋・遅筋は筋線維径が細く、ミトコンドリアに富んで酸素を利用した持続的な収縮が可能である。ミオグロビン量は多い。　　　　　　　　　　　**解答**　2

第 2 章

頚椎・腰椎障害と対応

到達目標
脊椎の構造と機能・脊椎疾患の概略について述べることができる。

学習のポイント
- 脊椎（頚椎・腰椎）の構造と機能
- 変形性脊椎症
- 頚椎症性脊髄症、神経根症
- 靭帯骨化症
- 腰痛症
- 腰椎椎間板ヘルニア
- 腰椎分離症、腰椎分離すべり症
- 腰部脊柱管狭窄症
- 側彎症
- 先天異常

1 脊椎の構造と機能

　脊柱は主に4つの部分に区分される。7つの椎骨からなる頸椎、12個の椎骨からなる胸椎、5個の椎骨からなる腰椎、5個の椎骨が融合し塊椎となった仙椎、そして尾椎である。頸椎はC、胸椎はT、腰椎はL、仙椎はSと略し、例えば第5腰椎はL5と記載する。椎体間は椎間板で連結され、後方は左右2つの椎間関節があり、それぞれの椎骨は3点で連結され可動性を保っている。椎間板はコラーゲン線維が円周状に層状構造をつくった線維輪を形成し、その中央にはプロテオグリカンが豊富な髄核が存在する。この構造は圧力に抵抗する働きを有する。靱帯成分としては、椎体前面に前縦靱帯、後面に後縦靱帯が存在する。棘突起間には棘上靱帯、棘間靱帯が存在し、椎弓間には黄色靱帯が存在する。

　脊柱には頸椎から仙椎に脊柱管があり、その中に脊髄が存在し、L1高位まで認められ、それ以遠は馬尾となる。脊髄、馬尾周囲は脳脊髄液に満たされ、くも膜、硬膜に覆われている。脊髄から分岐する脊髄神経は運動神経である前根と感覚神経の後根に分かれる。頸部では8対の神経根が分岐し、C5からT1で腕神経叢を形成し、主に筋皮神経、正中神経、橈骨神経、尺骨神経へと分岐していく。胸部では12対ある神経根は肋間神経となる。腰仙部ではそれぞれ5対の腰神経根、仙髄神経根となる。

　頸椎は頭部の支持、可動を有し、運動は多様である。C1・2は環軸関節を形成し、頭部の左右回旋機能を有する。C1は環椎といい、椎体はなく広い内腔を有する。C2は軸椎といい、歯突起を有し環椎前方の1/3に位置し、回旋運動に重要である。第3頸椎から第7頸椎までは同じ形態をとり、前方椎体間の椎間板と後方左右の2つの椎間関節から構成され、屈曲、伸展、回旋運動が行われる。神経根は椎間孔を通っているが、その前方には、椎体後外側面同士が形成するルシュカ関節が存在し、後面には椎間関節が存在する。椎骨動脈は鎖骨下動脈に由来し、C6からC1にかけて左右の横突孔内を下から上に貫通する。C1の横突孔を出ると脊髄腔内に入り、脊髄に沿って脳内に入る。脳幹部に入ると左右それぞれ延髄の前外側を上行し、延髄と橋の境界の高さで左右が合流して脳底動脈となる（図2.1）。

　胸椎は肋骨と胸骨とともに胸郭を形成し、力学的に安定しており、可動範囲が小さい。

　腰椎は可動性が脊柱のなかで最も大きく体幹の運動の大部分がこの部分で行われる（図2.2）。

1 脊椎の構造と機能

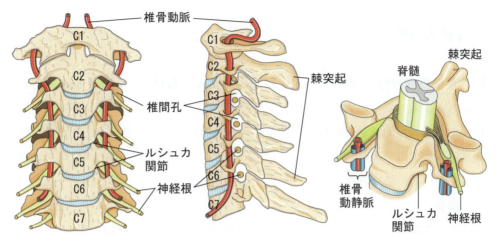

図2.1 頚椎の構造

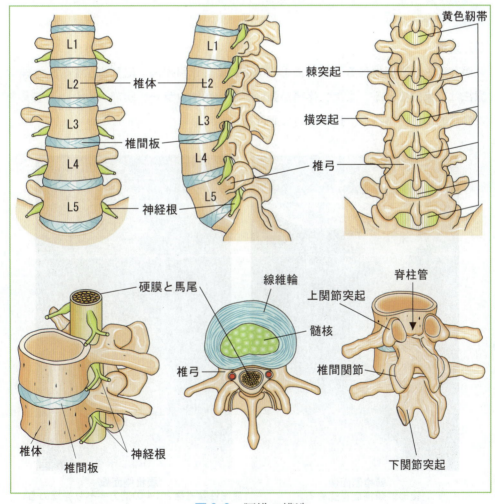

図2.2 腰椎の構造

2 脊椎の障害

2.1 変形性脊椎症（頚椎症；cervical spondylosis、腰椎症；lumber spondylosis）

動きと荷重の負担が大きい頚椎下部と腰椎下部に多い。中年以降に好発する加齢現象である。椎間板および椎間関節の変性、骨棘形成、椎間孔狭窄を認める。出現頻度は頚椎ではC5/6、C6/7、C4/5の順で、腰椎はL4/5、L5/S1、L3/4に多い。結果として脊柱管、椎間孔狭窄による神経症状を引き起こすことがある。

(1) 症状

疼痛（頚部痛、腰痛）、可動域制限、起床時（動き始め）の疼痛を認める。

(2) 診断

単純X線所見として、椎間板の狭小化、椎間関節の肥大、骨硬化、骨棘を認める（図2.3）。

(3) 治療

保存治療が選択される。薬物による消炎鎮痛。牽引療法、温熱療法を含めた理学療法は効果的である。また、疼痛が強いときは頚椎カラー、腰部コルセット装具を安静目的に使用するが、長期使用は避ける。

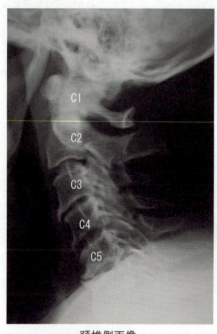 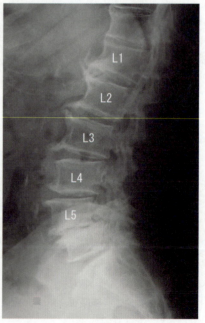

頚椎側面像　　　　　　　　　　　　　腰椎側面像
変形性頚椎症を認める。　　　　　変形性腰椎症とL4の前方すべりを認める。

図2.3　変形性脊椎症の単純X線

2.2 頚椎症性脊髄症および神経根症

　上記1項の変形性頚椎症が進行し、脊柱管や椎間孔の狭窄を引き起こし、頚椎症性脊髄症および神経根症を発症する（図2.4）。可動性の高い下位頚椎に好発し、40歳以上の男性に多い。また、頚椎椎間板ヘルニア（herniated disc of the cervical spine）においても同様に脊髄症（myelopathy）、神経根症（radiculopathy）を発症する（図2.5a、b）。頚椎椎間板ヘルニアは30から50歳の男性に多く、好発高位は頚椎症と同様にC5/6、C6/7、C4/5の順である。

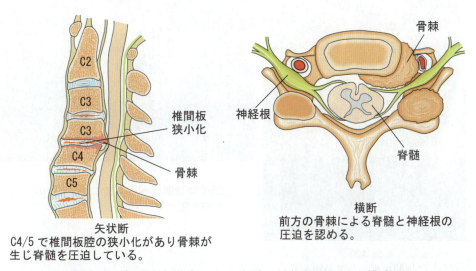

図2.4　変形性脊椎症による脊髄・神経根の圧迫の模式図

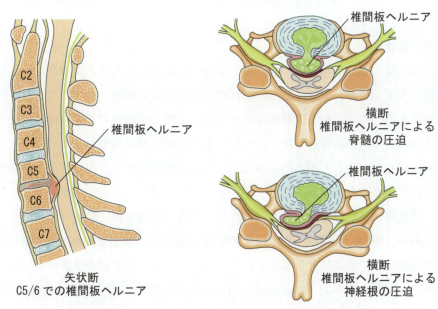

図2.5a　頚椎椎間板ヘルニアによる脊髄・神経根の圧迫の模式図

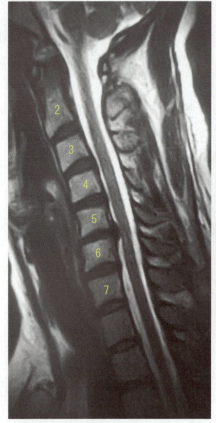
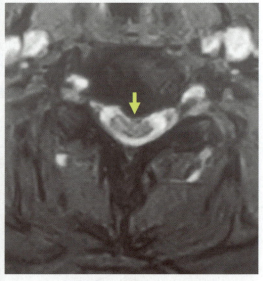

横断
C5/6で椎間板ヘルニアによる脊髄の圧迫を認める（矢印）。

矢状断
C5/6に椎間板ヘルニアを認める。

図 2.5 b　頚椎椎間板ヘルニアの MRI T2 強調画像

(1) 症状

　頚部痛、運動制限ついで神経根・脊髄圧迫症状が出現する。脊髄症の症状は、手指・手掌、体幹、下肢に及ぶしびれ感などの知覚障害や、書字、ボタンかけ、箸を使用する際の手指の巧緻運動障害がある。また、手内筋の萎縮を伴うことがあり、手指の素早い屈曲伸展運動が遅くなり手指の痙性麻痺を呈しミエロパチーハンドの所見がみられることがある。さらに、下肢腱反射亢進や、痙性歩行、神経因性膀胱がみられることがある。

　神経根の症状は片側の肩周囲の疼痛、上肢への放散痛、前腕・手指のしびれや知覚障害、脱力、筋委縮、筋の線維束攣縮を認める。知覚障害の部位や筋力テスト、深部腱反射で障害高位を推定できる（図 2.6）。また、神経根刺激症状があるときは、スパーリングテスト（Spurling test）、ジャクソンテスト（Jackson test）が陽性になる（図 2.7）。

2　脊椎の障害

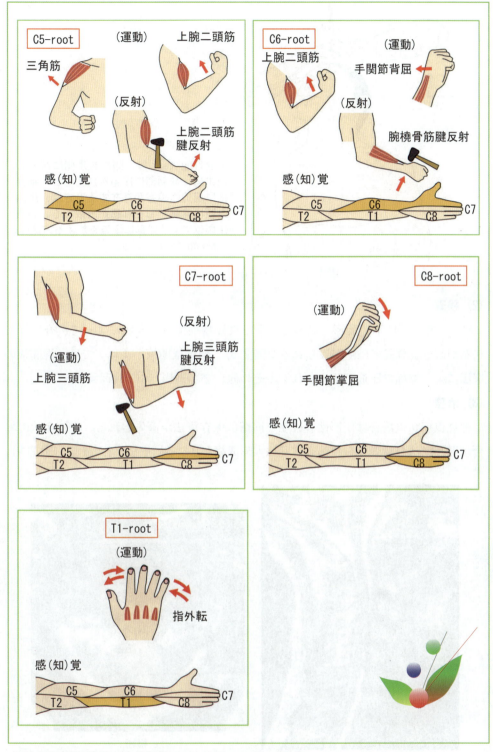

出典）標準整形外科学（第 8 版），医学書院，2002，P407，図 25-19 より一部改変

図 2.6　神経根障害の高位診断

第2章 頚椎・腰椎障害と対応

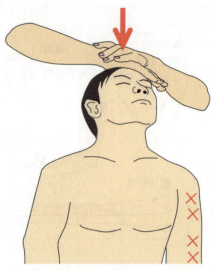

Spurling testは、頭部を患側に傾斜したまま、前額部に圧迫を加えると、神経根に圧迫性障害が存在するときは、患側上肢に疼痛、しびれ感が放散する。頚椎後屈位にて前額部に圧迫を加える方法は、Jackson test という。

図2.7 Spurling test の模式図

(2) 検査

MRI で脊髄の圧迫、変形を認める。変形性頚椎症では、骨棘によって、脊柱管の狭窄が起き、脊髄の圧迫がみられる（図2.8）。頚椎椎間板ヘルニアでは、椎間板の突出により脊髄の圧迫が認められる。その他、脊髄造影、CT が行われる。

(3) 治療

神経根症状の場合は変形性脊椎症と同様に保存療法が優先される。脊髄症状の場合は保存療法が無効なら頚部脊柱管拡大形成術などの手術療法が行われる（図2.9）。

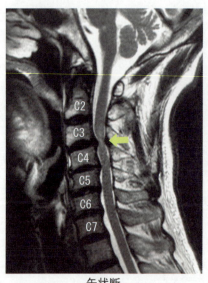

矢状断
C3/4 での狭窄が強い。

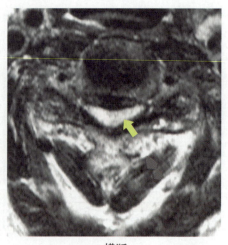

横断
C3/4 で脊髄はブーメラン状に狭窄している。

図2.8 頚椎症性脊髄症のMRI T2強調画像

2 脊椎の障害

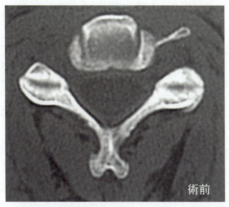
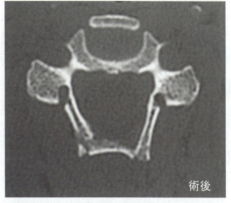

術前　　　　　　　　　　　　　　　術後

棘突起を基部で切断し、椎弓の中央を切開する。さらに、椎弓の両側方に骨溝を作成し、椎弓を左右に開く。切除した棘突起を椎弓間にはさみ固定する。

図 2.9　頚部脊柱管拡大形成術

2.3 靱帯骨化症（後縦靱帯骨化症；ossification of posterior longitudinal ligament：OPLL、黄色靱帯骨化症；ossification of yellow ligament：OYL）

後縦靱帯の骨化が多い。後縦靱帯は、椎体後面にあり脊柱管の前面に位置する（図2.10）。後縦靱帯の骨化により脊髄を前方から緩徐に圧迫し脊髄症状を引き起こす。厚生労働省指定の難病のひとつである。日本人や東洋人に高頻度に発症し、欧米人の約10倍である。糖尿病と合併することが多い。また、同一家族に多発する傾向があり、遺伝的因子が関与することが示唆されている。靱帯骨化症は頚椎、胸椎、腰椎いずれにも発生する。後縦靱帯骨化症は頚椎に最も多く、黄色靱帯骨化症は胸椎に多い。

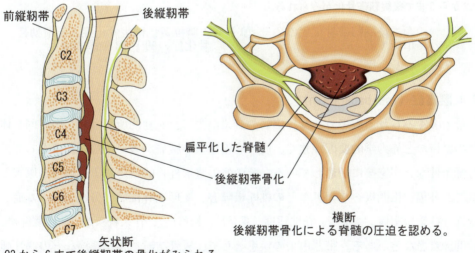

矢状断
C3から6まで後縦靱帯の骨化がみられる。

横断
後縦靱帯骨化による脊髄の圧迫を認める。

図 2.10　頚椎後縦靱帯の模式図

(1) 症状

可動域制限、脊髄症による麻痺症状が出現する。些細な外傷が引き金になって、四肢麻痺（中心型脊髄損傷）になることがある。

(2) 検査

単純 X 線や CT により、骨化巣を捉えることができる（図 2.11）。靱帯骨化部は MRI で低輝度になり、脊髄の圧迫、変形をみる（図 2.12）。

(3) 治療

頚椎カラーや牽引療法、投薬などの保存療法が有効な場合がある。脊髄症状の重症例では、転倒などの外傷により重篤な脊髄損傷へ進行する可能性があるため、頚部脊柱管拡大形成術、椎弓切除術、前方固定術・腸骨骨移植などの手術療法が行われる。

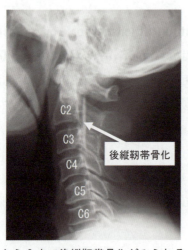

C2から3まで後縦靱帯骨化がみられる。

図 2.11　頚椎後縦靱帯骨化症の単純 X 線

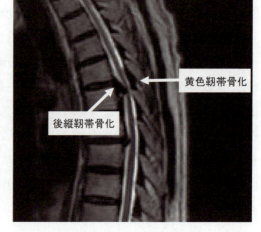

図 2.12　胸椎黄色靱帯骨化症、後縦靱帯骨化症の MRI T2 強調画像

2.4　腰痛症（low back pain）

最も多くみられる疾患であり、疼痛の訴えが主で、他覚的所見は乏しい。同一体位の維持など静力学的要因が強く、筋・筋膜由来の腰痛が多い。危険因子として、労働条件などが密接に関連している。その他の整形外科的疾患による腰痛の原因として、外傷、椎間板ヘルニアなどの椎間板障害、変形性脊椎症、分離・すべり症、腰部脊柱管狭窄症、脊椎炎、脊椎腫瘍（原発性、転移性）、骨系統疾患、仙腸関節炎、股関節疾患などがある。臓器由来の疾患として、尿管結石、膵頭部癌などの悪性腫瘍などがある。

(1) 症状
　腰椎の前後屈にて疼痛出現。X線、MRIなどの画像で異常所見がないことがある。
(2) 治療
　安静、薬物、体操療法などの保存治療を行う。体操療法として、腹筋筋力・大殿筋筋力・膝伸筋筋力の増強、腰部筋群・ハムストリング・腸腰筋・腸骨大腿靱帯・腰背筋・大腿筋膜張筋のストレッチングを目的としたWilliamsの腰痛体操は有名である。その他、体操療法としてMcKenzieの腰痛体操がある。

2.5 腰椎椎間板ヘルニア (lumber disk herniation)
　L4/5、L5/S1に好発する。20歳代、30～40歳代、次いで10代、50～60代の活動性の高い男性に多い。若年成人では髄核が線維輪を破って脱出する (図2.13a、13b)。
(1) 症状
　腰痛、疼痛性側彎、腰椎運動制限、筋力低下、知覚障害、腱反射低下などの下肢神経症状が出現する。
(2) 診断
　下位腰椎の椎間板ヘルニアに対しては、SLR (straight leg raising) テスト、Lasègue's sign (ラセーグ徴候) の疼痛誘発テスト (tension sign) がある (図2.14)。
　上位腰椎の椎間板ヘルニアに対しては、大腿神経伸展テスト (femoral nerve stretch test：FNST) の疼痛誘発テストがある (図2.14)。知覚障害の部位や筋力テスト、深部腱反射で障害高位を推定できる (図2.15)。

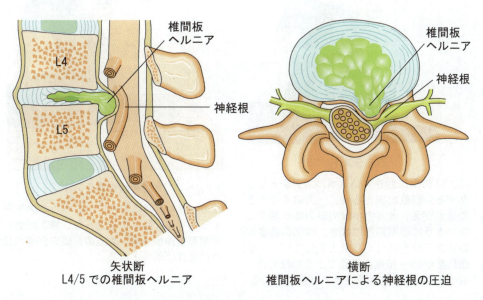

図2.13a　腰椎椎間板ヘルニアの模式図

第2章 頚椎・腰椎障害と対応

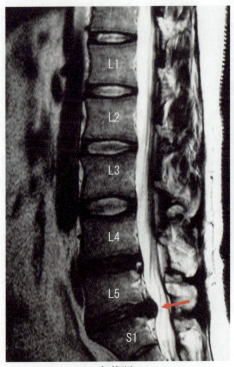

矢状断
L5/S1での椎間板ヘルニアを認める。

横断
左側のヘルニアにより脊柱管が占拠され、左神経根が圧迫されている。

図2.13b 腰椎椎間板ヘルニアのMRI T2強調画像

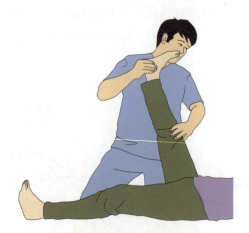

SLRテスト

L5、S1の間におきているヘルニアをチェックする。仰臥位をとらせ、一方の手で患者の踵を支え、他方の手は同側の膝が屈曲しないように膝関節部に置き、膝関節伸展位のまま下肢をゆっくり挙上させていく。屈曲角度が35〜70度の範囲で坐骨神経走行に沿って広がる痛みが発生すれば陽性となる。

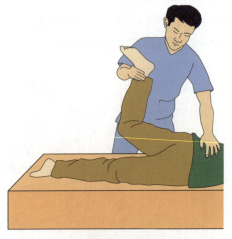

大腿神経伸展テスト

L2からL4の間におきているヘルニアをチェックする。腹臥位をとらせ、膝を屈曲し股関節を伸展させ、大腿の前側の疼痛の誘発があれば陽性となる。

図2.14 疼痛誘発テスト

支配神経根	L4	L5	S1
主な責任椎間高位	L3/4	L4/5	L5/S1
深部反射	膝蓋腱反射	−	アキレス腱反射
知覚領域／知覚麻痺	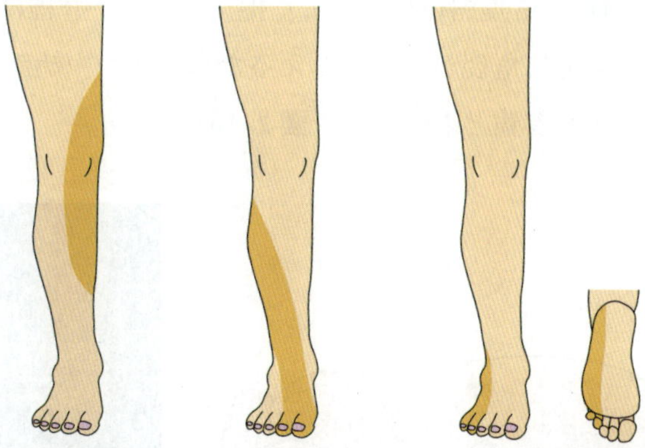		
支配筋	大腿四頭筋	前脛骨筋　長母趾伸筋　長趾伸筋	下腿三頭筋　長母趾屈筋　長趾屈筋

出典）標準整形外科学（第8版），医学書院，2002　P449，図27-36より一部改変

図2.15　腰椎椎間板ヘルニアの高位診断

(3) 検査

単純X線において、罹患部椎間板の狭小化を認める。MRIにおいては、髄核の脱出が描出される。その他、脊髄造影、造影CT、椎間板造影が行われる。

(4) 治療

骨盤牽引、軟性コルセット、消炎鎮痛剤の内服、体操療法、硬膜外ブロック注射による保存療法により、自然退縮することが多い。耐え難い疼痛、運動麻痺、膀胱直腸障害を呈する場合や、数カ月の保存療法で症状の改善がみられないときは椎間板摘出術などの手術を施行する。

2.6　腰椎分離症・腰椎分離すべり症（spondylolysis・spondylolisthesis）

学童期における過度のスポーツによる関節突起間部の疲労骨折が原因と考えられる（図2.16a）。かつては家族集積が認められることから遺伝的素因説が有力であった。日本人ではおよそ4%に認められ、スポーツ群では約3倍のおよそ15%に認められる。約80%がL5に好発する。分離部は偽関節に近似しているため、安定性を欠き椎間板が変性すると椎体は前方に滑り出し、分離すべり症となる。

(1) 症状

腰痛、棘突起階段状変形がみられるが、神経根症状は出にくいという特徴がある。

(2) 検査

単純X線の45度斜位像で、よく捉えられる。脊椎に分離が起きている場合、首輪をした犬の形に亀裂が入ってみえるため、スコッチテリアサイン、あるいは、スコッチテリアの首輪とよばれる（図2.16 b）。

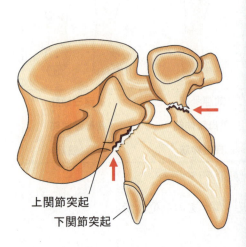

図2.16 a　腰椎分離症の模式図（矢印）

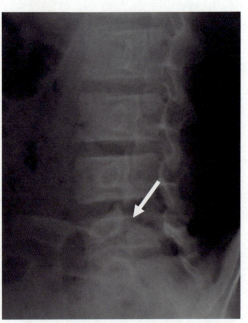

矢印部分が分離部であるが、首輪をした犬の形に亀裂が入ってみえるため、スコッチテリアの首輪とよばれる。

図2.16 b　腰椎分離症の単純X線45度斜位像

(3) 治療

若年者の分離症は腰痛が生じて間もなくであれば、スポーツ活動を休止して約6カ月程度、硬性あるいは軟性コルセットを装着することで治癒可能である（図2.17）。しかし、成人の場合は、保存治療では分離部の癒合は得られない。疼痛がない場合や、あっても軽度の場合は仕事やスポーツを必ずしも禁止する必要はない。疼痛の程度により、薬物、体操療法、コルセット装着を考える。慢性の経過をたどり、疼痛が高度で、日常生活動作やスポーツに支障を来すときは、分離部固定術、椎体固定術などの手術を施行する。

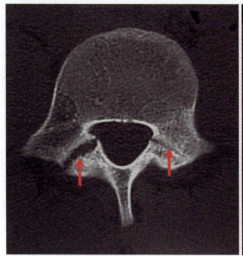 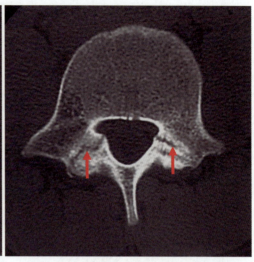

コルセット装着前、腰椎の分離を認める（矢印）。　　コルセット装着後5カ月、骨癒合傾向を認める（矢印）。

図 2.17　腰椎分離症単純 CT

2.7 腰部脊柱管狭窄症 (lumber spinal canal stenosis：LSCS)

　腰部の脊柱管が狭窄されることにより馬尾や神経根が圧迫される。馬尾が圧迫されれば多根性障害の馬尾症状、神経根が圧迫されれば単根性障害の神経根症状を呈する。原因として、発育性脊柱管狭窄に変形性脊椎症の変化が加わったものが多く、椎間関節の変性や黄色靱帯の肥厚など変形性脊椎症による多椎間狭窄は男性に多くみられる（図 2.18）。多くは L4/5 にみられる。腰部脊柱管狭窄症には、中心型、外側陥凹、混合型がある。中心型（馬尾型）は、脊柱管の中心部分の狭窄により馬尾を圧迫する結果、数十 m から数百 m の歩行で両下肢のしびれが強くなり、歩けなくなる（間欠跛行）ものをいう。外側陥凹型（神経根型）は、脊柱管の外側部分の椎間孔の狭窄により神経根を圧迫することによって、患側下肢の下肢痛やしびれを生じるものをいう。混合型は中心型と外側陥凹型の混合である。

(1) 症状

　馬尾型、神経根型、混合型で異なる。腰痛、安静時は軽い下肢臀部の疼痛・異常感覚などの下肢神経症状および間欠跛行がみられる。歩行により出現、腰部前屈により軽快する神経性間欠跛行は、血管性間欠跛行を呈する閉塞性動脈硬化症との鑑別が重要である。

(2) 検査

　MRI により黄色靱帯の肥厚、硬膜間の圧迫、椎間関節の肥厚、椎間板の膨隆を認める（図 2.19）。その他、脊髄造影、造影 CT が行われる。

第2章 頚椎・腰椎障害と対応

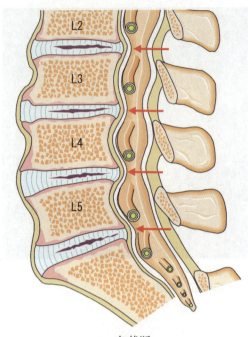

矢状断
腰部脊柱管の狭窄を認める。

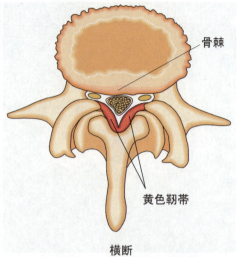

横断
脊柱管は前方の骨棘と後方の黄色靱帯（赤色）により圧迫を受け狭窄している。
中心型は、脊柱管の中心部分の狭窄により馬尾を圧迫する。
外側陥凹型（神経根型）は、脊柱管の外側部分の椎間孔の狭窄により神経根を圧迫する。

図 2.18　腰部脊柱管狭窄症の模式図

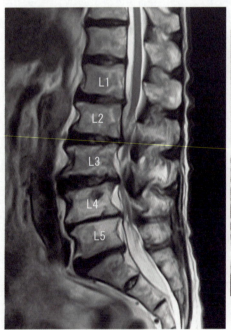

矢状断
L2/3 から L4/5 まで腰部脊柱管の狭窄を認める。

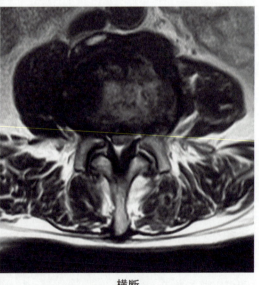

横断
L4/5 の脊柱管は前方の骨棘と後方の黄色靱帯により圧迫を受け狭窄している。

図 2.19　腰部脊柱管狭窄症の MRI T2 強調画像

(3) 治療

内服薬、神経ブロック療法、コルセットなどの装具療法による保存療法を組み合わせる。保存治療の無効例においては部分椎弓切除などの手術療法により、脊柱管の除圧を行う。

2.8 側彎症（scoliosis）

脊柱が側方へ彎曲した状態を側彎といい、機能的脊柱側彎と構築性脊柱側彎に分類される。機能的脊柱側彎は一過性の側彎で原因が除去されれば消失する。例えば、腰椎椎間板ヘルニアの疼痛性側彎や、脚長差による代償性側彎がある。

構築性脊柱側彎は、椎体の変形とねじれ（回旋）を伴うものをいう。脊柱の彎曲は2次元（身体の左右）のみならず、脊椎が3次元でねじれるため、臓器への影響、特に心肺機能障害を起こす危険性がある。

2.8.1 特発性側彎症（idiopathic scoliosis）

構築性脊柱側彎のひとつで全側彎症の70％を占める。乳幼児期（1～3歳）、学童期（3～10歳）、11歳以上の思春期に分類される。

乳児側彎症は日本に少なく、欧州に多い。男子に左凸胸椎側彎症が多く、90％以上は1年以内に側彎は消失し予後はよい。急速に進行する群もある。

若年性側彎症は、性差はないが左胸椎側彎が多い。急速に進行する症例が多い。

思春期側彎症は最も多く、85％は女子で、右凸胸椎側彎症が多い。多くは成長完了とともに進行は停止する。単純X線上、腸骨稜骨端核が癒合すれば側彎の進行もほぼ停止する。

(1) 診断

椎体は側彎の凸側に回旋し、前屈位での肋骨隆起（rib hump）、腰部隆起（lumber hump）を来す。立位で両肩、肩甲骨の高さに左右差、肩甲骨の側彎凸側の突出、ウエストラインの左右差を認める（図2.20）。立位単純X線前後像で、側彎上端の椎体上面と彎曲下端の椎体下面の接線の垂線のなす角（Cobb角）で側彎角を測定する。

(2) 治療

Cobb角が20～50度のものはブレース療法と運動療法の保存治療を行い、50度以上のものは手術を考慮する。装具による治療として、古くは胸椎部に主カーブがある場合はミルウォーキーブレース（Milwaukee brace）を用いてきたが、風呂に入るとき以外は一日中、装着する必要があり、また、固定範囲が長く日常生活に制限が多いため、最近ではほとんど用いられていない。頂椎が第10胸椎以下の胸腰椎・腰椎型側彎の場合はBoston braceに代表されるunder arm braceを処方する。治療体

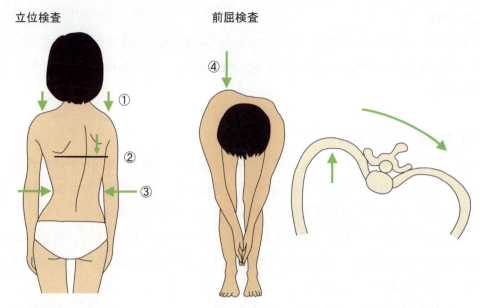

①肩の高さの左右差
②肩甲骨の高さに左右差、肩甲骨の側彎凸側の突出
③ウエストラインの左右差を認める
④前屈させたときの背部の肋骨隆起（rib hump）

出典）戸山芳昭：標準整形外科学（第8版），医学書院，2002 P435，図27-14より一部改変

図2.20　特発性側彎症の検査

操としては、四つ這いになり側彎の凸側とは反対方向に体幹を回旋させるKlappの回旋体操や、正しい姿勢の指導と、体幹筋を鍛えるBlountの体操などがある。側彎角が大きく、外見的・心理的・心肺機能上の影響がある場合は手術を行う。側彎症は、成長期の終わった時点で行う脊柱固定術の他、成長にあわせて器具の伸張を何度も繰り返す手術法（グローイングロッド法、ベプター法）がある。

2.8.2 先天性側彎症

構築性側彎症の10〜20％に存在し、生まれつきの脊椎奇形による側彎で、半椎体とよばれる椎骨奇形や椎骨同士の癒合、肋骨との癒合、また奇形骨もひとつだけでなく複数ある場合など、症例によって多様である。半椎体の多くは腰椎にあることが多く、左右に彎曲するだけでなく、後彎変形や前彎変形を起こすこともある。

2.8.3 神経筋性側彎症

代表的なものに脳性麻痺、筋ジストロフィー、脊髄前角炎、脊髄空洞症、脊髄性筋委縮症などがある。症例の程度によって治療はさまざまであるが、座位保持の獲得が重要である。

2.8.4 神経線維腫症側彎

神経線維腫症は全身に多発する腫瘍とカフェオレ斑（cafe-au-lait spot）とよばれる皮疹が特徴的である。神経線維腫症に伴う脊柱変形の発生率は約10%である。急速に側彎が進み治療困難で予後不良な症例もある。

2.9 先天異常

2.9.1 頭蓋底陥入症（basilar impression）

正常では、頭蓋底は下方に突出するが、頭蓋底陥入症では頭蓋底が上方に突出する。症状は頭蓋腔内に陥入した上位頸椎が脳幹を圧迫して四肢麻痺や小脳失調を起こす。

2.9.2 歯突起骨（os odontideum）

歯突起が軸椎椎体部から分離したものをいう。歯突起と軸椎椎体部との間にゆるみが生じ、環軸椎間の不安定を生じる。これが頸髄神経に影響を与え、圧迫性脊髄症、持続性後頸部痛、項部痛などを生じることがある。

2.9.3 Klippel-Feil（クリッペル・フェイル）症候群

Klippel-Feil症候群は、短頸、後頭部の毛髪低位、頸部の可動域制限を3徴とする。若干女性に多い。側彎症が60〜70%と高率に合併し、その他、肩甲骨高位、上肢の形成不全、顔面奇形、肋骨の異常、頭蓋底陥入症、環椎頭蓋癒合症、歯状突起奇形などがある。骨格系以外では腎臓奇形、心臓奇形、聴覚障害などがある。保存治療と、手術療法があるが、脊柱変形が進行すると、呼吸器合併症が生じることがある。

章末問題

> **1** 頸椎の解剖で正しいのはどれか。

ア．環軸椎にも椎間板が存在する． 　イ．後根神経は求心性の神経である．
ウ．左右の椎骨動脈は脳底動脈となる． 　エ．頸椎の神経根は7対である．
オ．環椎横靱帯は、軸椎に対し環椎が後方に移動するのを制御している．
1．ア、イ　　　2．ア、オ　　　3．イ、ウ　　　4．ウ、エ　　　5．エ、オ

解説　頸椎の神経根は8対である。環椎横靱帯は、軸椎に対し環椎が前方に移動するのを制御している。

解答　3

2　脊柱を支持する靱帯の組み合わせはどれか。

ア．後縦靱帯　イ．三角靱帯　ウ．側副靱帯　エ．後十字靱帯　オ．黄色靱帯

1．ア、イ　　2．ア、オ　　3．イ、ウ　　4．ウ、エ　　5．エ、オ

解説　椎体前面に前縦靱帯、椎体後面に後縦靱帯、棘突起間には棘上靱帯・棘間靱帯が存在し、椎弓間には黄色靱帯が存在する。　　　　　　　　　　　　　**解答**　2

3　脊髄と脊椎とについて誤っているのはどれか。

1．神経節は椎間孔の外にある。　　2．頸髄からでる脊髄神経は7対である。
3．第12胸神経は第12胸椎と第1腰椎との間の椎間孔から出る。
4．脊髄円錐は第1腰椎の高さにある。
5．胸髄と比較して腰髄から出る根は脊柱管内を通る距離が長い。

解説　頸髄からでる脊髄神経は8対である。　　　　　　　　　　　　　　　**解答**　2

4　頸椎疾患で正しいのはどれか。

ア．変形性頸椎症は青壮年男性に多くみられる。
イ．頸椎症性脊髄症は長期的には自然治癒する。
ウ．頸椎症性神経根症は悪化するので手術が必要である。
エ．後縦靱帯骨化症の連続型は症状が出にくい。
オ．圧迫性頸髄症があると頸髄損傷を起こしやすい。

1．ア、イ　　2．ア、オ　　3．イ、ウ　　4．ウ、エ　　5．エ、オ

解説 変形性頸椎症は加齢現象であるので中年以降に好発する。頸椎症性脊髄症は自然治癒が得られない。頸椎症性神経根症は手術より保存治療が優先される。 **解答** 5

---

5 後縦靱帯骨化症について誤っているのはどれか。

1. 中年以降に好発する。　　2. 脊髄圧迫障害の原因となる。
3. 上下肢の運動機能障害は自然回復する。　　4. MRIが診断に有用である。
5. 項頸部痛に対しては薬物療法も有効である。

解説 後縦靱帯骨化症は厚生労働省指定の難病のひとつである。上下肢の運動機能障害の自然回復は困難である。　　**解答** 3

---

6 次のうち頸椎症性脊髄症でみられ、頸椎症性神経根症でみられないのはどれか。

ア．上肢の知覚障害　　イ．手指筋の萎縮　　ウ．上肢の疼痛
エ．膝蓋腱反射の亢進　　オ．膀胱直腸障害
1．ア、イ　　2．ア、オ　　3．イ、ウ　　4．ウ、エ　　5．エ、オ

解説 頸椎症性神経根症は頸椎症性脊髄症と異なり末梢神経であるから、膝蓋腱反射の亢進、膀胱直腸障害はみられない。　　**解答** 5

---

7 第5頸神経障害でみられる所見はどれか。

ア．横隔膜麻痺　　イ．三角筋筋力低下　　ウ．上腕二頭筋筋力低下
エ．前腕外側の知覚鈍麻　　オ．上腕三頭筋腱反射の低下
1．ア、イ　　2．ア、オ　　3．イ、ウ　　4．ウ、エ　　5．エ、オ

解説 横隔膜麻痺はC4神経障害、前腕外側の知覚鈍麻はC6神経障害、上腕三頭筋腱反射の低下はC7神経障害である。　　　　　　　　　　　　　　　　**解答　3**

8 腰部脊柱管狭窄症に特徴的な症状はどれか。
ア．間欠性跛行　　イ．腰部後屈制限　　ウ．膝蓋腱反射亢進
エ．膀胱直腸障害はみられない　　オ．SLRテスト（Lasegue徴候）陽性
1．ア、イ　　2．ア、オ　　3．イ、ウ　　4．ウ、エ　　5．エ、オ

解説 障害神経の腱反射の低下を認める。SLRテスト（Lasegue徴候）は陰性のことが多い。膀胱直腸障害が起きることがある。間欠性跛行、腰部後屈制限（腰部前傾）が特徴的である。　　　　　　　　　　　　　　　　　　　　　　　　　**解答　1**

9 64歳の男性。約100m歩くと左の殿部から下腿部にかけて疼痛が生じる。しばらくしゃがんでいると症状は消失する。最も考えられる疾患はどれか。
1．腰椎分離症　　2．腰部脊柱管狭窄症　　3．骨粗鬆症　　4．変形性腰椎症
5．腰椎分離すべり症

解説 この症状は間欠性跛行であり、しゃがんで腰部前屈にすると症状が消失するので、腰部脊柱管狭窄症に特徴的な症状である。　　　　　　　　　　　**解答　2**

10 腰部椎間板ヘルニアでみられないのはどれか。
1．アキレス腱反射亢進　　2．ラセーグ徴候陽性　　3．体幹前屈制限
4．排尿障害　　5．疼痛性側彎

52

解説 S1神経根の障害でアキレス腱反射は低下する。　　　　　　　　　　**解答** 1

11 腰椎椎間板ヘルニアの症状で第1仙髄神経（S1）に原因があるのはどれか。
ア．膝の伸展力低下　　イ．膝蓋腱反射の減弱　　ウ．前脛骨筋の筋力低下
エ．アキレス腱反射の減弱　　オ．足底の知覚低下
1．ア、イ　　　2．ア、オ　　　3．イ、ウ　　　4．ウ、エ　　　5．エ、オ

解説 膝伸展筋力低下・膝蓋腱反射の減弱を来すのは、L2〜4神経である。前脛骨筋の筋力低下・第一趾伸展筋力低下はL5神経である。　　**解答** 5

12 腰椎椎間板ヘルニアで誤っているのはどれか。
1．下肢症状は両側性が多い。　　2．脱出髄核は自然吸収される。
3．膀胱直腸障害を来すことがある。　　4．診断にはMRIが有用である。
5．腰椎下部ヘルニアの診断にはSLRテストが有効である。

解説 下肢症状は片側性にみられ、疼痛性に側彎がみられることがある。　**解答** 1

13 脊椎分離症、脊椎すべり症で正しいものをすべて答えよ。
1．早期に発見されれば治ることが多い。
2．分離症、すべり症は主として第5腰椎に発生する。
3．分離症の発生率は男性に高い。
4．後方すべり症は前方すべり症に比して少ない。
5．スポーツ群に多くみられる。

解説 若年者の場合、早期に発見され、コルセット着用で適切に治療が行われれば、手術をすることなく骨癒合する。　　　　　　　　　　**解答**　1、2、3、4、5

14 腰背部痛を訴える疾患で正しいものをすべて答えよ。

1. 腰椎椎間板ヘルニア　　2. 尿管結石　　3. 膵頭部癌　　4. 変形性腰椎症
5. 腰椎分離すべり症

解説 腰背部痛は脊椎疾患ばかりでなく、尿管結石、膵頭部癌などの内臓疾患でも起きることに注意が必要である。　　　　　　　　　　　**解答**　1、2、3、4、5

15 40歳の男性。長時間の立位により右下肢の疼痛が生じるようになったため受診し腰椎椎間板ヘルニアと診断された。右の片脚立位で踵の挙上ができなかった。重度の感覚鈍麻が疑われる部位はどれか。

1. ①　　2. ②　　3. ③　　4. ④　　5. ⑤　　（第54回国家試験PT）

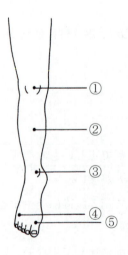

解説 下腿三頭筋の筋力低下を認める腰椎椎間板ヘルニアなので、障害された神経根はS1である。S1の知覚領域は足部の外側なので④である。　　　　　**解答**　4

16 脊柱管の前壁に沿って走行する靭帯はどれか。
1. 黄色靭帯　　2. 棘間靭帯　　3. 棘上靭帯　　4. 後縦靭帯　　5. 前縦靭帯
（第53回国家試験PT・OT）

解説　椎体前方に前縦靭帯がある。椎体後方に後縦靭帯があり、これは脊柱管前方に位置する。よって、後縦靭帯骨化症は脊髄を前方から圧迫することになる。椎弓間に黄色靭帯があり、これは脊柱管後方に位置する。棘突起間に棘間靭帯、棘突起上に棘上靭帯がある。　　　　　　　　　　　　　　　　　　　　　　　　　**解答　4**

17　50歳の男性。1カ月前から腰痛と右臀部痛が生じ、徐々に右下肢の疼痛が増悪してきた。腰部MRIを別に示す。この病態で陽性になるのはどれか。
1. Apley test　　2. Lasègue test　　3. Lachman test　　4. Thompson test
5. McMurray test
（第53回国家試験PT）

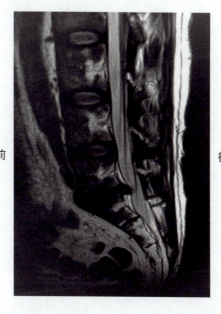

前　　　　　　　　　　　　　　後

解説 MRIではL5/S1の腰椎椎間板ヘルニアを認める。疼痛誘発テストとしてLasègue testがある。 　　　**解答　2**

18 腰椎椎間板ヘルニアで陽性となるテストはどれか。
1. Apleyテスト　　2. Patrickテスト　　3. Thomasテスト　　4. McMurrayテスト
5. 大腿神経伸張テスト　　　　　　　　　　　　　　　　　　　（第52回国家試験PT）

解説 腰椎椎間板ヘルニアの疼痛誘発テストとしてLasègue testと大腿神経伸張テストがある。ApleyテストとMcMurrayテストは半月板損傷、Patrickテストは股関節痛の誘発、Thomasテストは股関節屈曲拘縮に用いる。　　**解答　5**

19 腰椎分離症で分離するのはどれか。
1. 横突起　　　2. 棘突起　　　3. 椎間板　　　4. 椎弓　　　5. 椎体
　　　　　　　　　　　　　　　　　　　　　　　　　　　（第52回国家試験PT）

解説 腰椎分離症は、学童期における過度のスポーツによる関節突起間部の疲労骨折が原因と考えられる。椎弓が分離している。　　　　　　　　　**解答　4**

20 70歳の男性。1年前から誘因なく四肢末梢の感覚障害と筋力低下が出現している。次第に脱力は進行し、手指の巧緻性低下と歩行障害を来している。頸部MRIのT2強調像を下に示す。頸髄の変化が最も大きい部位はどれか。
1. 第2頸椎・第3頸椎間　　2. 第3頸椎・第4頸椎間　　3. 第4頸椎・第5頸椎間
4. 第5頸椎・第6頸椎間　　5. 第6頸椎・第7頸椎間

（第52回国家試験OT）

章末問題

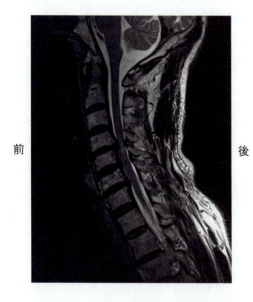

解説 C4/5 レベルで頸髄前方から骨棘・椎間板、頸髄後方から黄色靭帯が張り出し、頸髄を圧迫している。頸髄の内部輝度は上昇し白くなっている部分がある。**解答** 3

21 44歳の女性。1カ月前から腰痛および左下肢痛を訴える。腰椎 MRI の矢状断像と水平断像を下に示す。なお、水平断像は矢状断像で最も所見がある椎体間の高位のものである。この患者にみられる所見はどれか。

1. 左下腿内側の感覚障害　2. 左足部の感覚障害　3. 左大腿四頭筋の筋力低下
4. 右下腿外側の感覚障害　5. 右長母趾伸筋の筋力低下　（第51回国家試験PT）

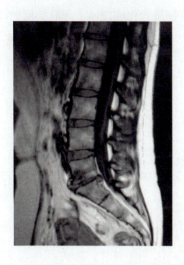
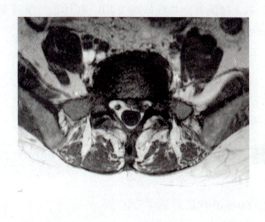

57

第2章 頚椎・腰椎障害と対応

解説 MRI 上、L5/S1 に腰椎椎間板ヘルニアを認め、左側の神経根を圧迫している。そのため S1 神経根の障害を呈する。したがって、左足部外側に感覚障害を認める。

解答 2

22 頚椎の椎間孔圧迫試験はどれか。
1. Adson テスト　2. Allen テスト　3. Morley テスト　4. Spurling テスト
5. Wright テスト　　　　　　　　　　　　　　（第 51 回国家試験 PT）

解説 頚椎の椎間孔圧迫試験には Spurling テストと Jackson テストがある。Adson テスト、Morley テスト、Wright テストは胸郭出口症候群で用いられる。Allen テストは橈骨動脈・尺骨動脈の閉塞を調べるために用いる。

解答 4

23 頚椎後縦靱帯骨化症の症候で正しいのはどれか。
1. 鉛管様固縮　2. 間欠性跛行　3. 膀胱直腸障害　4. 下肢腱反射消失
5. Wright テスト陽性　　　　　　　　　　　（第 51 回国家試験 PT・OT）

解説 鉛管様固縮は錐体外路症状、間欠性跛行は腰部脊柱管狭窄症でみられ、Wright テストは胸郭出口症候群で用いられる。頚椎後縦靱帯骨化症では、下肢腱反射は亢進する。

解答 3

24 頚椎椎間板ヘルニアについて正しいのはどれか。
1. 女性に多く発症する。
2. 60〜70 代に好発する。
3. 下肢症状より上肢症状で始まることが多い。

58

4. C6、7間の外側型ヘルニアでは腕橈骨筋反射が亢進する。
5. 座位で両肩関節を過外転すると橈骨動脈の拍動が減弱する。

(第50回国家試験PT・OT)

解説 頚椎椎間板ヘルニアは30〜50歳の男性に多い。C6/7の外側型ヘルニアでは、C6神経根が障害されるので腕橈骨筋反射は低下する。座位で両肩関節を過外転すると橈骨動脈の拍動が減弱するのはWrightテストであり、胸郭出口症候群で用いられる。　　　　　　　　　　　　　　　　　　　　　　　　　　　**解答　3**

25 腰椎椎間板ヘルニアについて正しいのはどれか。
1. L4神経根障害では長母趾屈筋の筋力低下を生じる。
2. L5神経根障害では下腿外側から足背の知覚異常を伴う。
3. L5神経根障害では大腿神経伸張テストが陽性となる。
4. S1神経根障害では前脛骨筋の筋力低下を生じる。
5. S1神経根障害では膝蓋腱反射が低下する。　　　　(第49回国家試験PT)

解説 L4神経根障害では大腿四頭筋の筋力低下を生じる。L5神経根障害ではLasègue'sテストが陽性となる。S1神経根障害ではアキレス腱反射が低下し、下腿三頭筋、長母趾屈筋、長趾屈筋の筋力低下を生じる。　　　　　　　**解答　2**

26 腰部MRIを次頁に示す。この画像で認められるのはどれか。
1. 骨粗鬆症
2. 腰椎圧迫骨折
3. 腰椎すべり症
4. 後縦靱帯骨化症
5. 椎間板ヘルニア　　　　　　　　　　　　　　　　　(第48回国家試験PT・OT)

第2章 頚椎・腰椎障害と対応

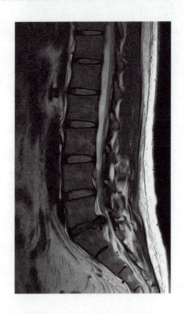

解説 MRI上、L5/S1の腰椎椎間板ヘルニアを認める。S1神経根が障害される。

解答 5

27 背部正中で皮膚と脊髄くも膜下腔との間にある組織はどれか。2つ選べ。
1. 硬膜   2. 椎間板   3. 黄色靱帯   4. 前縦靱帯   5. 後縦靱帯

（第48回国家試験 PT・OT）

解説 背部表面では腹部に向かって、皮膚、皮下組織、棘上靱帯、棘間靱帯、黄色靱帯、硬膜の順となる。

解答 1、3

28 腰部脊柱管狭窄症でみられるのはどれか。
1. Trendelenburg 徴候   2. 下肢の腱反射亢進   3. 腰椎前弯増強
4. 間欠性跛行   5. 槌趾変形

（第48回国家試験 PT・OT）

解説 Trendelenburg 徴候は中殿筋の筋力低下でみられる。槌趾変形はマレット指

60

といわれ、DIP関節での伸筋腱断裂か末節骨背側の骨折で伸展制限を呈した状態である。腰部脊柱管狭窄症は腰椎前傾（つまり、腰椎後彎）、下肢腱反射低下、間欠性跛行がみられる。

解答　4

29　腰椎椎間板ヘルニアについて正しいのはどれか。2つ選べ。

1. 女性に多く発症する。
2. 好発年齢は50歳代である。
3. 第4・5腰椎間で生じると前脛骨筋の筋力が低下する。
4. 第5腰椎・第1仙椎間で生じると足背の感覚障害が起こる。
5. 第3・4腰椎間で生じると大腿神経伸展テストが陽性となる。

（第47回国家試験PT・OT）

解説　腰椎椎間板ヘルニアは20歳代、30〜40歳代、次いで10歳代、50〜60歳代の男性に多く、L4/5、L5/S1に好発する。L5/S1で生じると足部外側の感覚障害が起きる。足背の感覚障害はL4/5の腰椎椎間板ヘルニアでL5神経根が障害された際に起きる。

解答　3、5

30　腰椎椎間板ヘルニアについて正しいのはどれか。

1. 椎間板の前側方突出が多い。
2. 第3・4腰椎間で最も多く発生する。
3. 第3・4腰椎間で生じると膝蓋腱反射が亢進する。
4. 第4・5腰椎間で生じると下腿三頭筋の筋力低下を認める。
5. 第5腰椎・第1仙椎間で生じるとアキレス腱反射が低下する。

（第46回国家試験PT・OT）

解説　腰椎椎間板ヘルニアは椎間板の後側方突出である。L4/5での発生が最も多い。L3/4間で椎間板ヘルニアが生じるとL4神経根が障害され膝蓋腱反射が低下する。

L4/5間で椎間板ヘルニアが生じるとL5神経根が障害され前脛骨筋・長母趾伸筋・長趾伸筋の筋力低下を認める。下腿三頭筋の筋力低下はL5/S1の腰椎椎間板ヘルニアでS1神経根が障害された際にみられる。　　　　　　　　　　　**解答**　5

第3章

上肢障害の特性と対応

到達目標

上肢の構造と機能・上肢疾患の概略について述べることができる。

学習のポイント

- 肩甲帯、肘、前腕、手関節、手の構造と機能
- 頚肩腕症候群、胸郭出口症候群、肩関節周囲炎（五十肩）、反復性肩関節脱臼
- 上腕骨外上顆炎（テニス肘）、野球肘、肘内障、変形性肘関節症
- 腱鞘炎、結節、正中神経麻痺、橈骨神経麻痺、尺骨神経麻痺

1 肩甲帯の構造と機能（図3.1）

　肩甲帯には、鎖骨、肩甲骨、上腕骨の3つの骨、胸鎖関節、肩鎖関節、肩甲上腕関節の3つの解剖学的関節、肩峰下関節、肩甲胸郭関節の2つの機能的関節がある。これら5つの関節が協調し肩関節の機能が正常に発揮される。また、肩甲帯・上肢は胸鎖関節でしか体幹と直接連結されていないので、関節の安定性は、靱帯や筋に依存している。肩甲帯は屈曲・伸展・挙上・引き下げ運動を行う。肩甲帯の動きを含む肩は屈曲・伸展・外転・内転・外旋・内旋・水平屈曲・水平伸展運動を行う。

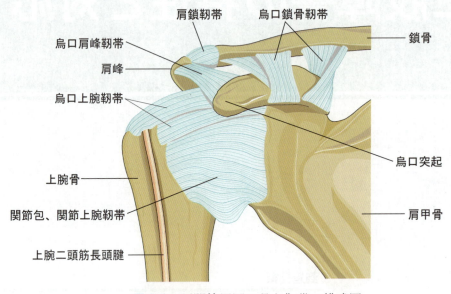

図 3.1　肩関節周囲の骨と靱帯の模式図

1.1 胸鎖関節（sternoclavicular joint）

　胸骨と鎖骨の間の関節で、線維軟骨性の関節円板をもつ。関節の前面と後面には胸鎖靱帯が存在する。胸骨に対し鎖骨は上下に40度、前後に35度動き、鎖骨は30度回旋する。

1.2 肩鎖関節（acromioclavicular joint）

　肩峰と鎖骨の間の関節で、関節円板が存在する。肩鎖靱帯は関節包を補強し、前後方向の安定性に寄与している。烏口鎖骨靱帯は肩鎖関節の上下方向の安定性に寄与している。鎖骨は肩峰に対し、20～30度回旋する。

1.3 肩関節 (shoulder joint)（肩甲上腕関節；glenohumeral joint）

　肩甲骨関節窩と上腕骨の間の関節で、球関節に分類される。関節の安定性には、関節包、関節唇、関節上腕靱帯、烏口上腕靱帯、腱板などに依存している。6大関節のでは最も脱臼が多い。非荷重関節であるが、外転90度で関節面には体重の1/2の力が作用する。関節窩の周囲には関節唇があり、関節唇上部に上腕二頭筋長頭腱の起始が存在する。関節上腕靱帯は前下方の関節包を補強し脱臼を防止している。烏口上腕靱帯は上肢下垂位での上腕骨頭の下方逸脱を防いでいる。腱板（rotator cuff）は棘上筋、棘下筋、小円筋、肩甲下筋からなり、上腕骨頭を関節窩に引きつけている（図3.2）。棘上筋、棘下筋、小円筋は上腕骨大結節に付着し、肩甲下筋は小結節に付着する。肩甲下筋は内旋筋であり、肩関節の前方安定性に寄与する。棘下筋、小円筋は肩外旋、棘上筋は肩関節における上腕骨の外転を行う。肩関節は人体で最も広い可動域をもつ。上肢を180度まで挙上するとき、肩甲上腕関節で約120度の挙上、肩甲骨が約60度回旋する。この2：1の挙上・回旋比による挙上は肩甲上腕リズムという。

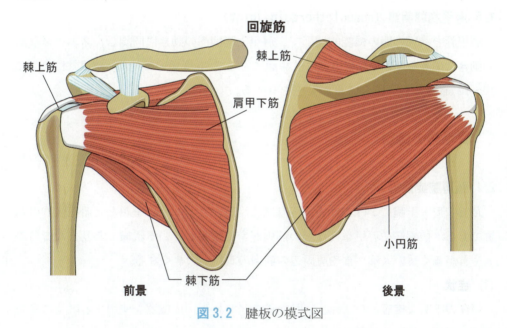

図3.2　腱板の模式図

1.4 肩峰下関節 (subacromial joint)

　肩甲上腕関節の上方で、肩峰との間の領域をいい、第2肩関節ともよばれる。肩峰、烏口肩峰靱帯、烏口突起、肩鎖関節からなり、底部には上腕骨頭、大結節、腱板がある。この間には人体最大の滑液包である肩峰下滑液包があり、関節腔の役割をしている（図3.3）。

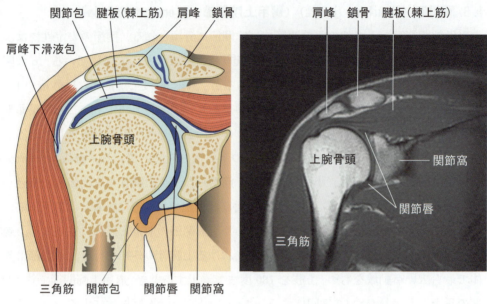
図 3.3　前額面での断面図（左：模式図、右：MRI）

1.5 肩甲胸郭関節 (scapulothoracic joint)

　肩甲骨と胸郭の間の機能的関節で、肩甲上腕関節の動きに同調し、スムーズな肩の動きに関与している。肩甲骨は前額面に対して 30 度傾いている。肩甲骨は上下に 10～12 cm 移動し、40～45 度の動きを有する。

2. 肩甲帯の障害

2.1 頚肩腕症候群

　頚部・肩・上腕にかけて疼痛、倦怠感（冷感、こわばり）を訴える症候群の総称である。僧帽筋や肩甲挙筋などの筋肉が常に緊張している状態であり、なで肩の人や首が細く長い人は、首や肩周辺の筋肉の負担が大きくなる。

(1) 症状

　局在の不明な疼痛、しびれ感、倦怠感などであり、OA 機器を使用する職業に多発する。男性より女性が多い。

(2) 治療

　筋力強化、温熱療法、薬剤投与などの保存療法を行う。

2.2 胸郭出口症候群 (thoracic outlet syndrome)

　腕神経叢、鎖骨下動脈は前斜角筋と中斜角筋の間、鎖骨と肋骨の間、小胸筋の間

を走行するが、これらの部分で神経、血管が圧迫を受けることが考えられる。それぞれ、斜角筋症候群、肋鎖症候群、小胸筋症候群といい、これらをまとめて胸郭出口症候群という。また、第7頸椎から出る頸肋も圧迫の原因であり、頸肋症候群といい、胸郭出口症候群に入る。20歳代の首が長くなで肩の女性に多く発症する。

(1) 症状

知覚障害、筋萎縮などの神経圧迫症状や、疼痛、しびれ、つっぱり感、チアノーゼ、脈拍減弱などの血管圧迫症状を生じる。

(2) 診断

誘発テストとして、ライトテスト（Wright test）：上肢過外転位保持試験、モーレイテスト（Morley test）：斜角筋三角持続圧迫試験、エデンテスト（Eden test）：肋鎖間隙狭小位保持試験（図3.4）などがある。他に、疼痛側に頭部を頸椎伸展位で回旋し深呼吸を行わせ橈骨動脈の脈拍が減弱あるいは停止をみるアドソンテスト（Adson test）、ルーステスト（Roos test）：3分間挙上負荷テストがある。

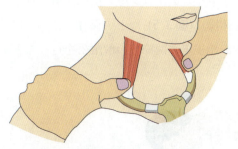

Morley test
鎖骨上窩の斜角筋上部を検者が圧迫することで、局所の疼痛と上肢への放散痛を訴えると陽性となる。

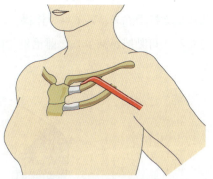

Eden test
症状が出る方の腕を後下方向に牽引することで、橈骨動脈を触知できなくなると陽性となる。

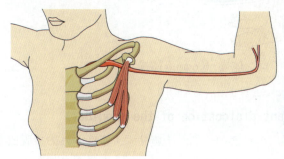

Wright test
肩関節90度外転、肘関節90度屈曲の肢位をとり橈骨動脈の拍動を確認する。橈骨動脈の拍動が減弱あるいは消失したら陽性となる。正常人でも15%前後の偽陽性率が出る。

図3.4 胸郭出口症候群の誘発テスト

(3) 治療

保存治療として筋力強化訓練、消炎鎮痛剤などの薬物投与などがある。手術治療として第1肋骨切除術、頚肋摘出術、前斜角筋切除術などがある。

2.3 肩関節周囲炎（"五十肩"）

中年以降に好発し、明らかな外傷なく、肩関節に可動域（外転・外旋）制限、疼痛をもたらす疾患の総称をいう。原因は不明であるが、肩峰下滑液包炎、上腕二頭筋長頭腱炎、腱板炎、烏口突起炎、石灰化腱炎などを生じ、関節包が短縮して肩甲上腕関節の運動制限を生じるといわれている。自然に治癒する傾向がある。

(1) 症状

誘因のはっきりしない疼痛性肩関節運動制限、圧痛、夜間痛が存在する。癒着性関節包炎、凍結肩（frozen shoulder）とよばれることもある。

(2) 治療

消炎鎮痛剤などの薬剤、副腎皮質ステロイドやヒアルロン酸の関節注射、理学療法による拘縮除去、アイロン体操（Codman 体操）（図 3.5）などの保存療法が一般的である。可動域が減少した難治例では、関節鏡視下に関節包の解離術を行うことがある。

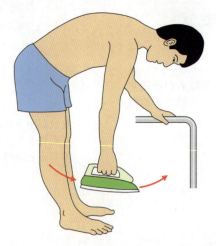

図 3.5 アイロン体操（Codman 体操）

2.4 反復性肩関節脱臼（recurrent dislocation of the shoulder）

外傷性肩関節脱臼に続発し、脱臼の病態の一部が治癒せず、軽度の外力で脱臼を繰り返すようになったものをいう。スポーツ障害の代表である。外傷性脱臼に続発するものを反復性肩関節脱臼といい、明らかな外傷なく脱臼を繰り返す場合を習慣

性肩関節脱臼といって区別する。外傷性脱臼後、10歳代では90％、20歳代では80％、30歳代では50％が反復性肩関節脱臼に移行する。10〜20歳代の男性に多い。

(1) 病因

関節包の弛緩、上腕骨骨頭後外側部の陥没骨折（ヒル・サックス：Hill-Sachs損傷）、関節窩前下方における関節唇と下関節上腕靱帯の破綻（バンカート：Bankart損傷）（図3.6）があげられる。

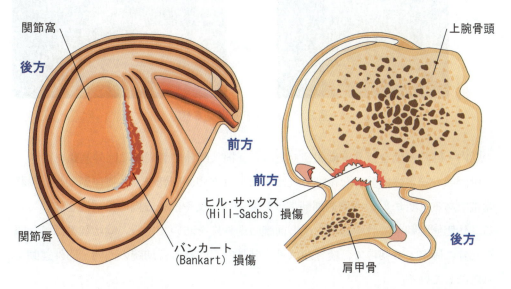

図3.6 反復性肩関節脱臼（右：バンカート損傷、左：ヒル・サックス損傷）

(2) 診断

肩外転・外旋位をとらせ脱臼しそうな不安が生じる前方不安感テスト（anterior apprehension test）をみる。

(3) 治療

肩関節周囲筋の筋力強化で反復性脱臼へ移行する確率を下げる可能性がある。手術治療として、損傷された部位を修復するバンカート法などの手術方法、外旋を制限して脱臼を防ぐ手術方法、関節の前方防壁をつくって脱臼を防ぐ手術方法などがある。

3 肘・前腕部の構造と機能

肘関節は腕橈関節、腕尺関節、上橈尺関節の3つの関節をもつ（図3.7）。腕橈関節と腕尺関節は、蝶番運動を行い、肘関節の屈曲・伸展を行う。上橈尺関節は前腕

第3章　上肢障害の特性と対応

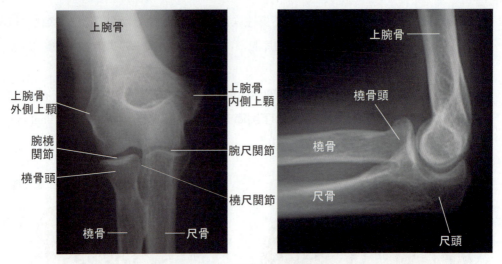

図 3.7　肘関節の単純 X 線

の回内・回外運動を行う車軸関節である。下橈尺関節でも同様に回外運動を行う。
　肘関節の安定性に重要な役割を果たす靱帯は内側側副靱帯、外側側副靱帯、輪状靱帯である（図 3.8）。内側側副靱帯は肘関節の外反や前後方向の動揺性を防いでいる。外側側副靱帯は肘関節の内反と前腕の過外旋を防いでいる。輪状靱帯は橈骨頭を尺骨に固定する靱帯で、橈骨頭は輪状靱帯内を回旋し、前腕の回内・回外運動を可能にしている。

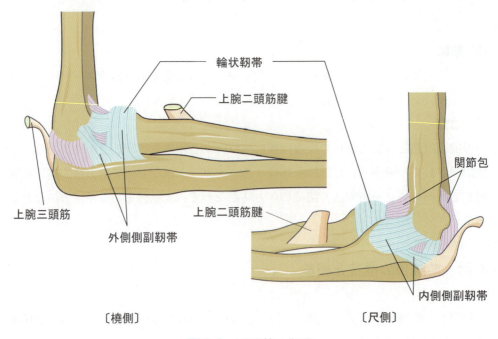

図 3.8　肘関節の靱帯

70

肘完全伸展位での上腕軸と前腕軸のなす角を肘外偏角（carrying angle）といい、男性で6～11度、女性で12～15度と約10度外反している（図3.9）。肘外偏角の増大は外反肘、減少は内反肘という。

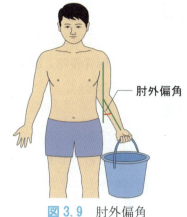

図3.9　肘外偏角

4　肘・前腕部の障害

4.1　上腕骨外側上顆炎（テニス肘；tennis elbow）

　上腕骨外側上顆（図3.10）に起始をもつ伸筋群、回外筋の牽引、使い過ぎ（overuse）による筋起始部の微小な断裂や変性、骨膜刺激、骨膜炎などが起こり、運動時痛を生じるようになったものである。30～50歳の女性に多く、家事労働で発症する。また、テニスなどのスポーツで発症することも多い。テニスではバックハンドに際して受傷することが多い。

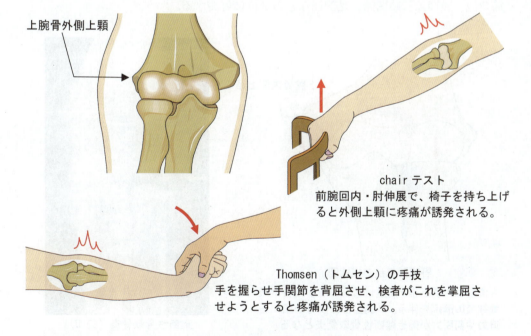

chairテスト
前腕回内・肘伸展で、椅子を持ち上げると外側上顆に疼痛が誘発される。

Thomsen（トムセン）の手技
手を握らせ手関節を背屈させ、検者がこれを掌屈させようとすると疼痛が誘発される。

図3.10　上腕骨外側上顆炎

(1) 症状

上腕骨外側上顆に圧痛を認め、手関節背屈、前腕回外にて疼痛が増強する。疼痛誘発テストで、上腕骨外側上顆周辺に痛みが出る（図 3.10）。しかし、肘関節には運動痛や機能障害はない。

(2) 治療

保存療法が主体である。装具で伸筋群の筋腹を押さえる、手・手関節を安静にして使用を最小限にする、手・手関節の伸筋群のストレッチなどである。疼痛が強いときは、局所麻酔剤とステロイドを局所注射する。難治例には筋剥離術、筋延長術が行われることがある。

4.2 野球肘

投球による肘傷害を総称して野球肘という。骨・軟骨や靱帯・筋腱付着部の傷害が含まれ、内側型と外側型に分けられる。内側型は内側靱帯・筋腱付着部の牽引傷害や尺骨神経の麻痺を伴うもので経過は比較的良好だが、外側型は発育期では離断性骨軟骨炎が中心となる。離断性骨軟骨炎は、上腕骨小頭に圧迫力や剪断力が働き軟骨下骨に壊死を生じたものと考えられている（図 3.11）。離断性骨軟骨炎は、関節内に遊離すると関節内遊離体（関節鼠）となる。これにより長期間（半年から場合によっては 1 年半以上）の投球動作の禁止を強いられる。離断性骨軟骨炎は肘関節の他、股関節、膝関節、足関節などの部位に好発する。

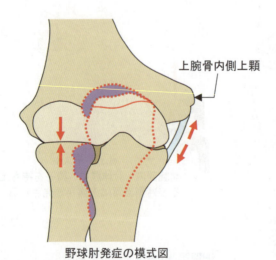

野球肘発症の模式図

内側型は内側靱帯・筋腱付着部の牽引傷害や尺骨神経の麻痺を伴う。外側型は上腕骨小頭に圧迫力や剪断力が働き離断性骨軟骨炎となる。

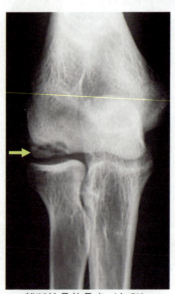

離断性骨軟骨炎（矢印）

図 3.11　野球肘

(1) 症状

投球時の肘の痛み、前腕への放散痛、肘関節の可動域制限がみられる。関節内遊離体が関節面にはさまると、激痛とともに嵌頓（ロッキング）症状を呈し、肘関節の可動が困難になる。その他、関節腫脹、液体貯留、筋委縮をみることもある。

(2) 治療

初期には、投球禁止による数カ月の安静を含む保存療法で改善するが、遊離体を伴う離断性骨軟骨炎は手術が必要になる。

4.3 肘内障

2～6歳に好発する。急に小児の手を引っ張ることにより起こる。この際の前腕は回内位で牽引される。橈骨頭の輪状靱帯からの亜脱臼と理解されている（図 3.12）。

(1) 症状

疼痛が主体で、上肢を動かさず、下垂している。単純 X 線は正常である。

(2) 治療

麻酔なしでの徒手整復を行う。術者が一側の手で肘部分を支え、母指を橈骨頭に置く。術者の他側の手で前腕を回外すると整復される（図 3.13）。予後良好だが再発を繰り返すことがある。

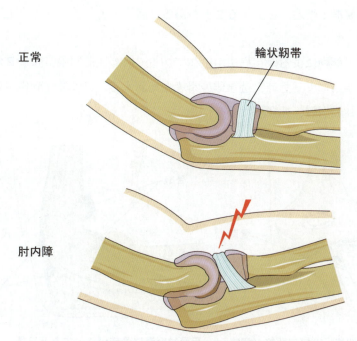

前腕回内位で牽引されると、橈骨頭が輪状靱帯から亜脱臼する。

図 3.12　肘内障発生の模式図

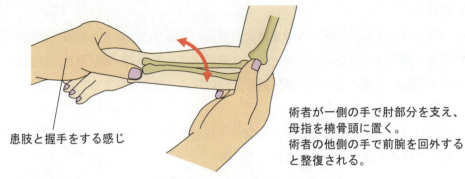

図 3.13　肘内障整復の模式図

4.4 変形性肘関節症

　農業・肉体労働従事者に多い。また、関節内骨折後、脱臼後の外傷、関節炎、離断性骨軟骨炎も原因である。腕尺関節、腕橈関節、上橈尺関節の関節軟骨が摩耗し骨棘が形成される（図 3.14）。

(1) 症状

　肘関節の運動痛、屈曲拘縮、可動域制限、関節液貯留、尺骨神経麻痺（鷲手）を伴うこともある。関節運動時の礫音、骨棘がはがれると遊離体となり、嵌頓（ロッキング）症状を呈することがある。また、尺骨神経溝に骨棘が突出すると尺骨神経麻痺（肘部管症候群；後述）を呈することがある（図 3.14）。

(2) 治療

　運動量の調節、薬物による保存療法が主体である。肘の屈曲制限が強く日常生活が困難なときは手術により骨棘、遊離体、滑膜を切除する。尺骨神経麻痺が合併しているときは、神経剥離、神経移行術を行う。

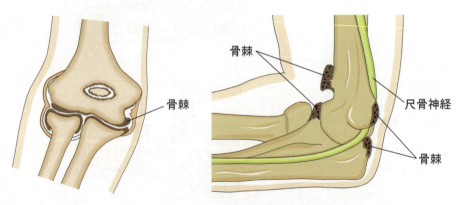

図 3.14　変形性肘関節症の模式図

5 手関節・手部の構造と機能

5.1 骨・関節（図3.15）

(1) 前腕

　前腕には橈骨と尺骨があり、近位橈尺関節と遠位橈尺関節で連絡されている。前腕の運動は回内と回外があり、回内時に橈骨・尺骨は交差し、回外時に平行になる。橈骨遠位は手根骨と接し、手関節（橈骨手根関節）を形成するが、尺骨遠位は手根骨と直接接触せず、関節円板（三角線維軟骨）を介している。

(2) 手関節

　手根骨は近位列に舟状骨、月状骨、三角骨、豆状骨が並び、遠位列に大菱形骨、小菱形骨、有頭骨、有鉤骨が並んでいる。近位列と遠位列の間を手根中央関節といい、橈骨手根関節とあわせて手関節という。

(3) 手根中手関節（CM関節）

　手根骨遠位と中手骨は手根中手関節を形成している。母指、環指、小指の手根中手関節には可動性がある。母指の手根中手関節は鞍状関節であり、母指の分回し運動を可能にしている。

(4) 中手指節（MP）関節・指節間（IP）関節

　母指には2つ、母指以外には3つの指節骨がある。中手骨と基節骨は中手指節(MP)関節を形成し、基節骨と中節骨は近位指節間（PIP）関節を形成し、中節骨と末節骨は遠位指節間（DIP）関節を形成する。MP関節、IP関節側面には側副靱帯がついており、側副靱帯は索状部と副靱帯から構成されている。MP関節では伸展時に索状部がゆるみ、屈曲時に緊張する。

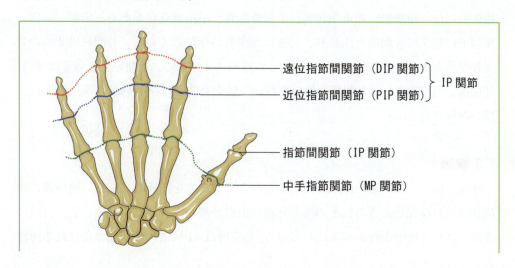

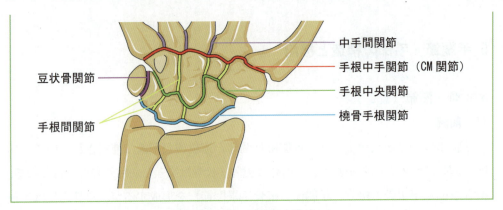

図 3.15　手の関節の模式図

5.2 外在筋（extrinsic muscle）と内在筋（intrinsic muscle）

指を動かす筋で、起始が前腕にあり停止が指にあるものを外在筋といい、起始も停止も手関節より末梢にあるものを内在筋という。

(1) 外在筋

手関節を屈曲する筋は橈側手根屈筋、長掌筋、尺側手根屈筋である。指を屈曲する筋のうち、母指を屈曲するのは長母指屈筋である。母指以外には浅指屈筋と深指屈筋があり、それぞれ PIP 関節、DIP 関節の屈曲に影響する。手関節を伸展する筋は長橈側手根伸筋、短橈側手根伸筋、尺側手根伸筋がある。母指では IP 関節の伸展、MP 関節の伸展に長母指伸筋、短母指伸筋がある。母指以外の指伸筋腱は手背遠位で連結されている。示指と小指にはそれぞれ示指伸筋、小指伸筋があり単独伸展を可能にしている。

(2) 内在筋

母指球筋には、母指対立筋、短母指外転筋、短母指屈筋、母指内転筋がある。小指球筋には、短掌筋、短小指屈筋、小指外転筋、小指対立筋がある。示指、中指、環指では橈側に骨間筋と虫様筋、尺側に骨間筋が存在している。骨間筋は 4 つの背側骨間筋と 3 つの掌側骨間筋からなり、虫様筋は 4 つある。骨間筋と虫様筋は MP 関節屈曲、PIP 関節と DIP 関節の伸展を行い、背側骨間筋は指の外転、掌側骨間筋は指の内転を行う。

5.3 腱鞘

腱鞘は指の屈曲伸展の際に腱が骨から浮き上がるのを防止している。腱周囲に滑膜性腱鞘が存在し、さらにその外を靱帯性腱鞘が覆い、骨と結合している。滑液の潤滑によって腱の走行を容易にしている。屈筋腱は A1～A4 の輪状部とよばれる線維

鞘と、C1～C3 の十字部とよばれる線維鞘によって取り囲まれている。伸筋腱は 6 つの区画の線維鞘内を通る。

5.4 手根管（carpal tunnel）（図 3.16）

手関節部掌側で、手根骨と屈筋支帯（横手根靱帯）で囲まれた部分を手根管という。正中神経、長母指屈筋腱、浅指屈筋腱 4 本、深指屈筋腱 4 本が通っている。

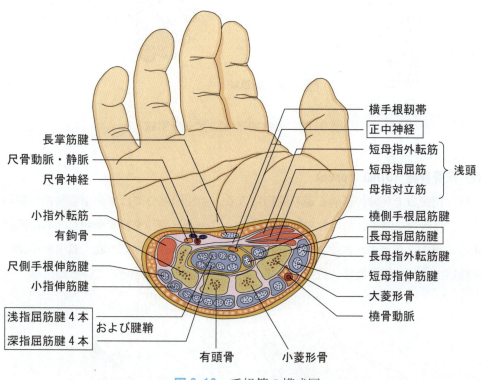

図 3.16　手根管の模式図

5.5 神経

(1) 正中神経（median nerve）

肘前方を走り、円回内筋を貫通し、前腕近位で前骨間神経と正中神経本幹の 2 本に分かれる。前骨間神経は純粋な運動神経線維で長母指屈筋、示指深指屈筋、方形回内筋に枝を出す。本幹は手根管内を通り、指神経と母指球筋への運動枝に分かれる。母指、示指、中指、環指の橈側の皮膚知覚と、母指対立筋、短母指外転筋、短母指屈筋浅頭、示指と中指の虫様筋を支配している（図 3.17）。

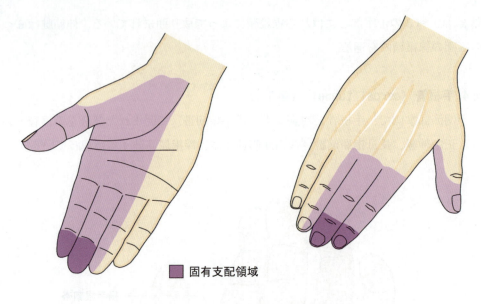

図 3.17 正中神経の知覚支配領域

(2) 尺骨神経 (ulnar nerve)

　肘内側後方で尺骨神経溝を通り前腕に入る。手関節部分では掌側手根靱帯、屈筋支帯、豆状骨で囲まれた尺骨神経管（ギヨン (Guyon) 管）を尺骨動脈とともに通過する。小指と環指の尺側皮膚知覚（図 3.18）、小指球のすべての筋、環指と小指の虫様筋、すべての骨間筋、母指内転筋、短母指屈筋深頭を支配している。

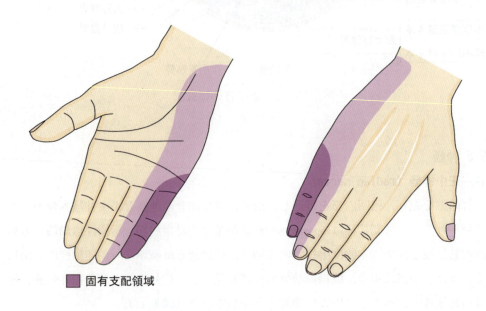

図 3.18 尺骨神経の知覚支配領域

(3) 橈骨神経（radial nerve）

上腕後方から肘外側に走り、肘前方で浅枝と深枝に分かれる。深枝は純粋な運動神経線維で後骨間神経とよばれる。後骨間神経は指伸筋、小指伸筋、尺側手根伸筋、長母指外転筋、短母指伸筋、長母指伸筋、示指伸筋を支配する。浅枝は母指球橈側縁から第3中手骨背側に及ぶ手背橈側、母指、示指、中指、環指橈側の基節背側の皮膚知覚を司る（図3.19）。

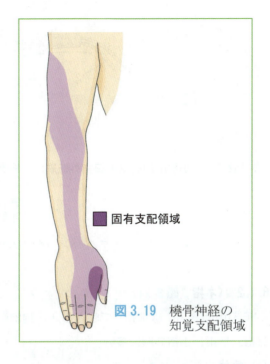

図3.19 橈骨神経の知覚支配領域

6 手関節・手部の障害

6.1 腱鞘炎

腱の往復運動に伴う炎症であり、運動過多に起因する狭窄症状である。機械的な刺激が腱周囲組織に加わり炎症を起こすものである。

6.1.1 ド・ケルバン（de Quervain）腱鞘炎（図3.20）

長母指外転筋と短母指伸筋腱が走行する手の伸筋腱腱鞘の第1区画の腱鞘炎である。

(1) 症状

母指基部から手関節橈側にかけての疼痛、誘発テスト（母指を握りこみ手関節尺屈を強制するフィンケルシュテイン（Finkelstein）テスト）による疼痛を訴える。

(2) 治療

安静目的の外固定、抗炎症剤の内服・外用、局所麻酔剤とステロイドの腱鞘内注射などの保存療法が行われるが、保存治療が無効の時は腱鞘切開術を行う。

第3章 上肢障害の特性と対応

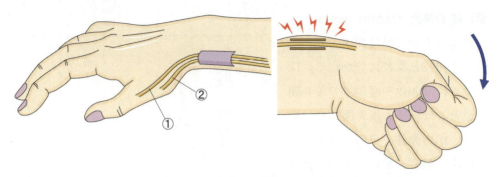

第1区画（①短母指伸筋、②長母指外転筋）　誘発テスト（Finkelstein test フィンケルシュテイン テスト）
母指を握りこませて手関節を尺屈すると、手関節の橈側に疼痛が誘発される。

図3.20　ド・ケルバン（de Quervain）腱鞘炎の模式図

6.1.2 バネ指（図3.21）

MP関節部分（A1線維鞘）で起きる屈筋腱腱鞘炎である。女性に多く、母指、中指、環指、示指、小指の順に多い。

(1) 症状

MP関節部分の圧痛、指の伸展屈曲時に弾発現象を起こす。

(2) 治療

安静、抗炎症剤の外用、局所麻酔剤とステロイドの腱鞘内注射などの保存療法が行われるが、保存治療が無効例では腱鞘切開術を行う。

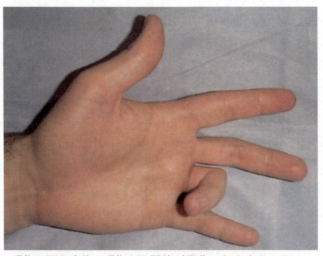

環指の弾発症状　環指PIP関節が屈曲したまま動かない。

図3.21　環指ばね指

6.2 結節
6.2.1 ヘバーデン（Heberden）結節（図3.22）
遠位指節間関節（DIP関節）の変形性関節症で40歳過ぎの女性に好発する。
(1) 症状
DIP関節の腫脹、疼痛を訴える。急性期には発赤などの炎症症状を伴う。慢性期ではDIP関節の屈曲変形が出現する。
(2) 治療
抗炎症剤の外用による対症療法が行われるが、変形矯正を強く望むときは関節固定術を行うこともある。

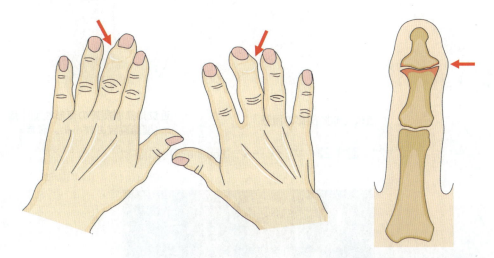

遠位指節間関節の腫脹　　遠位指節間関節の変形性関節症
（関節裂隙の狭小化、骨棘）

図3.22　ヘバーデン（Heberden）結節

6.2.2 ブシャール（Bouchard）結節（図3.23）
近位指節間関節（PIP関節）の変形性関節症でヘバーデン結節の20％に合併がみられる。指の偏位が出現し、機能障害を呈する場合がある。

6.3 デュピュイトラン（Dupuytren）拘縮（図3.24）
手掌の皮下にある手掌腱膜にコラーゲンが蓄積し肥厚収縮することにより、指の屈曲拘縮を来す。
(1) 症状
環指、小指に多く、線維化が広がると、索状物して硬く触れる。足底に起きることもある。

(2) 治療

保存治療として、コラーゲン分解酵素の注射がある。手術としては、肥厚収縮した手掌腱膜の切除や切離が行われる。

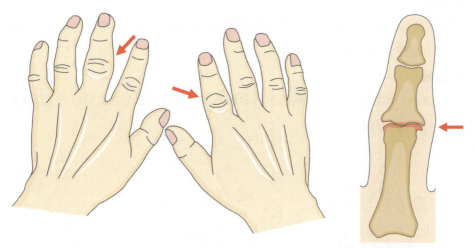

近位指節間関節の腫脹　　　　近位指節間関節の変形性関節症
　　　　　　　　　　　　　　（関節裂隙の狭小化、骨棘）

図 3.23 ブシャール（Bouchard）結節

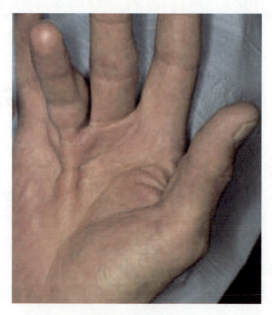

環指の手掌腱膜の肥厚収縮がみられる。

図 3.24 デュピュイトラン（Dupuytren）拘縮

6.4 正中神経麻痺（median nerve palsy）

絞扼性神経障害としては、円回内筋症候群、前骨間神経症候群、手根管症候群がある。

6.4.1 円回内筋症候群（pronator syndrome）

正中神経が円回内筋に入る部分での障害で円回内筋症候群という。

(1) 症状

前腕屈側に疼痛を認め、前腕回内運動の反復で増悪する。ティネル（Tinel）徴候が円回内筋近位に存在する。

(2) 治療

安静目的の装具療法を行うが効果がないときは、神経剥離術を行う。

6.4.2 前骨間神経麻痺（anterior interosseous nerve palsy）

円回内筋の深頭、浅指屈筋の起始部などによる圧迫や神経炎と考えられている。

(1) 症状

本神経は長母指屈筋、示指深指屈筋、方形回内筋を支配するためこれらの筋に麻痺が起きる。母指IP関節と示指DIP関節の屈曲が不可能となる（図3.25）。純粋な運動神経線維なので知覚障害はみられない。

(2) 治療

自然回復の可能性があるため、数カ月間は経過を観察するが、症状の回復をみて必要時に神経剥離術、腱移行術を行う。

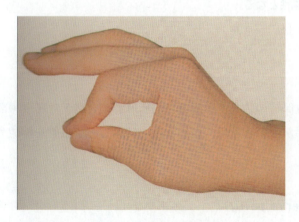

前骨間神経麻痺では、母指と示指で丸をつくらせると母指IP関節と示指DIP関節の屈曲が不可能なため過伸展となり、涙のしずくに似た形となり、"涙のしずくサイン"陽性になる。

図3.25 前骨間神経麻痺の"涙のしずくサイン"

6.4.3 手根管症候群（carpal tunnel syndrome）

正中神経の絞扼神経障害で最も頻度が高い。中年以降の女性に発症することが多く、両側発症もみられる。手の過度の使用、透析、妊娠、骨折後の変形が要因となる。

(1) 症状

母指、示指、中指のしびれや疼痛を認め、夜間、明け方に多い。手根管部のティネル徴候、手関節掌屈位保持による正中神経支配領域の症状増強（ファレンテスト；Phalen test）（図3.26）、電気生理学的検査での正中神経終末潜時の遅延がみられる。母指球が萎縮し母指対立が不能となる。母指球のふくらみがなくなり母指と手掌が同一平面となり、猿手（ape hand）（図3.27）となる。

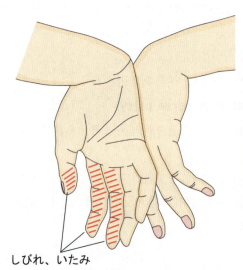

しびれ、いたみ

手根管症候群の誘発テスト。手関節を直角に曲げて手の甲をあわせて保持する。1分間以内にしびれ、痛みが悪化する場合は陽性となる。

図3.26　ファレンテスト（Phalen test）の模式図

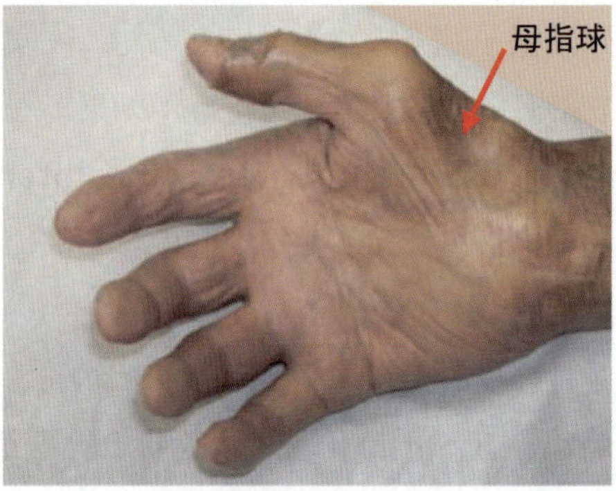

母指球

図3.27　手根管症候群による母指球の萎縮（猿手）

(2) 治療

軽症のときは、手関節中間位保持の装具、内服薬、局所麻酔剤とステロイドの局注などの保存療法を行う。効果がないときは、屈筋支帯を切開し、手根管を開放する。

6.5 橈骨神経麻痺 (radial nerve palsy)

上腕骨骨幹部骨折に合併するもの、睡眠時の上腕部での圧迫や注射によるものが多い。絞扼性神経障害としては、後骨間神経麻痺（posterior interosseous nerve palsy）がある。

(1) 症状

肘より上位の損傷で長橈側手根伸筋の麻痺もある場合は下垂手（drop hand）（図

3.28）を呈する。橈骨神経は肘の前面で知覚枝の浅枝と運動枝の深枝（後骨間神経）に分かれる。後骨間神経麻痺では、手関節背屈は可能だが、指の伸展が不可能となる（下垂指）（図3.28）。知覚枝の浅枝は主に手背橈側の知覚を支配している。

(2) 治療

治療の基本は安静、装具、消炎鎮痛剤投与などの保存治療であるが、明らかな絞扼がある場合や保存治療が無効なときは神経の除圧手術を行う。

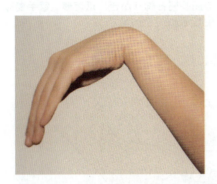 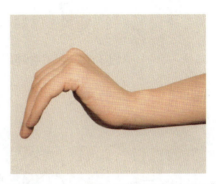

図3.28　左：下垂手　橈骨神経高位麻痺、右：下垂指　後骨間神経麻痺

6.6 尺骨神経麻痺（ulnar nerve palsy）

開放創によるもの、骨折に合併するものがある。絞扼神経障害としては、肘部管症候群（cubital tunnel syndrome）、尺骨神経管症候群（ギヨン（Guyon）管症候群）がある。

(1) 症状

前腕以下の麻痺では小指球筋、骨間筋、環指と小指の虫様筋の麻痺と尺骨神経領域の知覚障害を呈する。小指球と骨間筋の萎縮と、環指と小指のMP関節過伸展、IP関節屈曲に伴う鉤爪指（claw finger）・鷲手（claw hand）変形（図3.29）を呈する。また、母指内転筋の筋力低下を長母指屈筋が代償するFroment（フローマン）徴候がみられる（図3.30）。知覚障害は手掌と手背の尺側、小指と環指の尺側半分に起きる。ただし、ギヨン管症候群の場合は、知覚障害は主に手の掌側尺側のみに出現する。

(2) 治療

自覚症状だけで知覚脱出や筋委縮がない軽度のときは保存治療を行う。保存治療に抵抗し、日常生活に支障を来し、筋委縮が明らかであれば手術により神経を除圧する。

第3章 上肢障害の特性と対応

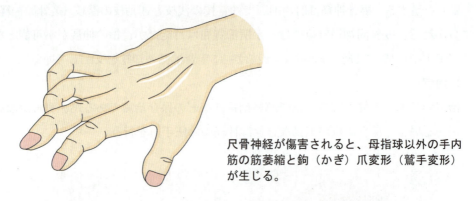

尺骨神経が傷害されると、母指球以外の手内筋の筋萎縮と鉤（かぎ）爪変形（鷲手変形）が生じる。

図3.29　尺骨神経麻痺に伴う鷲手の模式図

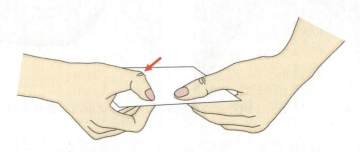

母指IP関節伸展位で示指の間で紙を把持させ、紙を引っ張ると母指内転筋、第1背側骨間筋麻痺のため紙が抜ける、または、把持力を強めようと母指IP関節を屈曲する。母指内転筋の筋力低下を長母指屈筋が代償する。

図3.30　尺骨神経麻痺に伴うFroment（フローマン）徴候

章末問題

> **1** 肩関節周囲炎について誤っているのはどれか。

1. 50歳の頃に発症することが多いので五十肩ともいわれる。
2. 誘因のはっきりしない疼痛性肩関節運動制限である。
3. 1度起こると2度と起こらない。
4. 凍結肩を起こすことがある。
5. 特に外転、外旋で疼痛が誘発される。

解説　肩関節周囲炎は自然治癒する傾向はあるが、複数回起きることもある。

解答　3

2 肩関節について正しいのはどれか。

ア．肩関節は生体内で最も可動域の大きい関節である。
イ．肩関節の運動は肩甲上腕関節からのみになっている。
ウ．肩関節の主要な外転筋は棘上筋である。
エ．肩関節周囲炎（いわゆる五十肩）では、疼痛が主体で可動域制限は認められない。
オ．肩関節周囲炎（いわゆる五十肩）では、結髪、結帯制限が認められることが多い。
1．ア、イ　　2．ア、オ　　3．イ、ウ　　4．ウ、エ　　5．エ、オ

解説　肩関節の運動は肩甲上腕関節と肩甲骨の回旋が加わる。肩外転には棘上筋だけでなく、三角筋も大きく関わっている。肩関節周囲炎では主に外転・外旋の可動域制限を来す。　　　　　　　　　　　　　　　　　　　　　　　　　　**解答**　2

3　軟部組織の変性が原因で肩痛を生じる疾患で誤っているのはどれか。

1．反復性肩関節脱臼　　2．棘上筋腱炎　　3．回旋筋腱板断裂
4．上腕二頭筋腱炎　　5．癒着性肩関節包炎

解説　反復性肩関節脱臼の原因に、関節包の弛緩、上腕骨骨頭後外側部の陥没骨折（ヒル・サックス：Hill-Sachs 損傷）、関節窩前下方における関節唇と下関節上腕靭帯の破綻（バンカート：Bankart 損傷）があり、軟部組織の損傷のみではない。バンカート損傷には骨性バンカートもある。　　　　　　　　　　　　**解答**　1

4　肘の疾患に関して正しいのはどれか。
1．変形性肘関節症は尺骨神経麻痺を伴うことがある。

2. 肘内障は橈骨頭の骨折で、小児に発生しやすい。
3. 上腕骨外側上顆炎は橈側側副靭帯の炎症である。
4. 肘はおよそ 10 度内反している。
5. 離断性骨軟骨炎の好発部位は肘頭である。

解説 肘内障は橈骨頭の輪状靭帯からの亜脱臼である。上腕骨外側上顆炎（テニス肘）は伸筋群・回外筋の牽引・使い過ぎによる。肘は生理的に約 10 度外反している。離断性骨軟骨炎は上腕骨小頭に好発する。　　　　　　　　　　　　　　**解答　1**

---

5 3歳の女児。母親と手をつないで歩いていて転倒しそうになり、母親が右手を強く引っ張り上げたところ、急に泣き出し、以後、まったく右上肢を動かさなくなった。最も考えられる疾患はどれか。

1. 腕神経叢麻痺　　2. 肩関節脱臼　　3. 上腕骨顆上骨折　　4. 肘内障
5. 肩鎖関節脱臼

解説 前腕回内位で牽引され、橈骨頭が輪状靭帯から亜脱臼する肘内障が考えられる。　　　　　　　　　　　　　　　　　　　　　　　　　　　　**解答　4**

---

6 離断性骨軟骨炎の発症が最も少ないのはどれか。

1. 肘関節　　2. 手関節　　3. 股関節　　4. 膝関節　　5. 足関節

解説 離断性骨軟骨炎は肘関節の他、股関節、膝関節、足関節などの部位に好発する。　　　　　　　　　　　　　　　　　　　　　　　　　　　　**解答　2**

7　末梢神経障害でみられないのはどれか。
1．皮膚温低下　　2．弛緩性麻痺　　3．腱反射亢進　　4．異常感覚　　5．筋萎縮

解説　腱反射亢進は中枢神経障害でみられる。　　　　　　　　　　　　**解答**　3

8　神経支配のうち正しい組み合わせはどれか。
ア．母指内転筋 － 正中神経　　イ．総指伸筋 － 橈骨神経
ウ．短母指外転筋 － 正中神　　エ．示指深指屈筋 － 尺骨神経
オ．小指外転筋 － 正中神経
1．ア、イ　　2．ア、オ　　3．イ、ウ　　4．ウ、エ　　5．エ、オ

解説　母指内転筋は尺骨神経、示指深指屈筋は正中神経（前骨間神経）、小指外転は尺骨神経支配である。　　　　　　　　　　　　　　　　　　　　　　**解答**　3

9　手根管症候群で障害される筋はどれか。
ア．長母指屈筋　　イ．母指内転筋　　ウ．母指対立筋　　エ．短母指外転筋
オ．浅指屈筋
1．ア、イ　　2．ア、オ　　3．イ、ウ　　4．ウ、エ　　5．エ、オ

解説　手根管症候群では、母指対立筋、短母指外転筋、短母指屈筋浅頭、示指と中指の虫様筋が障害される。　　　　　　　　　　　　　　　　　　　　**解答**　4

10　手根管症候群の症状で正しいのはどれか。
1．母指球筋の萎縮　　2．長母指屈筋の麻痺　　3．手背尺側の感覚鈍麻

89

4. 鷲手　　5. 下垂手

解説　長母指屈筋の麻痺は前骨間神経麻痺でみられる。手背尺側の感覚鈍麻、鷲手は尺骨神経麻痺でみられる。下垂手は橈骨神経麻痺でみられる。　　**解答　1**

11　64歳の大工。右手第4、5指のしびれと脱力で来院。四肢腱反射正常、手の関節可動域正常、右小指球に筋萎縮と第4、5指のPIP関節、DIP関節の軽度屈曲が認められ、知覚も低下している。以下のうち最も疑わしい疾患はどれか。

1. 頚椎症性脊髄症　　2. 糖尿病性 neuropathy　　3. 手根管症候群
4. 肘部管症候群　　5. 筋萎縮性側索硬化症

解説　大工仕事による変形性肘関節症が背景にあり、尺骨神経溝に骨棘が突出し肘部管症候群による尺骨神経麻痺を呈していると考えられる。四肢腱反射は正常なので、頚椎症性脊髄症は考えづらい。　　**解答　4**

12　上腕二頭筋腱炎で陽性所見を呈する検査はどれか。

1. Adsonテスト　　2. Apleyテスト　　3. Finkelsteinテスト　　4. Kempテスト
5. Yergasonテスト　　　　　　　　　　　　　　　　（第54回国家試験PT）

解説　Yergasonテストであるが、被験者の患側上肢を体側に下垂し、肘を90度屈曲させ、検者は一方の手で肘を固定して他方の手で被験者患側の手首を持つ。次に被験者にその前腕を外旋、回外するように指示し、検者はそれに抵抗を加える。結節間溝に痛みが出現すれば、上腕二頭筋腱炎と診断する。Speed（スピード）テストも上腕二頭筋腱炎の診断に用いる。　　**解答　5**

13 下の写真で上腕骨骨幹部骨折による神経麻痺によって生じやすいのはどれか。

1. ①　　2. ②　　3. ③　　4. ④　　5. ⑤　　（第53回国家試験 OT）

解説　上腕骨骨幹部骨折に合併する神経麻痺として、橈骨神経麻痺がある。橈骨神経麻痺では下垂手となる。　　　　　　　　　　　　　　　　　　　　　　　　**解答　4**

14 上肢の末梢神経障害でみられるのはどれか。

1. Barrè徴候　　2. Froment徴候　　3. Kerning徴候　　4. Lasègue徴候
5. Romberg徴候　　　　　　　　　　　　　　　　　　（第53回国家試験 OT）

解説　尺骨神経麻痺でFroment徴候がみられる。両手の母指と示指で紙をはさみ、反対方向に引っ張るときに陽性側では母指のIP関節が屈曲する。これは、母指内転筋の筋力低下を長母指屈筋が代償するためである。　　　　　　　　**解答　2**

15 車椅子乗車中に体幹を右に傾けたまま寝てしまい、アームレストに右上腕外側を長時間圧迫していた。目が覚めると、図のように右手の斜線部分に感覚鈍麻を認めた。絞扼性損傷を受けた神経はどれか。

1. 腋窩神経　2. 筋皮神経　3. 尺骨神経　4. 正中神経　5. 橈骨神経
（第53回国家試験PT）

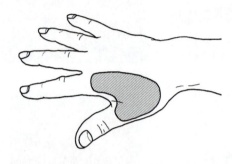

解説　橈骨神経が損傷を受けた。さらに、橈骨神経麻痺では損傷部分によっては下垂手、下垂指（後骨間神経麻痺）となる。
　　　　　　　　　　　　　　　　　　　　　　　　　　　　　　　　　　　解答　5

16 末梢神経障害による猿手で使用する装具はどれか。

1. コックアップ・スプリント　　2. 短対立装具　　3. 虫様筋カフ
4. 手関節駆動式把持装具　　5. BFO　　（第53回国家試験PT）

解説　猿手は正中神経麻痺でみられ、母指球が委縮した状態である。母指対立筋が麻痺するため、短対立装具を使用する。
　　　　　　　　　　　　　　　　　　　　　　　　　　　　　　　　　　　解答　2

17 神経麻痺と起こり得る症状の組み合わせで正しいのはどれか。

1. 腋窩神経麻痺 ー 下垂指　　2. 肩甲上神経麻痺 ー Phalen徴候
3. 前骨間神経麻痺 ー 涙滴徴候　　4. 大腿神経麻痺 ー 下垂足
5. 副神経麻痺 ー 翼状肩甲　　（第53回国家試験PT・OT）

解説 下垂指は橈骨神経の枝の後骨間神経麻痺でみられる。Phalen徴候は正中神経麻痺である手根管症候群でみられる。下垂足は腓骨神経麻痺でみられる。翼状肩甲は長胸神経麻痺による前鋸筋の筋力低下でみられる。　　　　　　　　　　**解答　3**

18 58歳の男性。両手の母指と示指で紙をつまみ、左右に引っ張ったときの写真を示す。考えられる末梢神経障害はどれか。

1．右Guyon管症候群　　2．右手根管症候群　　3．右後骨間神経麻痺
4．左前骨間神経麻痺　　5．左肘部管症候群　　　　（第52回国家試験OT）

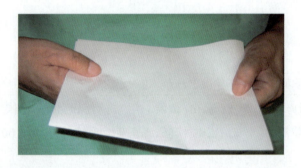

解説 左手の母指IP関節が屈曲している。これは、尺骨神経麻痺による母指内転筋の筋力低下を長母指屈筋が代償したためである。　　　　　　　　　　**解答　5**

19 上腕骨外側上顆炎について正しいのはどれか。

1．男性に多い。　　2．高齢者に多い。　　3．自発痛はない。
4．手関節伸筋腱の付着部の炎症である。
5．物を持ち上げる際は前腕回内位で行うようにする。　（第52回国家試験PT・OT）

解説 上腕骨外上顆に起始をもつ伸筋群・回外筋の牽引、使い過ぎoveruseによる付着部の炎症である。30〜50歳の女性に多く、家事労働、テニスなどのスポーツで発症することが多い。物を持ち上げる際は前腕回外位・肘屈曲で行うようにする。

解答　4

第3章 上肢障害の特性と対応

20 肘部管症候群の所見で正しいのはどれか。2つ選べ。

1. 小指球の筋萎縮　　2. 示指のしびれ感　　3. Tinel 徴候陰性
4. Froment 徴候陽性　　5 Phalen テスト陽性　　（第51回国家試験PT）

解説　示指のしびれ感、Phalen テスト陽性は手根管症候群でみられる。Tinel 徴候とは、末梢神経の損傷部位をたたいたときに神経の支配領域に疼痛が放散するものであり、末梢神経の障害部位では Tinel 徴候は陽性となる。　　　　**解答**　1、4

21 肘部管症候群を疑う所見はどれか。2つ選べ。

1. 小指のしびれ　　2. Froment 徴候　　3. Tear drop 徴候
4. 母指球筋の萎縮　　5. 正中神経伝導速度の低下　　（第50回国家試験PT）

解説　肘部管症候群は尺骨神経麻痺を呈するので、小指のしびれ、Froment 徴候を認める。Tear drop 徴候は前骨間神経麻痺でみられる。母指球筋の萎縮は手根管症候群でみられる。　　　　**解答**　1、2

22 胸郭出口症候群に最も関与するのはどれか。

1. 胸　骨　　2. 胸鎖乳突筋　　3. 肩甲骨　　4. 前斜角筋　　5. 大胸筋

（第50回国家試験PT）

解説　腕神経叢や鎖骨下動脈は、前斜角筋と中斜角筋の間、鎖骨と肋骨（頚肋）の間、小胸筋の間を走行するが、これらの部分で神経・血管が圧迫を受け症状を呈するのが胸郭出口症候群である。斜角筋症候群、肋鎖症候群、小胸筋症候群、頚肋症候群がある。　　　　**解答**　4

23 84歳の女性。数年前から徐々に左手の示指と中指にしびれが生じ、母指の指尖つまみができなくなった。左手の写真（別冊No.1）を下に示す。この患者が使用する装具で正しいのはどれか。

1. 虫様筋カフ　　2. 対立スプリント　　3. 両側支柱付肘装具
4. 逆ナックルベンダー　　5. コックアップスプリント

（第50回国家試験 OT）

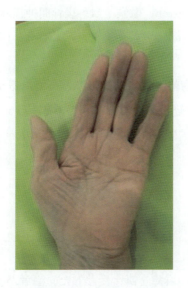

解説　母指球の委縮を認め、猿手を呈しており、手根管症候群と考えられる。母指対立筋が麻痺しているため、対立スプリントを使用する。　　　　解答　2

24 手根管を通らないのはどれか。
1. 滑液鞘
2. 正中神経
3. 尺骨神経
4. 長母指屈筋腱
5. 示指の浅指屈筋腱

（第49回国家試験 PT・OT）

解説 手関節部掌側で、手根骨と屈筋支帯（横手根靱帯）で囲まれた部分を手根管といい、正中神経、長母指屈筋腱、浅指屈筋腱4本、深指屈筋腱4本が通っている。

解答 3

25 絞扼性神経障害と症状・検査の組み合わせで正しいのはどれか。
1. 斜角筋症候群 － Wright テスト　　2. 肘部管症候群 － Spurling テスト
3. 前骨間神経麻痺 － Froment 徴候　　4. 後骨間神経麻痺 － Finkelstein テスト
5. 手根管症候群 － Phalen テスト　　　　　　　　（第49回国家試験PT・OT）

解説 Wrightテストは胸郭出口症候群のひとつである小胸筋症候群でみられる。Spurlingテストは頚椎神経根症の誘発試験である。Froment徴候は尺骨神経麻痺でみられる。Finkelsteinテストはド・ケルバン（de Quervain）腱鞘炎でみられる。

解答 5

26 48歳の女性。上肢の麻痺を訴え受診した。患者が、手関節と手指を軽度屈曲位にした状態から伸展しようとしたときの手の写真を示す。この病態の原因はどれか。
1. 橈骨神経上位麻痺　　2. Guyon 管症候群　　3. 前骨間神経麻痺
4. 後骨間神経麻痺　　　5. 肘部管症候群　　　　　　（第49回国家試験OT）

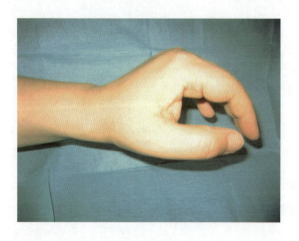

解説 写真では下垂指がみられるため、後骨間神経麻痺である。手関節の背屈も制限されれば下垂手となり、橈骨神経上位麻痺を考える。　　　　　　　　**解答　4**

---

27 de Quervain（ドケルバン）病で腱鞘炎を起こすのはどれか。2つ選べ。

1. 長母指伸筋腱　　2. 短母指伸筋腱　　3. 長母指外転筋腱
4. 長橈側手根伸筋腱　　5. 短橈側手根伸筋腱　　　　　（第48回国家試験 OT）

解説 長母指外転筋と短母指伸筋腱が走行する手の伸筋腱腱鞘の第1区画の腱鞘炎である。母指を握りこみ、手関節尺屈で疼痛が誘発されるフィンケルシュテイン（Finkelstein）テストが陽性になる。　　　　　　　　　　　　**解答　2、3**

---

28 臨床所見と末梢神経障害の組み合わせで正しいのはどれか。2つ選べ。

1. 環指橈側の掌側の触覚低下 － 正中神経麻痺
2. 母指指腹の痛覚低下 － 後骨間神経麻痺
3. Froment 徴候陽性 － 尺骨神経麻痺　　4. Phalen 徴候陽性 － 橈骨神経麻痺
5. 手関節伸展不能 － 前骨間神経麻痺　　　　　（第48回国家試験 OT）

解説 母指指腹の痛覚低下、Phalen 徴候陽性は正中神経麻痺でみられる。手関節伸展不能は橈骨神経麻痺でみられる。　　　　　　　　　　　　**解答　1、3**

---

29 筋と支配神経の組み合わせで誤っているのはどれか。

1. 長掌筋 － 正中神経　　2. 円回内筋 － 正中神経　　3. 腕橈骨筋 － 橈骨神経
4. 方形回内筋 － 尺骨神経　　5. 尺側手根伸筋 － 橈骨神経

（第47回国家試験 PT　OT）

第3章 上肢障害の特性と対応

解説 方形回内筋は正中神経である前骨間神経が支配する。　　　　**解答** 4

---

30 尺骨神経麻痺でみられるのはどれか。

1. Kernig 徴候　2. Lasègue 徴候　3. Froment 徴候　4. Lhermitte 徴候
5. McMurray 徴候　　　　　　　　　　　　　　　　（第47回国家試験 PT　OT）

解説 Kernig 徴候陽性は、膝・股関節を90度に屈曲させ、膝を伸展すると完全に伸展できない状態であり、髄膜刺激症状である。Lasègue 徴候は腰椎椎間板ヘルニアでみられる。Lhermitte 徴候は頚椎を曲げると腰から足にかけてしびれが走るもので、多発性硬化症でみられる。McMurray 徴候は半月板損傷で陽性となる。**解答** 3

---

31 正常な肩関節の MRI を別に示す。解剖で誤っているのはどれか。

1. ①鎖骨　2. ②関節唇　3. ③関節窩　4. ④上腕骨頭　5. ⑤腱板

（第47回国家試験 PT）

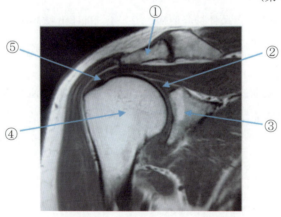

解説 ①は肩峰である。　　　　　　　　　　　　　　　　　　　　**解答** 1

32 肘部管症候群の症状で正しいのはどれか。2つ選べ。
1. 猿手変形　　2. 鉤爪手変形　　3. ボタン穴変形　　4. Tinel 徴候
5. 前腕近位尺側の感覚障害　　　　　　　　　（第46回国家試験 PT　OT）

解説　猿手は手根管症候群でみられる。ボタン穴変形は関節リウマチでみられる。肘部管症候群の感覚障害は手掌と手背の尺側、小指と環指の尺側半分に起きる。

解答　2、4

33 手指の変形性関節症について正しいのはどれか。
1. 安静時痛は少ない。
2. 女性より男性に多い。
3. 母指 CM 関節症が最も多い。
4. Heberden 結節は PIP 関節に起こる。
5. Bouchard 結節は DIP 関節に起こる。　　　　（第46回国家試験 OT）

解説　変形性関節症は、安静時痛は少なく、動作の開始時に痛みが出る。女性に多い。Heberden 結節は DIP 関節にみられ、Bouchard 結節は PIP 関節にみられる。

解答　1

34 手根管症候群について正しいのはどれか。
1. 掌側骨間筋が萎縮する。
2. 女性より男性に多い。
3. 小指に知覚障害が認められる。
4. 手を振っても疼痛は軽減しない。
5. 手関節掌屈位でしびれ感が誘発される。　　　（第46回国家試験 OT）

解説 中年以降の女性に多く発症する。母指球が萎縮し、母指・示指・中指・環指橈側に知覚障害を認める。手を振ると疼痛は軽減する。　　　　　　　　　　**解答** 5

第4章

下肢障害の特性と対応

到達目標

下肢の構造と機能・下肢疾患の概略について述べることができる。

学習のポイント

- 股関節、大腿部、膝関節、下腿、足関節、足部の構造と機能
- 発育性股関節形成不全（先天性股関節脱臼）、ペルテス病、大腿骨頭すべり症、変形性股、関節症、突発性大腿骨頭壊死症
- オスグット病、変形性膝関節症
- 先天性内反足、麻痺性内反足、尖足、外反母趾
- 外側大腿皮神経障害、梨状筋症候群、総腓骨神経麻痺、足根管症候群、前足根管症候群、モートン病

1 股関節・大腿部の構造と機能

　股関節はヒトの最大荷重関節である。大腿骨頭は2/3球形で大腿骨頭靱帯（円靱帯）以外は軟骨で覆われている。骨盤側は腸骨・恥骨・坐骨が結合し寛骨となる（図4.1）。股関節は大腿骨頭が寛骨臼におさまり関節を形成している。球関節のひとつである。寛骨臼縁には関節唇という線維軟骨が付着し股関節を安定にしている。

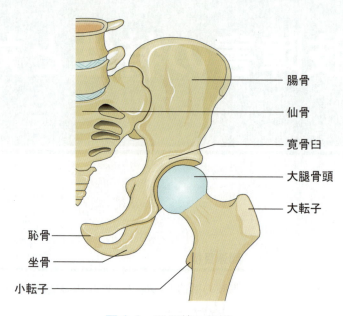

図4.1　股関節の構造

　股関節の動きには、屈曲、伸展、外転、内転、外旋、内旋がある。それぞれの主作用筋は、
屈曲：腸腰筋、縫工筋、大腿直筋、恥骨筋
伸展：大殿筋、大腿二頭筋、半腱様筋、半膜様筋
外転：中殿筋、小殿筋、大腿筋膜張筋
内転：大内転筋、短内転筋、長内転筋、腸腰筋
外旋：梨状筋、内閉鎖筋、上・下双子筋、大腿方形筋、腸腰筋
内旋：大腿筋膜張筋、小殿筋、中殿筋、大内転筋、大腿屈筋群である。
　大腿骨頭は、大腿深動脈から分岐した内側大腿回旋動脈と外側大腿回旋動脈の血管支配を受ける。内側大腿回旋動脈の枝の上被膜動脈は関節包を貫く部分で外傷や閉塞を受けやすく、ペルテス（Perthes）病、大腿骨頭壊死、大腿骨頚部骨折後の大

腿骨頭壊死などの原因となり、解剖学的弱点である（図4.2）。大腿骨頭靱帯動脈は、近位骨端線閉鎖後は徐々に血流が減少し、成人以降は栄養血管としての役割は低い。

スカルパ（Scarpa）三角は大腿三角といい、鼠径靱帯・縫工筋内縁・長内転筋外縁に囲まれた部分である。スカルパ三角内には大腿動脈、大腿静脈、大腿神経が入っており、大腿骨頭は骨性抵抗として触れる（図4.3）。

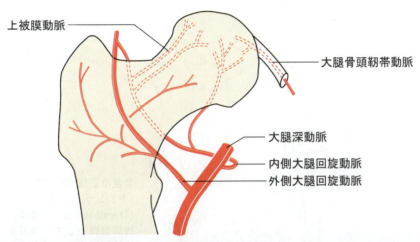

大腿骨頭は、大腿深動脈から分岐した内側大腿回旋動脈と外側大腿回旋動脈の血管支配を受ける。内側大腿回旋動脈の枝の上被膜動脈は関節包を貫く部分で外傷や閉塞を受けやすい。大腿骨頭靱帯動脈は、近位骨端線閉鎖後は徐々に血流が減少し、成人以降は栄養血管としての役割は低い。

図4.2　大腿骨頭の血流

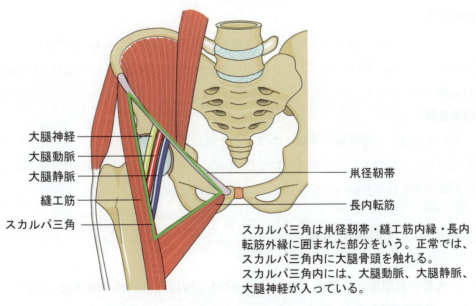

スカルパ三角は鼠径靱帯・縫工筋内縁・長内転筋外縁に囲まれた部分をいう。正常では、スカルパ三角内に大腿骨頭を触れる。
スカルパ三角内には、大腿動脈、大腿静脈、大腿神経が入っている。

図4.3　大腿骨頭：スカルパ（Scarpa）三角

○トレンデレンブルグ（Trendelenburg）徴候、デュシャンヌ（Duchenne）徴候

歩行に際し股関節外転筋力（中殿筋）が低下すると、患側立脚時に骨盤を水平に保てなくなる。骨盤は遊脚側に沈下し（トレンデレンブルグ（Trendelenburg）徴候）、代償機構として、体幹を立脚側に振ってバランスを保つ（デュシャンヌ（Duchenne）徴候）（図4.4）。

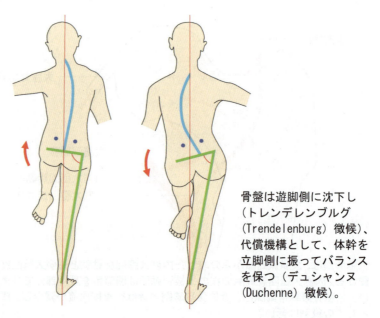

骨盤は遊脚側に沈下し（トレンデレンブルグ（Trendelenburg）徴候）、代償機構として、体幹を立脚側に振ってバランスを保つ（デュシャンヌ（Duchenne）徴候）。

図4.4 左：正常、右：トレンデレンブルグ（Trendelenburg）徴候・デュシャンヌ（Duchenne）徴候陽性

○頚体角

大腿骨骨幹部と大腿骨頚部軸のなす角度を頚体角という。正常成人の頚体角は125～130度である。頚体角が正常より増加した状態を外反股といい、減少した状態を内反股という。

○前捻角

大腿骨頚部と大腿骨顆部横軸とのなす角を前捻角という。正常成人の平均は約14度である。出生後から幼少期までは前捻角は大きく、成長に従い減少する。また臼蓋形成不全を伴う亜脱臼性股関節症では前捻角は増加する。

2 股関節・大腿部の障害

2.1 発育性股関節形成不全（developmental diysplasia of the hip：DDH）
　　　　先天性股関節脱臼（congenital dislocation of the hip：CDH, luxation coxae congenita：LCC）」

出生前、出生時、出生後に大腿骨頭が関節包の中で脱臼している状態（関節包内脱臼）をいう。以前までは、先天性股関節脱臼（congenital dislocation of the hip：CDH、luxation coxae congenita：LCC）といわれていたが、最近では発育性股関節形成不全とよばれる傾向にある。発生率は0.1～0.3％で、男女比は1：5～9で女児に多い。病因に関しても多くの説が存在する。①遺伝的要因、②関節弛緩の関与：母体における関節靱帯弛緩ホルモンの分泌亢進の影響、③力学的要因：子宮内での胎児の異常位、下肢をつかんでの分娩のやり方、不適切なおむつや不適切な抱き方（股関節・膝関節伸展位）などで、生後、骨頭が求心位をとっていないことによることもある（図4.5a）。

骨頭は骨盤に対して後外側に脱臼する。寛骨臼は浅く、臼蓋は急峻となり臼蓋形成不全となる。股関節の脱臼が続くと大腿骨頭靱帯は伸展・肥厚し、関節唇は内側に折れ曲がる。これらは整復阻害因子となる（図4.5b）。

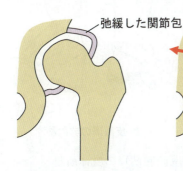
新生児期で関節包が弛緩して臼蓋が浅い脱臼準備状態。

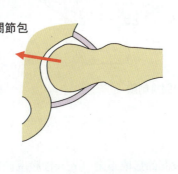
左の状態でも、股関節を開排位として股関節運動をさせることで大腿骨頭の求心位（矢印）が保たれ正常股関節に成長する。

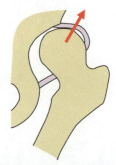
左の状態のとき、股関節を伸展・内転位とする状態が続くと、大腿骨頭は外側上後方（矢印）への脱臼が進行する。

図4.5a　発育性股関節形成不全（先天性股関節脱臼）への進行

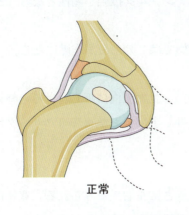
正常

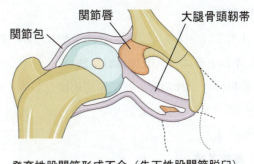
発育性股関節形成不全（先天性股関節脱臼）。大腿骨頭靱帯は伸展・肥厚し、関節唇は内側に折れ曲がっている。

図4.5b　発育性股関節形成不全（先天性股関節脱臼）の模式図

(1) 症状
1) 開排制限
　下腿を保持し両股関節・両膝90度屈曲し、股関節を外転させる。通常は90度の外転が得られるが、開排制限があると左右差を認め抵抗を感じる（図4.6 a）。
2) 皮膚溝非対称
　皮膚の皺の溝に正常側と患側で差がみられる（図4.6 b）。

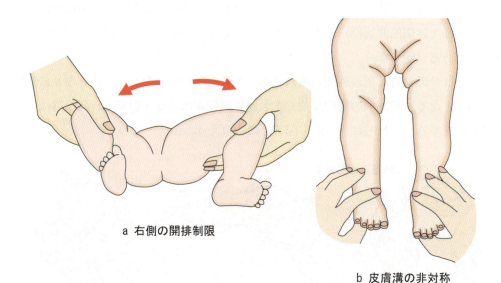

a　右側の開排制限

b　皮膚溝の非対称

図4.6　発育性股関節形成不全（先天性股関節脱臼）の身体所見

3) 脚長差
　仰臥位で膝を屈曲させ下腿を揃えると脱臼側で膝の位置が低くなる。
4) 処女歩行遅延
　処女歩行の遅延を認め、処女歩行後はトレンデレンブルグ徴候が陽性となる。
(2) 診断
　正常ではスカルパ三角に骨頭を触れるが、脱臼側ではこの部分が空虚になる。
1) オルトラニー（Ortolani）法
　仰臥位で、股関節・膝関節屈曲位として、股関節を長軸方向に押し付けると軽い脱臼音（クリック）を認める。さらに、大転子を押し上げると整復音（クリック）を触知する。
2) 単純X線
　骨頭の外上方への偏移を認め、骨頭骨端核の大きさに左右差がみられる。寛骨臼は浅く、臼蓋の傾斜角は急峻となり臼蓋形成不全を認める（図4.7 a）。

(3) 治療

1) 新生時期
3カ月未満で、脱臼への進行の可能性がある場合は開排位を指導する。

2) 乳児期
1歳未満において、伸展位は避ける意味からリーメンビューゲル（Riemenbügel）装具を用いる（図4.7 b）。

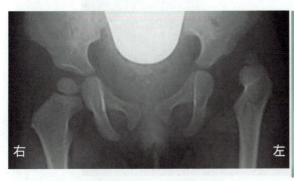 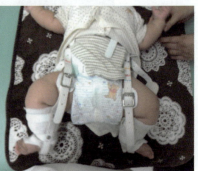

a 単純X線　左が脱臼側　　　b リーメンビューゲル装具

図 4.7　発育性股関節形成不全（先天性股関節脱臼）の単純X線と治療

3) 幼児期
1歳以降では、リーメンビューゲル装具のみでは自然整復困難な場合が多く、牽引下整復、あるいは観血的整復を行う。

(4) 予後
臼蓋形成不全が残ると、将来、2次性変形性股関節症へ移行する。

2.2 ペルテス病（Perthes病）

ペルテス病は発育期に大腿骨近位骨端部が阻血性壊死を来す疾患である。壊死は最終的にほぼ修復されるが、骨頭の扁平化、頚部の短縮などの変形を生じる。外傷、血管病変、ホルモン異常、コラーゲン代謝異常などの説がある。発症は3～12歳くらいで、6～7歳に頻度が高い。男女比は5：1で男児に多い。

(1) 症状
外傷の誘因なく股関節痛、大腿部痛、膝痛を訴える。屈曲・外転・内旋の可動域制限がみられる。トレンデレンブルグ徴候は陽性で、股関節の圧痛を認める。

(2) 診断
早期の壊死の診断にはMRIが有用である。

○単純X線（図4.8）

　壊死発症後1年以内で、X線上壊死が明らかになる。骨頭軟骨の骨化が停止するため、軟骨の厚さが増し、関節裂隙の拡大がみられる。骨頭に圧潰が生じ、骨端核は扁平化する（壊死期）。壊死発症後2～3年で、壊死に陥った骨が吸収される過程で骨端核の分節化がみられる（再生期）。

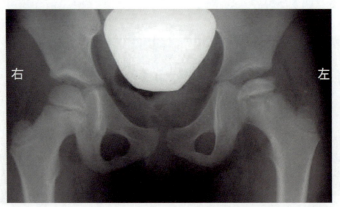

壊死期　骨頭に圧潰が生じ、骨端核は扁平化する

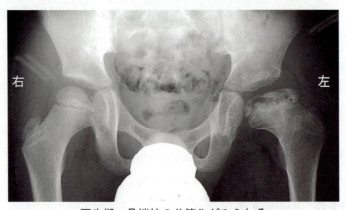

再生期　骨端核の分節化がみられる

図4.8　ペルテス病の単純X線（左側）

(3) 治療

1) 保存療法

　免荷と装具を用い股関節を外転・内旋させ、骨頭を臼蓋内に求心位をとらせ保持する。

2) 手術療法

　骨頭の求心位を保持するため、大腿骨内反骨切り術、大腿骨頭回転骨切り術、ソルター骨盤骨切り術、キアリ骨盤骨切り術などが行われる。

(4) 予後

骨頭や頚部の変形が強いと2次性変形性股関節症へ移行する。

2.3 大腿骨頭すべり症 (slipped capital femoral epiphysis)

10～16歳の思春期の肥満男子に多く、成長ホルモン、性ホルモン、副腎皮質ホルモンなどのホルモンが関連している可能性がある。その他、外傷説などもある。大腿骨頭は骨端線で後下方に滑り、患肢は外旋する（図4.9）。両側罹患は20～40％にみられる。

(1) 症状

股関節痛、膝痛、下腿痛、跛行を呈する。患肢は外旋し、屈曲、外転、内旋が制限される。仰臥位で股関節を屈曲していくと股関節が外転・外旋するドレーマン（Drehmann）徴候を認める（図4.9）。すべりが強いと下肢は短縮し、トレンデレンブルグ徴候陽性となる。

(2) 診断

単純X線や3次元CTで、骨端核は後下方に滑る（図4.9）。

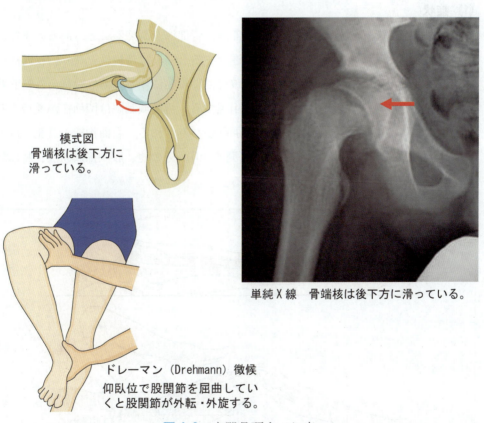

図4.9 大腿骨頭すべり症

(3) 治療

急性型の場合は、牽引や徒手にて整復した後、ピンあるいはスクリューで内固定を行う。慢性型で、すべりが少ないものは整復なしにその場でピン固定を行うのみの場合もある。すべりが大きいときは、大腿骨転子部における矯正骨切り術を行う。

(4) 予後

骨頭壊死、2次性変形性股関節症へ進行する症例もみられる。

2.4 変形性股関節症（osteoarthritis of the hip）

変形性股関節症は、関節軟骨の変性や摩耗によって関節の破壊が生じ、反応性に骨硬化や骨棘形成など骨増殖を呈する疾患である。股関節に疾患がなく、原疾患が明らかでない1次性（特発性）股関節症と、先天性股関節脱臼、臼蓋形成不全、外傷、ペルテス病、化膿性股関節炎、大腿骨頭壊死、強直性脊椎炎など何らかの疾患に続発する2次性（続発性）股関節症に分類される。1次性股関節症は15％前後で多くは2次性である。2次性股関節症のなかでは、先天性股関節脱臼、臼蓋形成不全の頻度が高い。

(1) 症状

股関節痛が主であるが、大腿部痛、臀部痛、背部痛を訴えることもある。また、疼痛は運動開始時に多くみられ、病期が進行すると痛みは持続性となり、夜間痛を呈する場合もある。跛行は疼痛の逃避性跛行、脚短縮に伴う墜落性跛行、外転筋筋力低下によるトレンデレンブルグ跛行が出現する。可動域制限は関節症が進行すると出現する。特に屈曲、外転、内旋、伸展制限がみられる。屈曲拘縮の計測にはトーマステスト（Thomas test）を用いる（図4.10）。その他、股関節周囲筋、特に屈筋、外転筋、伸展筋の筋力低下が出現する。

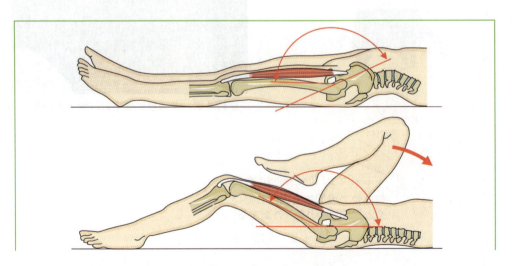

患者の腰椎後面に検者の手を入れ、健側の股関節を腰椎の前彎がとれるまで屈曲させる。挿入した手には圧力が加わり、腰椎前彎が除かれるのが分かる。この肢位で患側の股関節に屈曲拘縮のある場合、大腿が診察台から離れる。診察台との間に生じた角度が屈曲拘縮の角度である。

図 4.10　股関節屈曲拘縮の計測に用いるトーマステスト（Thomas test）

(2) 診断

単純 X 線において、関節裂隙の狭少化・消失、骨棘、骨硬化、囊胞形成、骨頭の亜脱臼などがみられる（図 4.11 a）。

(3) 治療

保存治療として、安静、免荷、体重コントロール、外転筋力を主とした筋力訓練、消炎鎮痛剤などの薬物療法がある。手術療法として、人工股関節置換術（total hip arthroplasty：THA）（図 4.11 b）、大腿骨外反・内反の骨切り術、キアリ骨盤骨切り術、臼蓋形成術、寛骨臼回転骨切り術、関節固定術、筋解離術などの手術療法があり、症例によって考慮する。人工関節は長期成績も安定しているが、合併症としては、股関節脱臼（後方アプローチの場合：股関節屈曲・内転・内旋、前方アプローチの場合：股関節伸展・内転・外旋）、部品の緩み、破損、プラスチックの摩耗などがある。

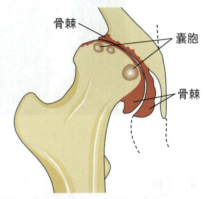

関節裂隙の狭少化、骨棘、骨硬化、囊胞形成を認める。

図 4.11 a　変形性股関節症の模式図

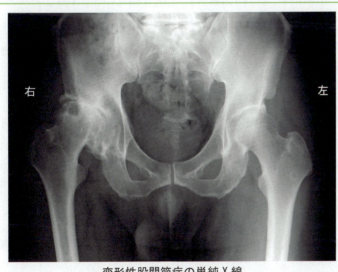

右股関節の関節裂隙の消失、骨棘、骨硬化、囊胞形成がみられる。

変形性股関節症の単純 X 線

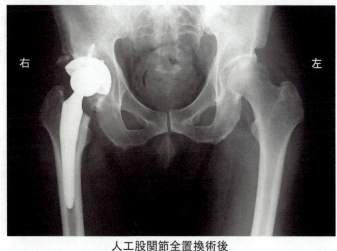

人工股関節全置換術後

図4.11b　変形性股関節症

(4) 予後

慢性の経過をたどり、緩徐に進行する。

2.5 特発性大腿骨頭壊死（avascular necrosis of the femoral head）

大腿骨頭壊死症には、外傷や潜函病など原因が明らかな症候性大腿骨頭壊死症と、明らかな原因のない特発性大腿骨頭壊死症に分類される。特発性大腿骨頭壊死は大腿骨頭の血流障害を呈し、50％に両側性に発症する。ステロイド服用、アルコール多飲に深く関連を認める。ステロイド剤服用者は20代、アルコール多飲者は40代にピークを認める。男女比は、2～3：1で男性に多い。特発性骨壊死は大腿骨頭の荷重部位に発症することが多いが、膝（内側顆部）、上腕骨頭にも発生することがある。

(1) 症状

股関節痛での発症が多い。小さな負荷がかかった際に急激な疼痛を呈することがある。疼痛が強いと歩行障害を呈し、可動域は外転、内旋制限を来す。

(2) 診断

単純X線では、帯状硬化像や骨頭の圧潰を認める（図4.12）。骨シンチでは骨頭の壊死部には取り込みがなく壊死周辺部への取り込みがみられる。MRIは壊死の早期診断が可能で、早期診断に有用である（図4.13）。

(3) 治療

壊死の範囲が狭い場合あるいは非荷重部の場合は免荷などの保存療法を行う。壊死部が広く、荷重部に存在するときは、骨頭穿孔術、各種骨切り術、人工関節置換術などが行われる。

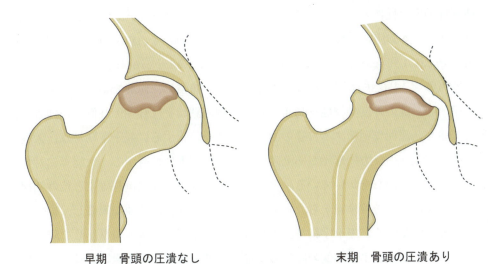

早期　骨頭の圧潰なし　　　　　　末期　骨頭の圧潰あり

図 4.12　大腿骨頭壊死の模式図

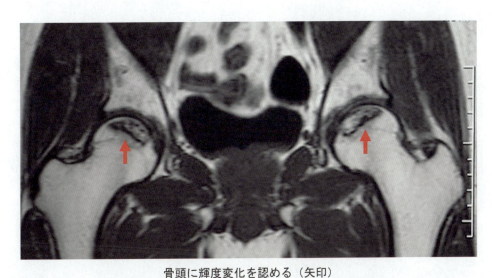

骨頭に輝度変化を認める（矢印）

図 4.13　早期の大腿骨頭壊死の MRI T1 強調画像

3 膝関節・下腿部の構造と機能

　膝関節は人体のなかで最も大きな関節で、大腿骨と脛骨でつくられる大腿脛骨関節と、膝蓋骨と大腿骨でつくられる膝蓋大腿関節に関節面をもつ。膝関節は屈曲・伸展に伴い回旋中心が移動し、脛骨関節面上を大腿骨関節面が転がりと滑りの運動を組み合わせて運動がなされている。また、最終伸展時に脛骨は大腿骨に対して軽度外旋し、120 度以上の屈曲では脛骨は大腿骨に対して内旋する。

膝関節の安定性に寄与する靭帯として、内側側副靭帯（medial collateral ligament：MCL）、外側側副靭帯（lateral collateral ligament：LCL）、前十字靭帯（anterior cruciate ligament：ACL）、後十字靭帯（posterior cruciate ligament：PCL）がある（図4.14）。内側側副靭帯は膝関節内側を補強し、伸展で緊張し、屈曲でやや弛緩する。膝の外反動揺性を防止する。外側側副靭帯は膝関節外側を補強し、伸展で緊張し、屈曲で弛緩する。膝の内反動揺性を防止する。前十字靭帯は、大腿骨外顆の顆間窩面の後方に起始があり脛骨顆間隆起前方に付着する。大腿骨に対する脛骨の前方滑り出しを防いでいる。また、前十字靭帯は前内側線維束と後外側線維束という主に2つの線維束からなっており、前内側線維は屈曲で緊張し、後外側線維は伸展で緊張する。後十字靭帯は大腿骨に対する脛骨の後方滑り出しを防いでいる。半月板は内側および外側の脛骨の関節面辺縁を覆っている線維軟骨で、荷重を分散・吸収する機能をもつ。

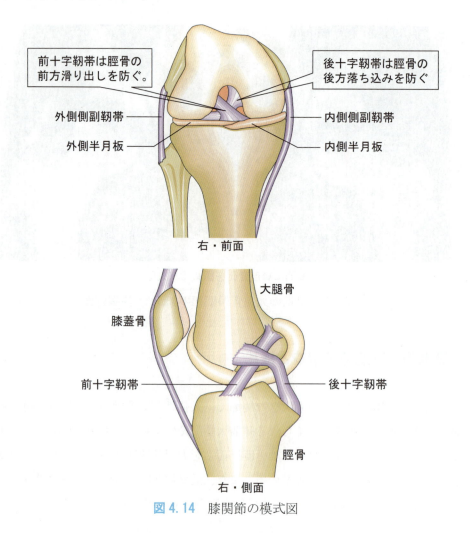

図4.14　膝関節の模式図

3.1 膝の変形

膝関節伸展で正面から見た大腿骨と脛骨において、正常の下肢機能軸（Mikulicz線）は大腿骨頭中心・膝中心・足関節中心を通る。下肢機能軸は外反膝では関節中心の外側、内反膝では関節中心の内側を通る。また、大腿骨と脛骨の骨軸のなす膝外反角（femorotibial angle：FTA）は正常では約176度であり、外反膝のFTAは小さく、内反膝のFTAは大きい（図4.15）。2歳未満では膝は生理的に内反しているが、2〜6歳では逆に外反が増強する。小児の場合、膝伸展は20度までが正常であるが、成長とともに可動域は減少し0〜10度程度となる。先天性反張膝とは伸展20度を超えたものをいう。

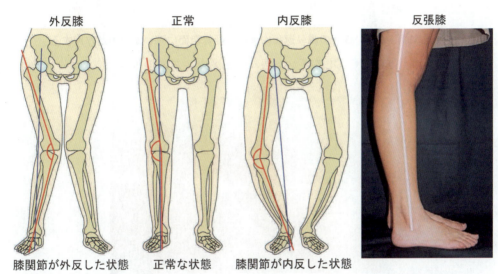

正常：下肢機能軸（Mikulicz線：青色）は骨頭中心・膝中心・足関節中心を通る。
FTA（赤色）は約176度

図4.15　膝の変形

4　膝関節・下腿部の障害

4.1　オスグッド病（Osgood-Schlatter病）

スポーツによる使い過ぎの結果10〜15歳の男子に好発する。大腿四頭筋の強い収縮の繰り返しにより、脛骨粗面に強い牽引力が作用する（図4.16）。その結果、脛骨粗面の隆起や運動時痛、圧痛を生じる（図4.17）。

(1) 症状

脛骨粗面の運動時痛、圧痛、隆起を認める。

(2) 診断

単純X線で、脛骨粗面に剥離小骨片や骨化した大きな骨片など異常骨陰影を認め

る（図 4.18）。

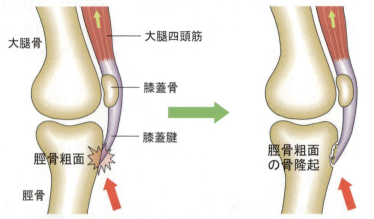

図 4.16 オスグット病の発症メカニズムの模式図

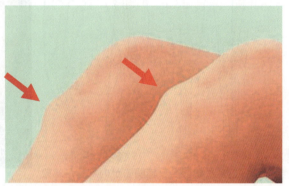

図 4.17 オスグット病における脛骨粗面の隆起（矢印）

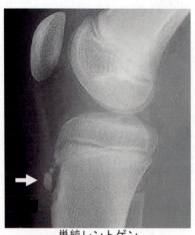

単純レントゲン
剥離小骨片を認める（矢印）。

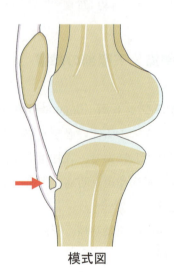

模式図

図 4.18 オスグット病

(3) 治療

スポーツ制限などの安静や、大腿四頭筋などのストレッチ、装具などの保存治療を行う。脛骨粗面からの分離骨片による症状が強いときは骨片摘出を行う。予後は良好である。

〇 その他の骨端症

成長期における長管骨の骨端や短骨、骨突起に起きる阻血性を骨端症という。

ペルテス（Perthes）病－大腿骨頭
キーンベック（Kienböck）病－手月状骨
オスグット（Osgood-Schlatter）病－脛骨粗面
第1ケーラー（Köhler）病－足舟状骨
第2ケーラー（Köhler）病－中足骨頭
シェーバー（Sever）病－踵骨

4.2 変形性膝関節症（osteoarthritis of the knee）

変形性関節症のうち最も高頻度である。外傷、代謝疾患、先天性疾患など原疾患があるものは2次性であり、高齢の女性で誘因なく膝痛や運動制限、関節液の貯留をみるなど明らかな原因のないものは1次性の変形性膝関節症である。1次性の変形性膝関節症は内側罹患が多く、肥満者に好発する。

(1) 症状

立ち上がりや歩き始めなどの運動開始時の疼痛を認め、運動制限、関節液の貯留を認める（図4.19）。変形性膝関節症の場合、約90%は内反型である。内反型の場合、内側関節裂隙の圧痛を認める。進行すると膝内反変形（O脚）となり、完全伸展不能な屈曲拘縮への進展がみられる（図4.20 a）。また、大腿四頭筋の萎縮を認める。

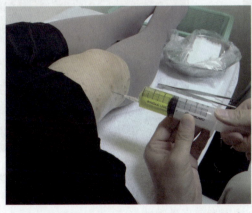
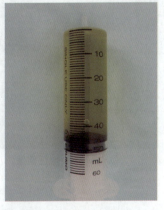

図4.19　変形性膝関節症の関節液穿刺　黄色清の関節液を穿刺

(2) 診断

単純 X 線で、関節裂隙の狭小化、骨棘形成、骨硬化、骨囊胞を認める。単純 X 線正面像は、臥位だけでは関節裂隙の狭小化程度が判断されにくいため、立位でも撮影し、立位 FTA を評価する（図 4.20 b）。

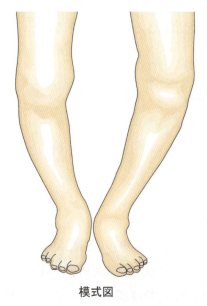

模式図

立体単純 X 線正面像
内側関節裂隙の狭小化、骨硬化像、骨棘形成を認める（矢印）。

図 4.20 a　内反型変形性膝関節症（O 脚変形）

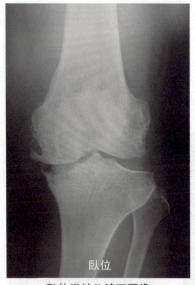

臥位単純 X 線正面像

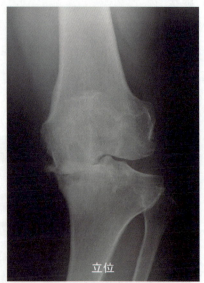

立位単純 X 線正面像
立位で撮影することで内反の程度や関節裂隙狭小化の程度がより明らかになる。

図 4.20 b　内反型変形性膝関節症

(3) 治療

　保存療法には、薬剤療法、装具療法、運動療法がある。薬剤療法には、消炎鎮痛剤の内服、外用薬、ステロイドやヒアルロン酸などの関節内注射がある（図4.21）。装具療法には、外側を高くした内側型関節症に用いる足底板、硬性・軟性の膝サポーターなどがある（図4.21）。その他、杖などを使用する。運動療法には、仰臥位で膝を伸展させ下肢を挙上させる訓練を始めとした大腿四頭筋の筋力訓練や股関節周囲筋の筋力訓練がある。その他、温熱療法などの物理療法も効果がある。

　手術療法には、関節鏡下の関節デブリードマン、高位脛骨骨切り術（high tibial osteotomy：HTO）、人工膝関節置換術（total knee arthroplasty：TKA）がある（図4.22）。変形が少ない症例には関節鏡下の関節デブリードマンを行い、損傷半月板の切除、損傷軟骨の切除、滑膜切除などを行う。高位脛骨骨切り術は、比較的若い患者で関節症が内側のみの場合は、脛骨の高位で骨切りを行い、変形を矯正し荷重面を外側に移動させる。人工膝関節置換術は片側型と全置換型があり、症例によって使い分ける（図4.23）。人工関節は10～20年以上の長期成績も安定しているが、合併症としては部品の緩み、破損、プラスチックの摩耗、膝蓋骨の脱臼などがある。

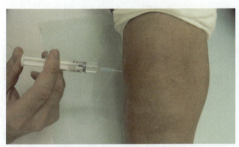 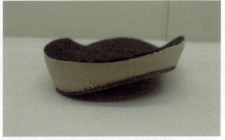

図4.21　左：ヒアルロン酸の関節注射、右：左膝用の足底板

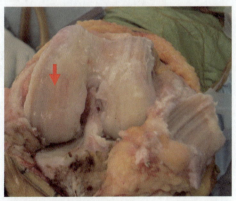 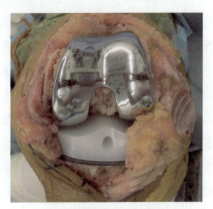

内側の関節軟骨はほぼ消失し、軟骨下骨が露出している（矢印）　　　人工膝関節全置換術後

図4.22　変形性膝関節症の術中所見

第4章 下肢障害の特性と対応

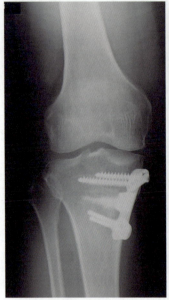
脛骨高位骨切り術

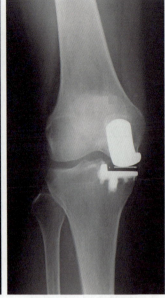
片側型人工膝関節

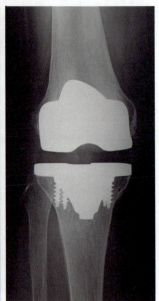
人工膝関節全置換術

図4.23 変形性膝関節症の手術

5 足関節・足部の構造と機能

足部は足根中足関節（リスフラン関節；Lisfranc 関節）と横足根関節（ショパール関節；Chopart 関節）によって前足部、中足部、後足部に分けられる（図4.24 a）。足部には、横アーチ、外側縦アーチ、内側アーチがあり、体重移動を円滑にしている（図4.24 b）。足関節は距腿関節ともいい、脛骨、腓骨、距骨からなり、脛骨と腓骨からなる屋根部分（ほぞ穴）に距骨（ほぞ）がはまるような構造をしている（図4.25 a）。距踵関節は距骨下関節ともいわれ、距骨と踵骨からなる。靱帯は、足関節部では脛腓間に前・後脛腓靱帯、外側には、前距腓靱帯、踵腓靱帯、後距腓靱帯がある。内側には、前脛距部・脛舟部・脛踵部・後脛

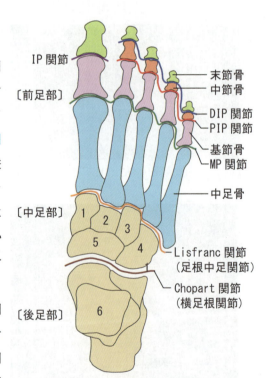

1：内側楔状骨、2：中間楔状骨、3：外側楔状骨、4：立方骨、5：舟状骨、6：距骨、7：踵骨

図4.24 a 足部の骨格と関節

距部からなる三角靱帯があり、足関節を安定化している（図 4.25 b）。足関節は背屈・底屈を行い、足部は外がえし・内がえし、内転・外転を行う。

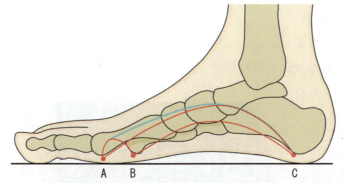

図 4.24 b　足部の横アーチ A–B、外側縦アーチ B–C、内側アーチ A–C

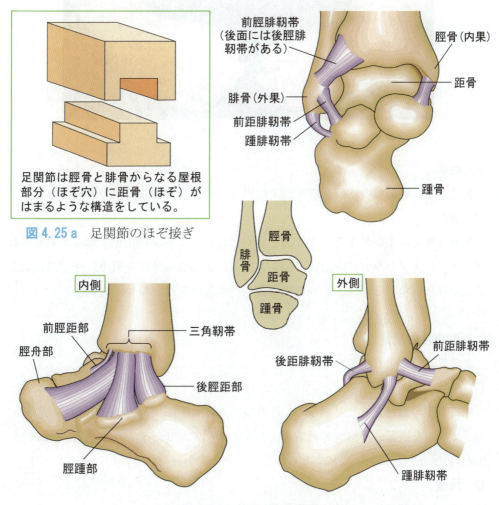

図 4.25 a　足関節のほぞ接ぎ

図 4.25 b　足関節の靱帯

6 足関節・足部の障害

6.1 先天性内反足

発生頻度は 1,500 人に 1 人、男女比は 2：1 で男児に多く、片側罹患と両側罹患はほぼ同数みられる（図 4.26）。

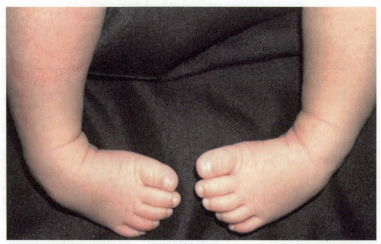

図 4.26　先天性内反足

(1) 症状

尖足、距踵関節での内反、前足部での内転、凹足の 4 つの変形の合併である。

(2) 治療

治療は発見次第開始する。ギプスを用いた矯正による保存治療で矯正が得られれば、デニス・ブラウン（Denis-Browne）装具による装具療法を行う。ギプスにより矯正が得られないときはアキレス腱延長、内側解離術などの手術を行う。

6.2 麻痺性内反足

腓骨筋麻痺により発生する。

(1) 症状

内反尖足の形をとることが多く、その際は、前脛骨筋、足趾伸筋の麻痺を認める。ポリオ、二分脊椎、総腓骨神経麻痺、シャルコー・マリー・トゥース病（Charcot-Marie-Tooth disease）に多くみられる。片麻痺でも好発する。

(2) 治療

アキレス腱延長、後脛骨筋移行術や、三関節固定術が行われる。

6.3 尖足

脳性麻痺、長期臥床、ポリオ、腓骨神経麻痺、足関節疾患により、下腿三頭筋の拘縮・短縮により尖足となる。

(1) 治療

アキレス腱延長、後脛骨筋移行術、腱固定術、足関節固定術が行われる。

6.4 その他の足奇形

先天性疾患、後天性疾患や外傷により足部は、扁平足・凹足、踵足・尖足、内転足・外転足、内反（踵部内反）・外反（踵部内反）、内反尖足、外反扁平足などの変形を起こす（図4.27）。

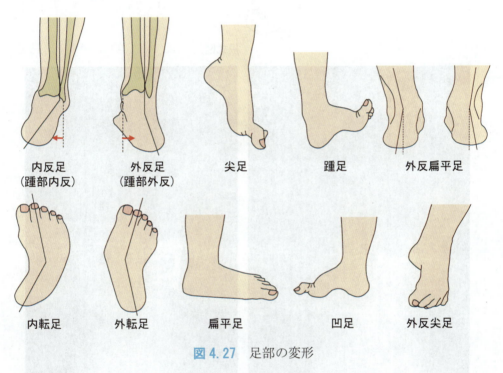

図4.27　足部の変形

6.5 外反母趾（hallux valgus）

ハイヒールの着用と関連があると考えられており、男女比は1：10で女性に多い。ハイヒールはつま先の幅が狭く踵が高いことから、第1足趾の前内側に荷重が集中するためと考えられている。

(1) 症状

第一中足骨頭は内側に突出し、皮下に粘液包（バニオン）が発生する。末梢は外転して亜脱臼位になり、前足部の開張足変形を認める（図4.28）。

(2) 治療

靴の選択、扁平足の予防、装具使用などによる生活指導や保存療法を行う。進行した症例においては骨切り手術を行う（図4.28）。

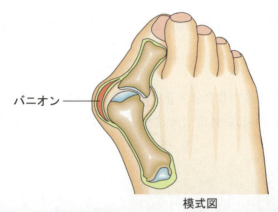

バニオン

模式図

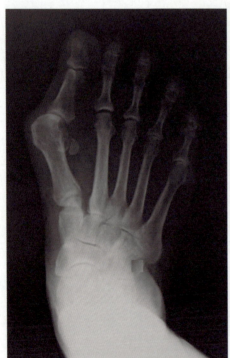

単純X線

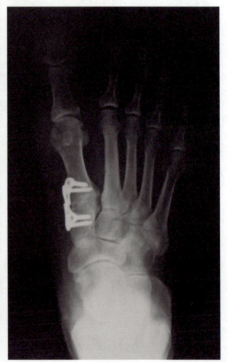

手術後

図4.28 外反母趾

6.6 アキレス腱周囲炎、アキレス腱症、アキレス腱付着部症

スポーツなどにより使い過ぎた際にアキレス腱周囲に炎症を起こしアキレス腱周囲炎となる。また、アキレス腱実質部に負荷や加齢による変性を生じた場合、アキ

レス腱症を起こす。さらに、アキレス腱付着部で使い過ぎによる変性を来した際はアキレス腱付着部症を起こす。

7 絞扼性神経障害

7.1 外側大腿皮神経障害

外側大腿皮神経は L2・3 の神経根から始まっている。通常、上前腸骨棘の約 1 cm 内下方で鼠径靱帯の下をくぐる。大転子から大腿中央外側の皮膚知覚を支配する（図 4.29）。運動麻痺は起こさない。肥満、妊娠、ベルトの締め過ぎ、コルセット装着、窮屈な下着やズボンの着用、腸骨からの採骨、腹臥位手術など、圧迫や直接損傷により障害を受ける。

(1) 症状

大腿外側の不快感、しびれ、異常知覚を認める。

(2) 治療

圧迫を取り安静とする。消炎鎮痛剤の内服、ステロイドの局所注射などの保存治療で 90％以上は改善する。不快感が続くときは手術を行うことがある。

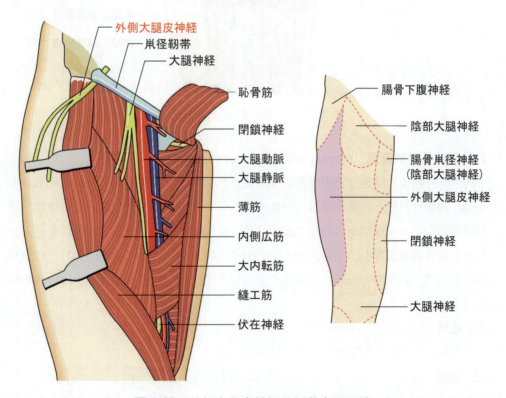

図 4.29　外側大腿皮神経と知覚支配領域

7.2 梨状筋症候群

坐骨神経が臀部の梨状筋によって絞扼障害を来し、臀部から下腿にかけての痛みを呈する（図4.30）。梨状筋部での圧痛、放散痛がある。局所麻酔剤の注射で疼痛は改善する。梨状筋切離を行うこともある。

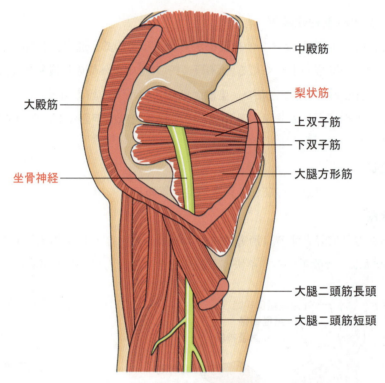

図4.30　梨状筋と坐骨神経

7.3 総腓骨神経麻痺 (common peroneal nerve palsy)

総腓骨神経は大腿遠位で坐骨神経から分かれ、腓骨頭を後方から外側に回る。その後、浅腓骨神経と深腓骨神経に分岐する。深腓骨神経は前脛骨筋、長趾伸筋、長母趾伸筋などの下腿前面の筋を支配し、第1足指間隙の知覚を司る。浅腓骨神経は長・短腓骨筋を支配し、下腿外側から足背の知覚を司っている（図4.31）。絞扼障害の原因は、臥床時の圧迫、ギプスや装具による圧迫、癌グリオン、血腫による圧迫などがある。

(1) 症状

下肢痛、しびれ、知覚低下、下垂足がみられる。

(2) 治療

ビタミン剤、消炎鎮痛剤の内服薬、ステロイドの局所注射、下垂足がみられると

きは短下肢装具を用いて保存的に治療を行う。保存治療が無効のときは手術にて神経を開放する。

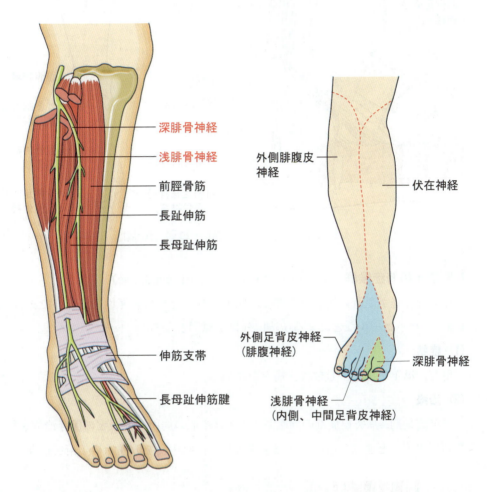

図 4.31　総腓骨神経と知覚支配領域

7.4 足根管症候群 (tarsal tunnel syndrome)

足関節の内果後下方の足根骨と屈筋支帯に囲まれた足根管というトンネル内で脛骨神経が圧迫され起きる絞扼性神経障害である（図 4.32）。癌グリオン、足根骨癒合による骨性隆起、外傷などが原因となる。

(1) 症状

足底から足趾のしびれ、痛み、足根管の圧痛を認める。

(2) 治療

ステロイドの局所注射などの保存治療を行うこともあるが、原因が明確なときは手術にて神経を開放し、占拠病変を取り除くなどの手術を行う。

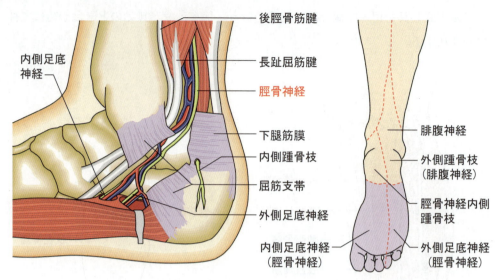

図 4.32　足根管症候群と知覚支配領域

7.5 前足根管症候群 (anterior tarsal tunnel syndrome)

　深腓骨神経が足背の伸筋支帯部分で圧迫されたときの絞扼性神経障害である（図 4.33）。ハイヒールなどによる圧迫、外傷が原因となる。

(1) 症状

　足背、第 1 足指間のしびれ、痛みを認める。

(2) 治療

　ビタミン剤、消炎鎮痛剤の内服薬、ステロイドの局所注射などの保存治療を行う。原因が明確なときは手術にて神経を開放し、占拠病変を取り除く手術を行う。

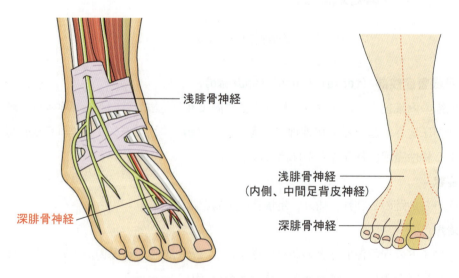

図 4.33　前足根管症候群と知覚支配領域

7.6 モートン病（Morton metatarsalgia）

中年以降の女性に多く、狭い靴を履くと、第3・4趾間の痛みがみられる。第3・4趾間への総底側趾神経は内側足底神経と外側足底神経の合流のため、近位・遠位ともに固定され可動性が少ないため圧迫にさらされやすい（図4.34）。

(1) 治療

ステロイドの局注が有効だが、無効なときは神経腫切除が行われる。

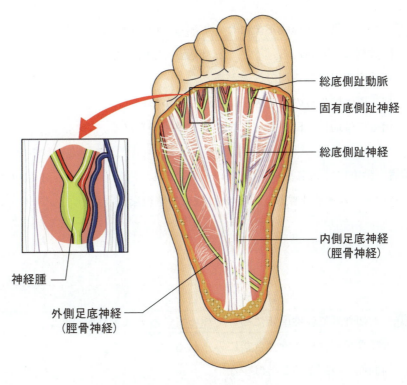

図4.34　モートン病

章末問題

1　足に関することで正しいのはどれか。

ア．先天性内反足の発生頻度は1％である。
イ．先天性内反足の足の変形は内反のみである
ウ．先天性内反足の治療は生後1カ月目からギプスで矯正を開始する。
エ．腓骨神経麻痺は尖足の原因となる。
オ．外反母趾は母趾MP関節に粘液包炎（bunion）が発生する。

1．ア、イ　　2．ア、オ　　3．イ、ウ　　4．ウ、エ　　5．エ、オ

解説 先天性内反足の発生頻度は1,500人に1人である。足の変形は、尖足、距踵関節での内反、前足部での内転、凹足の4つの合併である。治療は発見次第開始する。 **解答** 5

<u>2</u> 発育性股関節形成不全について誤っているのはどれか。
1. 開排制限がみられる。　　2. 臼蓋形成不全の原因となる。
3. 脳性麻痺児にみられることがある。
4. 発生原因は生後の環境因子によることが多い。
5. 治療には通常脱臼整復・ギプス固定が用いられる。

解説 治療には通常リーメンビューゲル装具が用いられるが、1歳以降で自然整復困難な場合は牽引下整復、あるいは観血的整復を行う。 **解答** 5

<u>3</u> 大腿骨頭無腐性壊死について誤っているのはどれか。
1. 大腿骨頚部骨折の骨癒合後にみられることがある。
2. 両側性に発症することは少ない。
3. ステロイド（副腎皮質ホルモン）服用者にみられる。
4. アルコール依存症にみられる。
5. MRIが診断に有用である。

解説 特発性大腿骨頭壊死はステロイド服用、アルコール多飲に関連があり、50%は両側性に発症する。大腿骨頚部骨折の骨癒合後に大腿骨頭壊死を起こすことがある。 **解答** 1

4 変形性股関節症に関して正しいのはどれか。

ア．一次性が多くみられる。
イ．トレンデレンブルグ（Trendelenburg）歩行がみられる。
ウ．慢性、緩徐に悪化する。　　エ．屈曲拘縮はみられない。
オ．安静時痛が強い。

1．ア、イ　　　2．ア、オ　　　3．イ、ウ　　　4．ウ、エ　　　5．エ、オ

解説　変形性股関節症の多くは2次性で、股関節屈曲拘縮、中殿筋の筋力低下によるトレンデレンブルグ（Trendelenburg）歩行がみられる。疼痛は運動開始時に多くみられる。　　　　　　　　　　　　　　　　　　　　　　　　　**解答**　3

5 ペルテス病について誤っているのはどれか。

ア．青壮年の男性に多く発症する。
イ．頻度は黄色ぶどう球菌によるものが多い。
ウ．疼痛と跛行とを主症状とする。　　エ．片側性が多い。
オ．下肢の長期間の免荷を必要とする。

1．ア、イ　　　2．ア、オ　　　3．イ、ウ　　　4．ウ、エ　　　5．エ、オ

解説　発症は3～12歳くらいで、6～7歳に頻度が高い。大腿骨近位骨端部が阻血性壊死を来す疾患である。　　　　　　　　　　　　　　　　　　　　　　　　　**解答**　1

6 次の股関節疾患のうち成人に起こりやすいのはどれか。

1．化膿性股関節炎　　　2．大腿骨頭すべり症　　　3．単純性股関節炎
4．ペルテス病　　　5．特発性大腿骨頭壊死

解説　化膿性股関節炎は骨端線閉鎖前の小児（第5章）、大腿骨頭すべり症は10～16歳の思春期、単純性股関節炎は3～10歳（第5章）、ペルテス病は3～12歳に発

131

症する。　　　　　　　　　　　　　　　　　　　　　　　　　　　解答　5

---

7 変形性膝関節症について**誤っている**のはどれか。
1．関節軟骨辺縁部に骨棘が認められる。　2．2次性関節症は外傷後に起こる。
3．大腿四頭筋に筋力低下がみられる。　　4．疼痛は初期から安静時に認められる。
5．関節裂隙は狭小化する。

解説　変形性膝関節症の症状の特徴として、立ち上がりや歩き始めなどの運動開始時の疼痛がある。　　　　　　　　　　　　　　　　　　　　　　　　解答　4

---

8 変形性膝関節症について**誤っている**のはどれか。
1．膝装具、足底板を処方する。　　2．膝関節の免荷、安静が大切である。
3．大腿四頭筋の萎縮を認める。　　4．屈曲および伸展制限を来す。
5．膝の内反変形が多い。

解説　治療に運動療法があり、大腿四頭筋の筋力訓練や股関節周囲筋の筋力訓練を行う。　　　　　　　　　　　　　　　　　　　　　　　　　　　　解答　2

---

9 オスグット・シュラッター病について正しいのはどれか。
ア．5～8歳の小児に起こる。
イ．圧痛、運動時痛、正座時の痛みが主な症状である。
ウ．スポーツ群に多くみられる。　　エ．膝関節の可動域減少を来す。
オ．手術をしない限り痛みが残る。
1．ア、イ　　2．ア、オ　　3．イ、ウ　　4．ウ、エ　　5．エ、オ

解説 10〜15歳の男子に好発する。治療として、スポーツ制限などの安静や、大腿四頭筋などのストレッチ、装具などの保存治療が優先される。可動域制限を来すことは少ない。　　　　　　　　　　　　　　　　　　　　　　　　　**解答**　3

10　外反母趾について誤っているのはどれか。

1．足アーチの乱れで起こる。　　2．母趾が第2趾より長いと起こりやすい。
3．手術の適応はない。　　　　　4．足にあった靴を選ぶ。
5．バニオンを伴うことがある。

解説　治療として、靴の選択、装具使用などによる保存療法や生活指導が行われるが、進行した症例においては骨切り手術が行われる。　　　　　　　　**解答**　3

11　正しい組み合わせをすべて選べ。

1．手根管症候群　－　正中神経麻痺　　2．肘部管症候群　－　尺骨神経麻痺
3．猿手　－　橈骨神経麻痺　　　　　　4．下垂手　－　正中神経麻痺
5．下垂足　－　総腓骨神経麻痺

解説　猿手は正中神経麻痺、下垂手は橈骨神経麻痺でみられる。　　**解答**　1、2、5

12　絞扼性神経障害の組み合わせで誤っているのはどれか。

1．尺骨神経　－　肘部管症候群　　2．正中神経　－　手根管症候群
3．橈骨神経　－　後骨間神経麻痺　4．坐骨神経　－　梨状筋症候群
5．深腓骨神経　－　足根管症候群

133

解説 前足根管症候群は深腓骨神経が足背の伸筋支帯部分で圧迫されたときの絞扼性神経障害であるが、足根管症候群は足関節の内果後下方の足根骨と屈筋支帯に囲まれた足根管で脛骨神経が圧迫されて起きる絞扼性神経障害である。　　**解答　5**

13　総腓骨神経麻痺の症状で正しいのはどれか。

ア．足関節の背屈ができない。　　イ．足背に知覚障害を生じる。
ウ．下腿内側に知覚障害を生じる。　エ．足指の底屈ができない。
オ．歩行ができない。

1．ア、イ　　2．ア、オ　　3．イ、ウ　　4．ウ、エ　　5．エ、オ

解説　下腿外側から足背の知覚障害を呈する。足関節・足指の背屈ができなくなるが、歩行は可能である。　　**解答　1**

14　Kienböck 病で障害されるのはどれか。

1．月状骨　　2．三角骨　　3．舟状骨　　4．小菱形骨　　5．大菱形骨
（第 54 回国家試験 PT）

解説　成長期における長管骨の骨端や短骨、骨突起に起きる阻血性を骨端症といい、ペルテス（Perthes）病－大腿骨頭、キーンベック（Kienböck）病－手月状骨、オスグット（Osgood-Schlatter）病－脛骨粗面、第1ケーラー（Köhler）病－足舟状骨、第2ケーラー（Köhler）病－中足骨頭、シェーバー（Sever）病－踵骨がある。

解答　1

15　発育性股関節形成不全で正しいのはどれか。

1. 開排は制限されない。　　2. 大腿骨頭の前方脱臼が多い。
3. 2次的な変形性股関節症にはなりにくい。
4. 7歳以上では外転位保持免荷装具を用いる。
5. 乳児期ではリーメンビューゲル装具を用いる。　　　　　（第54回国家試験PT）

解説　開排制限、皮膚溝非対称、脚長差、処女歩行遅延を認める。大腿骨頭の後方脱臼が多い。2次性変形性股関節症の原因になることがある。　　　　**解答**　5

16 絞扼性神経障害における障害部位と症候の組み合わせで正しいのはどれか。
1. 手根管 － 下垂手　　2. 足根管 － 足背の異常感覚
3. 梨状筋 － 下腿内側の異常感覚　　4. 肘部管 － 涙滴徴候
5. 腓骨頭 － 下垂足　　　　　　　　　　（第54回国家試験PT・OT）

解説　手根管症候群は猿手、下垂手は橈骨神経麻痺でみられる。足根管症候群では、足底・足趾のしびれの異常感覚を認める。梨状筋症候群では坐骨神経領域に異常感覚を認める。肘部管では、Froment徴候がみられ、涙滴徴候は前骨間神経麻痺でみられる。　　　　**解答**　5

17 Lisfranc関節を構成するのはどれか。2つ選べ。
1. 距骨　2. 舟状骨　3. 踵骨　4. 内側楔状骨　5. 立方骨
（第54回国家試験PT・OT）

解説　Lisfranc関節を構成するのは、内側・中間・外側楔状骨、立方骨と、第1～5中足骨である。　　　　**解答**　4、5

18 膝蓋骨で正しいのはどれか。
1. 関節面は外側面に比べて内側面で広い。　2. 膝関節屈曲位で可能性が高くなる。
3. 膝関節伸筋の作用効率を高めている。　4. 膝関節の屈曲に伴い上方に引かれる。
5. 膝関節の伸展に伴い接触面は上方に移動する。　（第54回国家試験 PT・OT）

解説　関節面は外側面が広い。膝蓋骨は膝伸展位では、どこにも接触していないため、可動性が高くなる。屈曲では動きはほとんどない。膝関節を屈曲させたとき、膝蓋骨は遠位へ滑り、伸展では逆に近位に滑り膝関節伸筋の作用効率を高めている。

解答　3

19 68歳の女性。変形性股関節症を発症して10年が経過し、右人工関節全置換術を施行することとなった。術前評価として歩行分析を行ったところ、右立脚期にDuchenne 歩行が観察された。この患者に行う検査として重要度が低いのはどれか。
1. 筋力検査　2. 形態計測　3. 疼痛検査　4. 反射検査　5. 関節可動域検査
（第53回国家試験 PT）

解説　変形性股関節症では股関節可動域が制限され、脚長差が出て、中殿筋筋力が低下する。また、運動開始時の疼痛を認める。腱反射の亢進・低下、病的反射は出現しない。

解答　4

20 股関節の図を示す。白蓋角はどれか。
1. a　2. b　3. c　4. d　5. e　　　　　（第53回国家試験 PT）

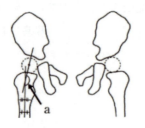 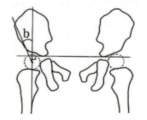 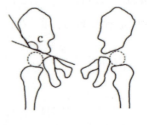

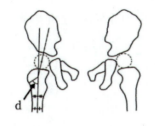
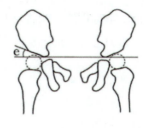

解説 aは大腿骨の頚体角と考えられる。bはCE角で、臼蓋形成不全の際は角度が浅くなる。　　　　　　　　　　　　　　　　　　　　　　　　　　　**解答** 5

21 この患児の股関節のX線単純写真を示す。行うべき対応として適切なのはどれか。
1．経過観察　　2．ギプス固定　　3．観血的整復術　　4．オーバーヘッド牽引
5．リーメンビューゲル装具　　　　　　　　　　　　　（第53回国家試験PT）

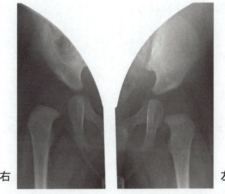

解説 右股関節に臼蓋形成不全を認める。リーメンビューゲル装具を装着して股関節伸展位は避けるようにする。　　　　　　　　　　　　　　　　　　　　**解答** 5

22 鵞足をつくるのはどれか。
1．大腿二頭筋　　2．内側広筋　　3．半腱様筋　　4．腓腹筋　　5．ヒラメ筋
（第52回国家試験PT）

解説 鵞足とは、半腱様筋、薄筋および縫工筋の腱が脛骨近位内側に付着する部分である。水鳥の足のような形であることから鵞足とよばれている。　　**解答　3**

23 特発性大腿骨頭壊死症について正しいのはどれか。

1. 小児に多い。　　2. 手術適応例は少ない。　　3. 両側性病変はまれである。
4. ステロイド薬使用者に多い。　　5. 股関節内外旋可動域は保たれる。

（第52回国家試験 PT・OT）

解説 50%は両側性に発症する。ステロイド服用、アルコール多飲に深く関連を認める。ステロイド剤服用者は20代、アルコール多飲は40代にピークを認める。男女比は、2〜3：1で男性に多い。手術として大腿骨内反骨切り術、大腿骨頭回転骨切り術、人工股関節置換術が行われる。　　**解答　4**

24 6歳の男児。1カ月前から左足部痛を訴えた。X線写真を示す。最も考えられるのはどれか。

1. Sever病　2. 舟状骨骨折　3. Freiberg病　4. 足根骨癒合症　5. 第1Köhler病

（第51回国家試験 PT）

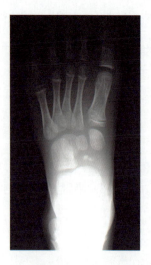

解説 足舟状骨の扁平化を認める。第1ケーラー（Köhler）病である。5〜6歳男子に好発する。スポーツを中止して、アーチサポートつき足底板を装着する。**解答 5**

---

25 股関節に屈曲拘縮がある場合に陽性を示すのはどれか。

1. Bragardテスト　　2. Buergerテスト　　3. Lachmanテスト
4. McMurrayテスト　　5. Thomasテスト　　　　（第50回国家試験PT）

解説 Bragardテストは腰椎椎間板ヘルニアで用いる。Buergerテストは下肢循環障害検査で用いる。Lachmanテストは前十字靱帯損傷で用いる。McMurrayテストは半月板損傷で用いる。　　**解答 5**

---

26 アキレス腱周囲炎について正しいのはどれか。

1. 10〜20代に多い。　　2. 踵補高の足底板を用いる。
3. Thompsonテスト陽性である。
4. 痛は下腿の近位に発生することが多い。
5. 過労性骨膜炎が原因となっていることが多い。　　（第50回国家試験PT）

解説 加齢による腱の変性が関与している。Thompsonテスト陽性になるのは、アキレス腱断裂である。アキレス腱周囲炎はアキレス腱周囲に痛みがでる。骨膜炎ではない。　　**解答 2**

---

27 深腓骨神経が支配する筋はどれか。2つ選べ。

1. 長指伸筋　　2. 後脛骨筋　　3. 短腓骨筋　　4. 第三腓骨筋　　5. 腓腹筋

（第50回国家試験PT・OT）

139

解説 深腓骨神経は前脛骨筋、長趾伸筋、長母趾伸筋、第三腓骨筋などの下腿前面の筋を支配し、第1足指間隙の知覚を司る。　　　　　　　　　　　　　**解答**　1、4

28　10歳の女児。1カ月ほど前から運動後に膝の痛みを訴え、膝脛骨結節部に圧痛があった。単純X線写真を示す。最も考えられるのはどれか。

1．腓骨骨折　　2．膝靱帯損傷　　3．膝半月板損傷　　4．第1 Köhler 病
5．Osgood-Schlatte 病　　　　　　　　　　　　　　　（第49回国家試験PT）

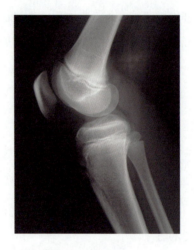

解説　単純X線で、脛骨粗面に剥離小骨片を認めることから、Osgood-Schlatter 病が考えられる。　　　　　　　　　　　　　　　　　　　　　　　　　　　　　**解答**　5

29　発育性股関節形成不全について正しいのはどれか。

1．開排は制限されない。　　　2．大腿骨頭の前方脱臼が多い。
3．乳児期ではリーメンビューゲル装具を用いる。
4．2歳以上では外転位保持免荷装具を用いる。
5．2次的な変形性股関節症にはなりにくい。　　　　　（第49回国家試験PT）

解説　発育性股関節形成不全では、開排制限、皮膚溝非対称、脚長差、処女歩行遅

140

延を認める。大腿骨頭は後方脱臼が多い。2次性変形性股関節症の原因になることがある。

解答　3

30　Perthes 病で正しいのはどれか。

1．股関節の内転が制限される。　　2．股関節の外旋が制限される。
3．Trendelenburg 徴候は陰性である。　　4．保存的治療には免荷装具が用いられる。
5．発症年齢が低いほど機能的予後は悪い。　　　　　　（第49回国家試験 PT）

解説　屈曲・外転・内旋の可動域制限がみられる。Trendelenburg 徴候がみられる。骨頭や頸部の変形が強いと2次性変形性股関節症へ移行するため、予後に影響する。

解答　4

31　絞扼性神経障害と神経の組み合わせで正しいのはどれか。2つ選べ。

1．梨状筋症候群　―　坐骨神経　　2．肘部管症候群　―　正中神経
3．Guyon 管症候群　―　尺骨神経　　4．円回内筋症候群　―　尺骨神経
5．Hunter 管症候群　―　大腿神経　　　　　　（第49回国家試験 PT・OT）

解説　肘部管症候群は尺骨神経障害である。円回内筋症候群は正中神経障害である。Hunter 管症候群は内転筋管での伏在神経の障害である。

解答　1、3

32　変形性膝関節症で正しいのはどれか。

1．外側型が多い。　　2．歩き始めは痛くない。　　3．女性よりも男性に多い。
4．膝周囲筋の筋力強化は症状を改善させる。
5．内側型には内側が高い楔状足底板が用いられる。　　（第48回国家試験 PT・OT）

第4章 下肢障害の特性と対応

解説 変形性膝関節症は内反変形（内側型）が多い。歩行開始時の痛みが特徴的で、女性に多い。内側型には外側が高い楔状足底板が用いられる。　　　　　　**解答　4**

---

33 大腿骨頭すべり症について正しいのはどれか。2つ選べ。

1. 女児より男児に多い。　　　2. 肥満の児童より痩せた児童に多い。
3. 片側より両側発症が多い。　4. Duchenne 歩行が特徴である。
5. 股関節は外旋位拘縮を生じやすい。　　　　　（第48回国家試験 PT）

解説 10〜16歳の思春期の肥満男子に多い。両側罹患は20〜40%である。患肢は外旋し、屈曲、外転、内旋が制限される。　　　　　　**解答　1、5**

---

34 骨端症と発生部位についての組み合わせで正しいのはどれか。

1. Osgood-Schlatter 病 － 大腿骨頭　　2. 第1 Köhler 病 － 踵骨
3. Kienböck 病 － 月状骨　　4. Perthes 病 － 脛骨粗面
5. Sever 病 － 足舟状骨　　　　　　　（第48回国家試験 PT・OT）

解説 Osgood-Schlatter 病は脛骨粗面、第1 Köhler 病は足舟状骨、Perthes 病は大腿骨頭、Sever 病は踵骨でみられる。　　　　　　**解答　3**

---

35 Thomas テストが陽性の場合、可動域制限のある部位はどれか。

1. 肩関節　　2. 腰椎　　3. 股関節　　4. 膝関節　　5. 足関節

（第47回国家試験 PT）

解説 トーマステスト（Thomas test）は、股関節屈曲拘縮の計測に用いる。患者を仰臥位として、腰椎の前弯がとれるまで健側の股関節を屈曲させる。この肢位で患側の股関節に屈曲拘縮のある場合、大腿が診察台から離れる。診察台との間に生じた角度を屈曲拘縮の角度とする。

解答 3

---

36 絞扼性神経障害と症状の組み合わせで正しいのはどれか。
1. 肘部管症候群 － 母指外転障害
2. 後骨間神経麻痺 － 母指内転障害
3. 手根管症候群 － 母指対立障害
4. 梨状筋症候群 － 大腿前面のしびれ
5. 足根管症候群 － 足背のしびれ

（第 47 回国家試験 PT）

解説 肘部管症候群では、母指内転障害がみられる。後骨間神経麻痺では、指が伸展不能となり下垂指となる。梨状筋症候群では、坐骨神経領域の臀部から下腿にかけての痛み・しびれがみられる。足根管症候群では足底のしびれがみられる。

解答 3

---

37 スカルパ三角で誤っているのはどれか。
1. 坐骨神経が通る。
2. 大腿動脈が通る。
3. 底面に恥骨筋がある。
4. 外側は縫工筋で形成される。
5. 内側は長内転筋で形成される。

（第 47 回国家試験 PT・OT）

解説 スカルパ（Scarpa）三角は大腿三角といい、鼠径靱帯・縫工筋内縁・長内転筋外縁に囲まれた部分である。スカルパ三角内には大腿動脈、大腿静脈、大腿神経が入っており、大腿骨頭が触れる。

解答 1

第4章 下肢障害の特性と対応

38 変形性膝関節症で正しいのはどれか。2つ選べ。

1. 2次性が多い。
2. 女性よりも男性に好発する。
3. 外反変形を生じやすい。
4. 運動開始時に疼痛がある。
5. 大腿四頭筋の萎縮を認める。

（第46回国家試験 PT・OT）

解説 変形性膝関節症は1次性が多く、女性に多く発症し、内反変形が多い。変形性股関節症は2次性が多い。　　　　　　　　　　　　　　　　　　　**解答**　4、5

第5章

筋骨格系感染症と対応

到達目標

筋骨格系の感染症の概略について述べることができる。

学習のポイント

・急性化膿性骨髄炎
・慢性化膿性骨髄炎
・化膿性脊椎炎・椎間板炎
・化膿性関節炎
・人工関節置換術後の感染
・化膿性筋炎
・破傷風
・骨関節結核
・単純性股関節炎

1 骨・関節感染症（細菌性）

整形外科的に感染性疾患は、①細菌性、②真菌性、③梅毒性などのスピロヘータ、④マイコプラズマ、⑤ウイルス性に分類される。特に細菌性は化膿性、淋菌性、結核性、嫌気性菌性に分類され、本症では、特に頻度が高く、臨床上重要な、化膿性、結核性疾患を中心に説明する。

感染の成立には、人体の体力、抵抗力に起因する免疫力と、感染源との力関係が問題となる。非上皮性組織は、本来無菌状態であり、皮膚が最大の感染防御となっている。感染巣を伴わない整形外科の手術は、本来無菌手術である。感染に至った骨・関節の単純X線像は、骨融解像・骨吸収像を認め、臨床上は腫瘍との鑑別が重要となる。MRIは病巣の広がりや、膿瘍の描出に有用である。感染では、全身・局所の熱感、局所の腫脹・発赤・疼痛・機能障害・膿瘍貯留の場合、波動、血液検査上、多くは、白血球数増多・血沈（赤血球沈降速度；ESR）亢進・CRP（C-reactive protein；C-反応性タンパク）上昇がみられる。

感染経路として、①血行性、②化膿巣からの波及、③開放創からの直接感染（術中感染）などがある。小児の場合、血行感染が多く、これは、骨幹端・成長軟骨（骨端線）の存在に起因し、成人との違いである。小児の場合、骨幹端部で、毛細血管は類洞を形成し、この部分で血流が停滞し、菌の停留が起き、菌増殖に至ると考えられている（図5.1）。この類洞での菌塞栓は、骨膜下膿瘍に至り、化膿性骨髄炎・化膿性関節炎に進展する。骨膜下膿瘍が皮膚を破り、外界に達したとき、その交通路を瘻孔といい、感染の影響で血行が途絶し、壊死に陥った骨を腐骨という。腐骨を取り巻くように新生した骨を骨柩という（図5.2）。成人の場合、血行性の化膿性骨髄炎は起こりにくい。また、急性化膿性骨髄炎が慢性化し、慢性化膿性骨髄炎となると難治性となる。

近年、抗生物質の発達により、骨髄炎の発症は減ってきているが、一方で、抗生物質の使い過ぎでMRSA（メチシリン耐性黄色ブドウ球菌）などの耐性菌が出現し問題となっている。MRSAにも効果のある抗生物質（バンコマイシン；VCM、テイコプラニン；TEIC、アルベカシン；ABK）は存在するが、これよる耐性菌の報告もある。MRSAは本来、常在菌のひとつと考えられ、健康な人の鼻腔、咽頭、皮膚などから検出されることがある。保菌者の隔離の必要はない。MRSAが免疫力の低下した患者に感染すると、通常では本菌が起こすことはないような日和見感染を起こすこともある。MRSAは院内細菌感染であり、医療従事者の手洗いは重要である。一旦発症する

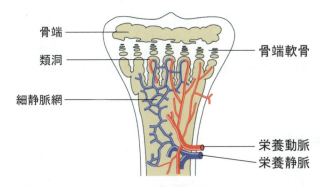

類洞部分で血流が停滞し、菌の停留が起き、菌増殖に至る。

図5.1　小児長管骨血行の模式図

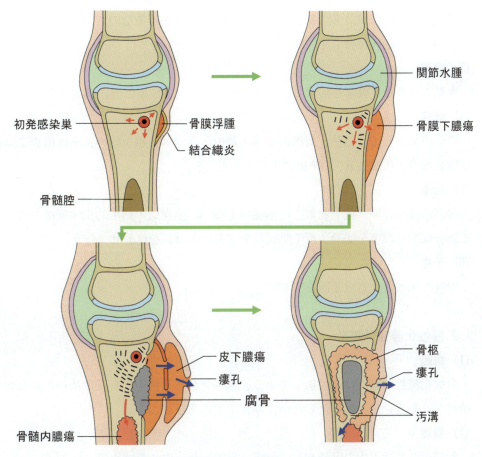

図5.2　急性血行性骨髄炎の自然経過

とほとんどの抗生物質が効かないため治療は困難で、特に、術後の創部感染、骨髄炎は難治性化する。

　整形領域での感染の起因菌は黄色ブドウ球菌、グラム陰性桿菌の大腸菌や緑膿菌、

セラチアなどが多い。人工関節、骨折治療材料のプレート、髄内釘など生体内異物は感染に非常に弱く、一旦感染すると、バイオフィルムを形成し難治性となる。そのため、整形外科手術の多くは空中落下細菌を制御できるバイオクリーンルームで行われる。

1.1 急性化膿性骨髄炎
(1) 病因
小児の場合、前述のごとく血行性が多く、成人の場合は、開放骨折など外傷に起因するものが多い。これは、骨幹端部の血流状態の違いが影響している。
(2) 起炎菌
黄色ブドウ球菌が最多であるが、外傷の場合は直接感染なので、大腸菌や緑膿菌などのグラム陰性桿菌も比較的多い。
(3) 病理
骨髄炎は骨膜下膿瘍を形成し、関節包を破って化膿性関節炎に進展する。
(4) 症状
炎症所見として、発熱、局所の疼痛・熱感・発赤・腫脹を認め、血液検査では白血球数増多、血沈亢進、CRP値の上昇がみられる。
(5) 治療
細菌培養を行い、抗生物質との感受性を調べ、全身的・局所的化学療法を行う。また、切開し膿瘍を切除、汚染組織のデブリードマンを伴わせて行う。
(6) 予後
慢性化すると、遺残変形を残す。

1.2 慢性化膿性骨髄炎
(1) 病因
急性化膿性骨髄炎は慢性化しやすく、慢性化すると何十年も長期にわたり症状が持続し、あるいは、鎮静化したかにみえても再発を起こす。
(2) 病理
骨硬化した骨枢内の腐骨や、骨萎縮、病的肉芽、瘻孔を認める。
(3) 症状
慢性炎症が持続し瘻孔からの排膿を認める。関節は拘縮し、筋は萎縮する。
(4) 治療
病巣搔爬、持続灌流などの手術、化学療法を組み合わせる。

(5) 予後

難治性で、瘻孔部分の皮膚癌の危険があり、切断に至る例もある。感染巣での骨破壊や骨萎縮があるときは病的骨折を起こすこともある。

1.3 化膿性脊椎炎・椎間板炎

脊椎に起こった化膿性骨髄炎で多くは血行感染である。菌は椎体終板で増殖する（図5.3）。椎間板は血行がないので化膿性椎間板炎はまれである。単純X線では、椎体の骨融解像（図5.3）を認め、転移性脊椎腫瘍、脊椎カリエスとの鑑別が重要である。

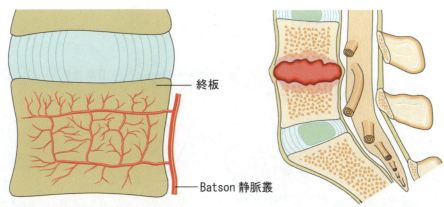

感染経路：細菌は椎体のBatson静脈叢（椎体静脈叢）を通って椎体終板に達する。

模式図：椎体の骨融解像を認める。

図5.3 化膿性椎体炎

1.4 化膿性関節炎

(1) 病因

血行性、隣接感染巣よりの波及、開放創、関節穿刺、手術後などの原因がある。小児の場合、血行性が多く、成人では、外傷性、関節内注射などの医原性が多い。

(2) 起炎菌

黄色ブドウ球菌が最多であるが、外傷の場合は、グラム陰性桿菌の大腸菌や緑膿菌などがみられる。

(3) 症状

局所の疼痛・熱感・発赤・腫脹などの炎症所見、発熱、関節液貯留、滲出液がみられる。血液検査では白血球数増多、血沈亢進、CRP値の上昇がみられる。慢性化すれば関節拘縮・強直・脱臼を来すことがある。関節液の細菌培養検査で菌を検出できれば、診断が確定する。

(4) 治療

抗生物質の投与を行う。関節内洗浄、滑膜切除などの手術を行う。術後、持続的他動運動器（continuous passive motion apparatus：CPM）による早期関節運動を行うことで、関節拘縮を防ぐ。

(5) 予後

骨萎縮、関節軟骨消失、関節面の破壊を呈し、2次性変形性関節症に移行する。代表的疾患として乳児化膿性股関節炎がある。骨幹端が関節包内にあり、骨髄炎が股関節炎に移行しやすい（図 5.4）。

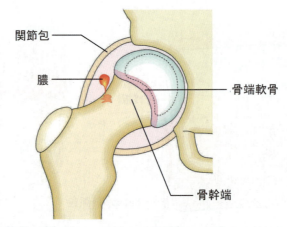

骨幹端が関節包内にあり、骨髄炎が股関節炎に移行しやすい。

図 5.4　乳児化膿性股関節炎の進展経路

1.5 人工関節置換術後の感染

(1) 病因

人工関節置換術の術後合併症のひとつに、深部感染がある。発見が遅れると、人工関節の抜去を余儀なくされる。人工関節は生体内異物であり、感染に弱く、一旦感染すると、バイオフィルムを形成し難治性となる。感染率は 1〜3％程度である。感染経路は、直接感染あるいは血行感染で、起因菌としては黄色ブドウ球菌が最多である。

(2) 症状

局所の疼痛・熱感・発赤・腫脹などの炎症所見や、発熱、関節液貯留、滲出液がみられ、血液検査では白血球数増多、血沈亢進、CRP 値の上昇がみられる。関節液の細菌培養検査で菌を同定できることがある。単純 X 線で所見がみられないこともあるが、進行すれば、人工関節のゆるみ、骨萎縮、骨の虫食い像を認める。

(3) 治療

　関節切開をして、デブリードマン、洗浄を行う。ゆるみがあれば人工関節を抜去し、抗生剤入り骨セメント塊の充填、持続洗浄を行う。感染の鎮静化が確認されれば、人工関節再置換術や関節固定を行う。感染の程度によっては切断に至る症例もある。

1.6 化膿性筋炎
1.6.1 腸腰筋膿瘍
(1) 病因

　化膿性椎体炎、虫垂炎など隣接感染巣からの波及により膿瘍が形成されることが多いが、小児の場合は、血行性感染が多い。起因菌は黄色ブドウ球菌が最も多い。

(2) 症状

　炎症の症状とともに筋攣縮、股関節の屈曲変形（腸腰筋肢位）を認める。CT、MRIが画像診断に有用である。

(3) 治療

　抗生物質投与だけでなく、切開排膿などの外科手術が必要となる。

1.6.2 壊死性筋膜炎
(1) 病因、症状

　筋膜の深層や浅層に感染が生じ、急速に拡大し、ショックや多臓器不全となり重症化する。起因菌は、A型溶連菌、嫌気性溶連菌、バクテロイデスが主である。

(2) 治療

　抗菌薬の全身投与と徹底的なデブリードマンあるいは切断が必要となる。

1.7 破傷風
(1) 病因

　外傷後に発生する嫌気性感染の代表である。ときに致死的結果を招くことがある。初期の創傷処置がきわめて重要で、十分なデブリードマンが必要である。起因菌は、土壌中の常在菌である破傷風菌（Clostridium tetani）で、これが産生する菌体外毒素により中枢神経系が侵され、全身の横紋筋の痙縮を来す。

(2) 症状

　初発症状出現から痙攣出現までの期間をonset timeといい、onset timeが短いものほど重篤である。頭痛、倦怠、不安などの前駆症状に続き、開口障害、痙笑、項部硬直、後弓反張が出現し、ついで心障害、窒息死に至る。

(3) 治療

予防がすべてに優先される。免疫獲得のためには、破傷風トキソイドを用いる。治療は、集中治療室での全身管理が必要である。局所は、過酸化水素水などを用いた十分なデブリードマン、汚染創があれば破傷風トキソイドの注射を行い、感染の可能性が高ければヒト免疫グロブリンを投与する。

1.8 骨関節結核

結核は、予防対策の充実、抗結核剤の開発進歩とともに一時期よりは患者数は激減した。しかし、近年高齢者を中心に増加傾向にある。骨関節結核は、脊柱（脊椎カリエス）に最も多く、股、膝関節にも発症する。

(1) 症状

全身的には、るいそう、微熱、倦怠感がみられる。局所は腫脹、疼痛、関節拘縮、筋萎縮を認める。炎症反応は乏しい。脊椎カリエスの場合、冷膿瘍や、膿瘍が腰筋に沿って沈下する流注膿瘍を認める。結核性肉芽、膿、腐骨などはときに脊髄を圧迫し、脊髄麻痺を引き起こすことがある（ポット麻痺）（図5.5）。小児の場合、亀背を呈することがある。

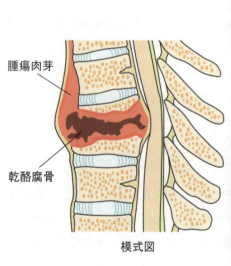
模式図

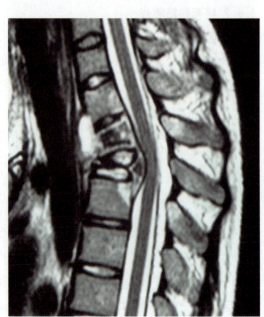
MRI T2強調画像

結核性肉芽、膿、腐骨などが脊髄を圧迫し、脊髄麻痺を引き起こす（ポット麻痺）

図5.5 脊椎カリエス

(2) 診断

結核菌の証明を行う。病理検査では、乾酪壊死、ランゲルハンス巨細胞を認める。

(3) 治療

抗結核薬の投与を行う。同時に、病巣のデブリードマン、関節固定、滑膜切除、椎体固定術などの外科手術が行われる。

〇抗結核薬の副作用

①イソニアジド（INH）・・・末梢神経炎（Vit B6 欠乏）、肝障害
②リファンピシン（RFP）・・・白血球減少、血小板減少、肝障害
③ストレプトマイシン（SM）・・・第8脳神経（聴覚）障害
④エタンブトール（EB）・・・視力障害
⑤ピラジナミド（PZA）・・・胃腸障害、巨細胞性貧血、溶血性貧血

1.9 単純性股関節炎

(1) 病因

小児の股関節痛の最も多い原因である。3〜10歳に多く、男児に好発する。通常、片側性である。原因として、外傷、感染、アレルギーなどの説があるが不明である。

(2) 症状

微熱を認めることがあるが、血液検査は正常である。単純X線での異常はなく、MRIで関節貯留を認める。

(3) 治療

2〜4週の安静で改善する。

章末問題

1 化膿性関節炎について誤っているのはどれか。

ア．最も多い起炎菌は黄色ブドウ球菌である。
イ．関節内注射などによる医原性がある。
ウ．赤血球沈降速度（血沈）・CRPが高値を示す。
エ．乳児では膝関節に多い。
オ．関節内洗浄では、異物となるのでドレーンは留置しない。

1. ア、イ　　2. ア、オ　　3. イ、ウ　　4. ウ、エ　　5. エ、オ

第5章　筋骨格系感染症と対応

解説　乳児では股関節に多い。それは骨幹端が関節包内にあり、骨髄炎が股関節炎に移行しやすいからである。手術で関節内洗浄を行った後は、ドレーンを留置し排膿を促す。　　　　　　　　　　　　　　　　　　　　　　　　　**解答**　5

2　骨幹端部に発生した、急性化膿性骨髄炎が最も進展しやすい部位はどこか。
1．関節内　　　2．骨端部　　　3．成長軟骨　　　4．骨膜下　　　5．骨幹部

解説　類洞での菌塞栓は、骨膜下膿瘍を形成し、化膿性骨髄炎・化膿性関節炎に進展する。　　　　　　　　　　　　　　　　　　　　　　　　　　　　　**解答**　4

3　骨・関節感染症で正しいのはどれか。
ア．慢性化膿性骨髄炎は難治性である。
イ．脊椎カリエスの特徴は流注膿瘍（冷膿瘍）である。
ウ．起炎菌はグラム陰性桿菌のことが多い。
エ．小児には血行性の骨髄炎は起こりにくい。
オ．耐性菌であるMRSAにはまったく抗生物質が効かない。
1．ア、イ　　　2．ア、オ　　　3．イ、ウ　　　4．ウ、エ　　　5．エ、オ

解説　小児の場合、血行性が多く、成人の場合は、開放骨折など外傷に起因するものが多い。起炎菌は、黄色ブドウ球菌が最多である。　　　　　　　　　　**解答**　1

4　化膿性股関節炎について正しいのはどれか。
ア．成人男子に多い。　　　イ．血行性に起こることが多い。
ウ．放置すれば病的脱臼に至る。　　　エ．治療法は抗生剤の内服である。

オ．完治すれば変形性股関節症に移行しない。
1．ア、イ　　　2．ア、オ　　　3．イ、ウ　　　4．ウ、エ　　　5．エ、オ

解説　小児では血行感染が多い。治療法は点滴での抗生物質投与、関節内洗浄、滑膜切除などの手術を行う。完治しても変形性股関節症に移行することがある。

解答　3

5　小児の化膿性骨髄炎について正しいのをすべて選べ。
1．成人に比べて比較的まれである。　　　2．骨幹に初発し、骨幹端に波及する。
3．大腸菌によるものが多い。　　4．CRP が亢進する。
5．慢性に移行すると難治性になる。

解説　小児では血行感染が多く、骨幹端部で発症する。起炎菌は、黄色ブドウ球菌が多く、慢性に移行すると難治性になる。　　　　　　　　　　**解答**　4、5

6　脊椎カリエスについて正しいのはどれか。
ア．炎症反応に乏しい。　　　イ．脊髄麻痺を起こすことはない。
ウ．臀部、鼠径部に膿が溜まることはない。　　　エ．局所の疼痛が強い。
オ．病理検査を行えば確定診断がつく。
1．ア、イ　　　2．ア、オ　　　3．イ、ウ　　　4．ウ、エ　　　5．エ、オ

解説　結核性肉芽、膿、腐骨などはときに脊髄を圧迫し、ポット麻痺という脊髄麻痺を引き起こすことがある。炎症反応は乏しく、冷膿瘍や、膿瘍が腰筋に沿って沈下する流注膿瘍を認める。局所の疼痛はあるが強くはない。　　　　　**解答**　2

第5章 筋骨格系感染症と対応

7 骨関節結核に関して正しいのはどれか。

ア．母趾 MP 関節に多い。　　　イ．局所の熱感や疼痛など炎症反応が強い。
ウ．脊椎カリエスには手術が行われる。　　エ．高齢者を中心に増加傾向にある。
オ．初期より単純 X 線像で関節裂隙の狭小化がみられる。

1．ア、イ　　2．ア、オ　　3．イ、ウ　　4．ウ、エ　　5．エ、オ

解説 骨関節結核は、脊椎カリエスといって脊柱に最も多く、股、膝関節にも発症する。局所の熱感や疼痛など炎症反応が乏しいことが特徴である。結核は予防対策の充実、抗結核剤の開発進歩により患者数は減少したが、近年高齢者を中心に増加傾向にある。　　　　　　　　　　　　　　　　　　　　　　　　**解答　4**

8 メチシリン耐性黄色ブドウ球菌（MRSA）で誤っているものは次のうちどれか？

ア．MRSA は常在菌である。　　　イ．MRSA では通常バンコマイシンが投与される。
ウ．MRSA では手指消毒と手洗いが重要である。　　エ．MRSA と院内感染は関係ない。
オ．MRSA の保菌者については、隔離してケアを行うことが必要である。

1．ア、イ　　2．ア、オ　　3．イ、ウ　　4．ウ、エ　　5．エ、オ

解説 MRSA は本来、常在菌のひとつと考えられ、健康な人の鼻腔、咽頭、皮膚などから検出されることがある。保菌者の隔離の必要はない。MRSA が免疫力の低下した患者に感染すると、通常では本菌が起こすことはないような日和見感染を起こすこともある。MRSA は院内細菌感染であり、医療従事者の手洗いは重要である。**解答　5**

9 壊死性筋膜炎について誤っているのはどれか。

1．急速に拡大し、ショックや多臓器不全となり重症化する。
2．起因菌は黄色ブドウ球菌が主である。　　3．抗菌薬の全身投与が必要である。
4．徹底的なデブリードマンが必要である。　　5．切断が必要となる場合が多い。

解説　壊死性筋膜炎は急速に拡大し、ショックや多臓器不全となり重症化する。起因菌は、A型溶連菌、嫌気性溶連菌、バクテロイデスが主である。　　　　解答　2

10　人工関節置換術後の感染について誤っているのはどれか。
1. バイオフィルム形成は難治性となる要因である。
2. 起因菌は黄色ブドウ球菌が最多である。
3. 炎症所見は軽度である。
4. 人工関節のゆるみがあれば人工関節を抜去する。
5. 感染の鎮静化が確認されれば、人工関節再置換術を行うこともある。

解説　局所の疼痛・熱感・発赤・腫脹などの炎症所見、発熱、関節液貯留、滲出液がみられ、血液検査では白血球数増多、血沈亢進、CRP値の上昇がみられる。
解答　3

11　腸腰筋膿瘍について誤っているのはどれか。
1. 化膿性椎体炎、虫垂炎など隣接感染巣からの炎症波及が原因となる。
2. 小児の場合、血行性感染が多い。
3. 起因菌として、黄色ブドウ球菌が最も多い。
4. 股関節の伸展変形を認める。
5. CT、MRIが画像診断に有用である。

解説　炎症の症状とともに筋攣縮、股関節の屈曲変形（腸腰筋肢位）を認める。CT、MRIが画像診断に有用である。
解答　4

157

第5章　筋骨格系感染症と対応

12　破傷風について正しいのはどれか。

1. 起因菌は、土壌中の常在菌なので症状は軽度である。
2. 潜伏期の長いものが重篤である。
3. 閉口障害を認める。
4. 死に至ることはない。
5. 局所は十分なデブリードマンを行う。

解説　ときに死に至ることがある。初期の創傷処置がきわめて重要で、十分なデブリードマンが必要である。起因菌は、土壌中の常在菌である破傷風菌（Clostridium tetani）で、これが産生する菌体外毒素により、中枢神経系が侵され、全身の横紋筋の痙縮を来す。潜伏期の短いものほど重篤である。　　　　　　　**解答**　5

13　抗結核薬の副作用の組み合わせで正しいのはどれか。

ア．イソニアジド（INH）－ 白血球減少、血小板減少、肝障害
イ．リファンピシン（RFP）－ 胃腸障害、巨細胞性貧血、溶血性貧血
ウ．ストレプトマイシン（SM）－ 第8脳神経（聴覚）障害
エ．エタンブトール（EB）－ 視力障害
オ．ピラジナミド（PZA）－ 末梢神経炎（Vit B6 欠乏）、肝障害

1．ア、イ　　2．ア、オ　　3．イ、ウ　　4．ウ、エ　　5．エ、オ

解説　抗結核薬の副作用として、イソニアジド（INH）には、末梢神経炎（Vit B6 欠乏）、肝障害。リファンピシン（RFP）には、白血球減少、血小板減少、肝障害。ストレプトマイシン（SM）には、第8脳神経（聴覚）障害。エタンブトール（EB）には、視力障害。ピラジナミド（PZA）には、胃腸障害、巨細胞性貧血、溶血性貧血がある。　　　　　　　**解答**　4

14 単純性股関節炎について正しいのはどれか。

1. 成人の股関節痛の最も多い原因である。
2. 起因菌として、黄色ブドウ球菌が最も多い。
3. 血液検査では、炎症反応を認める。
4. 単純 X 線で、骨破壊像を認める。
5. 2〜4 週の安静で改善する。

解説 小児の股関節痛の最も多い原因である。原因として、外傷、感染、アレルギーなどの説があるが不明である。微熱を認めることがあるが、血液検査は正常である。単純 X 線での異常はない。　　　　　　　　　　　　　　　　　　　**解答** 5

第6章

関節障害と対応

到達目標

関節の障害の概略について述べることができる。

学習のポイント

- 関節リウマチ
- 変形性関節炎
- 結晶性関節炎
- 強直性脊椎炎
- 関節の手術
- 全身性エリテマトーデス
- 強皮症
- 多発性筋炎・皮膚筋炎
- シェーグレン症候群

第6章 関節障害と対応

1 関節の障害

1.1 関節リウマチ（rheumatoid arthritis：RA）

多発性の関節痛・腫脹を主症状とする原因不明の進行性の非化膿性炎症性関節疾患である。手指の「朝のこわばり」の出現など、四肢の小関節が左右対称性に罹患、あるいは肘関節、膝関節などの疼痛・腫脹で初発し、全身の関節を侵す。始めは滑膜炎であるが、関節炎を繰り返すうちに関節破壊、変形が進行し、関節強直、機能障害となる（図6.1）。細菌やウイルスの感染、遺伝的要因が関与した免疫異常といわれている。

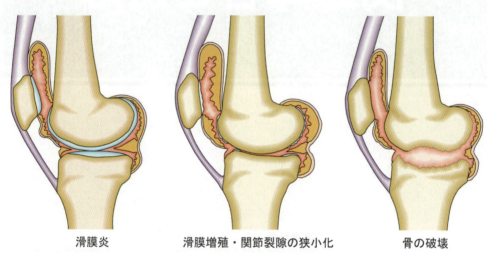

滑膜炎　　　滑膜増殖・関節裂隙の狭小化　　　骨の破壊

図6.1　関節リウマチの経過

(1) 臨床像

女性患者は男性患者の約5倍であり女性に多い。20～50歳代に多いが高齢発症も認める。悪性関節リウマチは、血管炎による臓器障害が起こりやすい。

(2) 関節徴候

①手指の「朝のこわばり」、②M(C)P関節、PIP関節、手関節、足指に初発することが多い四肢の左右対称性の小関節の罹患、③滑膜増殖や関節包の肥厚による腫脹、④疼痛（自発痛、運動痛）、⑤関節動揺性・可動域制限、⑥変形、⑦握力低下を認める。

特徴的な関節変形として下記などがある。

① スワンネック変形（swan-neck変形）：DIP屈曲・PIP過伸展（図6.2）
② ボタン穴変形（buttonhole deformity）：DIP過伸展・PIP屈曲（図6.2）

③ オペラグラスハンド（opera-glass hand）：関節端が著しく吸収された骨欠損を生じる関節リウマチをムチランス型といい、指がオペラグラス様に伸縮する（図6.2）

④ 母指のZ変形（図6.3）
⑤ M(C)P関節での尺側偏位（図6.3）
⑥ 手根骨強直（図6.3）
⑦ 環軸椎亜脱臼（図6.4）
⑧ 肩関節の拘縮、上方亜脱臼
⑨ 肘関節の屈曲拘縮、関節破壊（図6.5）
⑩ 外反膝、屈曲拘縮、関節動揺性、関節破壊（図6.5）
⑪ 股関節中心性脱臼
⑫ 足関節破壊（図6.5）
⑬ 足関節強直、足根骨強直
⑭ 外反足
⑮ 外反母趾（hallux valgus）（図6.6）
⑯ 重複趾（図6.6）
⑰ 内反小趾
⑱ 扁平足
⑲ 開張足
⑳ 槌趾

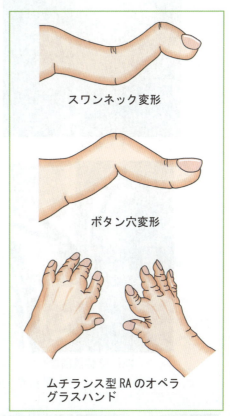

図6.2 関節リウマチの手の変形

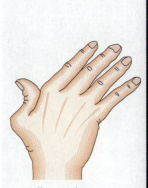

母指のZ変形

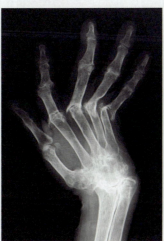

MP関節での尺側偏位

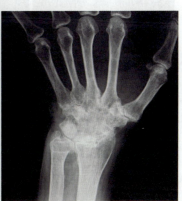

手根骨強直

図6.3 関節リウマチの手の変形

第6章 関節障害と対応

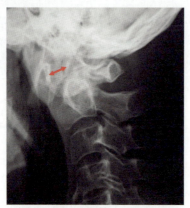
前屈

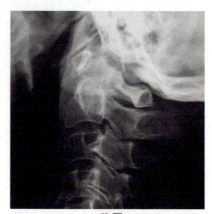
後屈

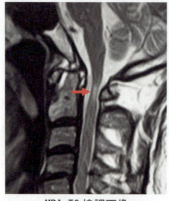
MRI T2協調画像

前屈で環椎前弓と歯突起前縁の距離が大きくなり（矢印）、後屈で整復される。
MRIでは、歯突起レベルの脊髄の輝度が上昇している（矢印）。

図6.4 頚椎環軸椎亜脱臼

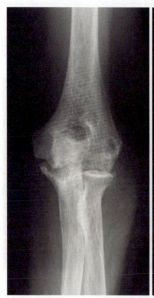
肘関節破壊

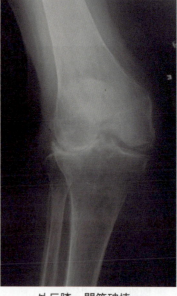
外反膝・関節破壊

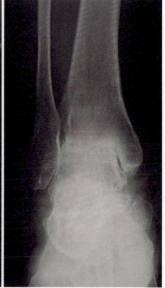
足関節破壊

図6.5 関節リウマチの肘、膝、足関節の変形

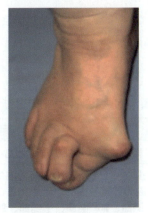

外反母趾、重複趾を認める。

図 6.6　関節リウマチの足趾の変形

(3) 関節外徴候

関節外臓器の全身合併症として、37度台の発熱、リウマトイド結節（20～25％にみられる）、アミロイドーシスによる下痢・蛋白尿、腱鞘炎・伸筋腱の皮下断裂、滑液包炎、環軸椎亜脱臼などに伴う脊髄圧迫症状・脊髄損傷、骨粗鬆症、胸膜炎・肺線維症、間質性肺炎、心膜炎、大動脈弁病変、リンパ浮腫、脾腫などがみられる。関節リウマチに血管炎を合併し、免疫学的異常が強く、内臓病変が著明な悪性関節リウマチがある（60代に好発し女性に多い）。悪性関節リウマチは間質性肺炎を生じると生命予後不良である。

(4) 検査

赤血球沈降速度（血沈）の亢進、CRP値の上昇、80～90％にリウマチ因子（rheumatoid factor：RF）の陽性、貧血がみられる。免疫グロブリン上昇や抗核抗体陽性となることもある。関節液は淡黄緑色でやや混濁し、粘度は低下する。単純X線では骨萎縮、関節辺縁のびらん、関節裂隙狭小化、関節面の破壊、骨性強直、環軸椎亜脱臼などの脱臼・亜脱臼がみられる。

(5) 診断

アメリカ・リウマチ協会の診断基準：7項目中、少なくとも4項目以上を満たす症例を関節リウマチと診断する（表6.1）。

関節リウマチの進行の程度をSteinbrocerのstage分類で表す（表6.2）。

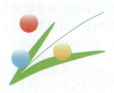

また、機能障害の程度は、アメリカ・リウマチ協会改訂の class 分類で表す（表6.3）。リウマチ炎症の活動性を表す指標として、ランスバリー（Lansbury）活動性指数が用いられる（図6.7）。

表6.1 関節リウマチの診断基準

項　目	定　義
1. 朝のこわばり	朝のこわばりは少なくとも1時間以上持続すること。
2. 3関節領域以上の関節炎	少なくとも3つの関節領域で、軟部組織の腫脹または関節液の貯留を医師が確認すること。（関節領域とは左右のPIP関節、MCP関節、手関節、肘関節、膝関節、足関節、MTP関節の全部で14カ所である。）
3. 手の関節炎	手関節、MCP関節またはPIP関節の、少なくとも1カ所の関節領域に腫脹があること。
4. 対称性の関節炎	対称性に関節炎が同時に認められること。（PIP、MCP、MTP関節領域では完全に左右対称でなくともよい。）
5. リウマトイド結節	骨が突出した部分または関節周囲の伸側にみられる皮下結節を医師が確認すること。
6. 血清リウマトイド因子	いずれの方法でもよいが、正常対象群が5%以下の陽性率を示す方法で異常値を示すこと。
7. X線像の変化	手関節または指のX線前後像で関節リウマチに典型的な変化を示すこと。すなわち、関節もしくはその周囲にエロジオンまたは限局性の骨萎縮が認められること（変形性関節症様の変化のみでは不十分）。

少なくとも4項目を満たす症例をRAとする。なお項目1から4までは少なくとも6週間持続していること。（関節リウマチの分類基準　1989年アメリカ・リウマチ協会改訂）

表6.2 関節リウマチの進行度による分類

stage I 初期
*1. X線像に骨破壊像はない。
2. X線像の所見として骨粗鬆症はあってもよい。

stage II 中期
*1. X線像で軽度の軟骨下骨の破壊を伴う、あるいは伴わない骨粗鬆症がある。軽度の軟骨破壊はあってもよい。
*2. 関節運動は制限されていてもよいが、関節変形はない。
3. 関節周囲の筋萎縮がある。
4. 結節および腱鞘炎のような関節外軟部組織の病変はあってもよい。

stage III 高度進行期
*1. 骨粗鬆症に加え、X線像で軟骨および骨の破壊がある。
*2. 亜脱臼、尺側偏位、あるいは過伸展のような関節変形がある。線維性または骨性強直を伴わない。
3. 強度の筋萎縮がある。
4. 結節および腱鞘炎のような関節外軟部組織の病変はあってもよい。

stage IV 末期
*1. 線維性あるいは骨性強直がある。
2. それ以外はstage IIIの基準を満たす。

*印のついている基準項目は、特にその病気、あるいは進行度に患者を分類するために必ずなければならない項目である。(Steinbrocker, ct al. : JAMA, 140:659-662, 1949 より)

表 6.3 関節リウマチの機能分類

Class I ：日常生活動作を完全にこなせる（日常の自分の身の回りの世話、職場での機能性、趣味、スポーツなどの活動性）。
Class II ：日常の自分の身の回りの世話および職場での機能性は果たせるが、趣味、スポーツなどの活動性は限定されている。
Class III ：日常の自分の身の回りの世話はできるが、職場での機能性および趣味、スポーツなどの活動性は限定される。
Class IV ：日常の自分の世話、職場での機能性、趣味・スポーツなどの活動性が限定される。

「日常の自分の身の回りの世話」は衣類の着脱、食事、入浴、身づくろい、用便などの動作を含む。「趣味・スポーツなどの活動性」はレクレーションおよび/またはレジャーに関する活動、「職場での機能性」は職場、学校、家事に関する活動が患者の希望通り、並びに年齢・性別に相応していることを意味する。（関節リウマチの機能分類のための改訂基準、アメリカ・リウマチ協会　1991 より）

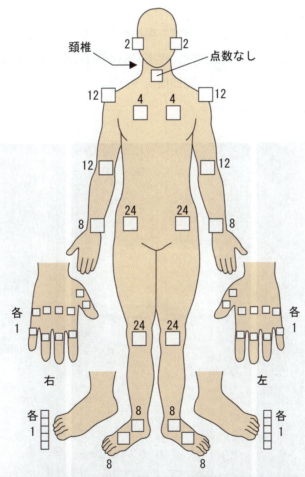

疼痛がある関節には×を、腫脹がある関節には○をつける。ランスバリーの原著では関節の圧痛または運動痛を関節炎症ありと判断し点数化している。

図 6.7 ランスバリー活動指数の関節点数

(6) 治療

1) 薬物治療

鎮痛や腫脹の軽減目的でステロイドや非ステロイド系抗炎症剤（NSAIDs）が用いられる。ステロイドの副作用として、易感染性、骨粗鬆症、糖尿病、消化性潰瘍、血栓症、精神症状、満月様顔貌（ムーンフェイス）、中心性肥満、動脈硬化、高脂血症、高血圧症、むくみ、白内障、緑内障、副腎不全、大腿骨頭壊死などがある。非ステロイド系抗炎症剤（NSAIDs）の副作用として、消化性潰瘍、腎障害、出血傾向などがある。また、炎症の鎮静化と関節破壊の防止を目的に寛解導入リウマチ薬として、金剤、免疫抑制剤を使用する。最近、抗サイトカイン療法が注目され、生物学的製剤も使用されている。

2) 手術治療

炎症の消退を目的に、増勢した滑膜を関節鏡などを用い切除する滑膜切除を行うことがある。また、変形や不安定性、疼痛がある場合、支持性と無痛性を得るため関節固定術が行われる。さらに、関節機能の再建のため、人工関節置換術が行われ良好な成績が得られている（図6.8）。

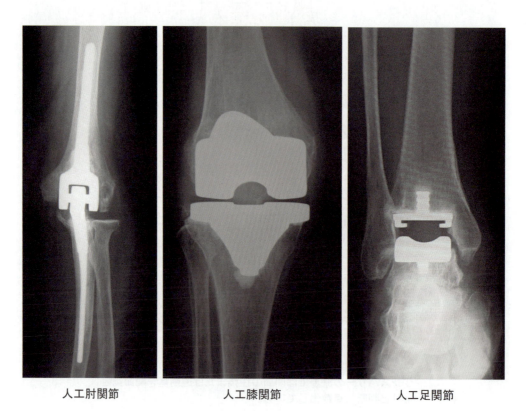

人工肘関節　　　　　　人工膝関節　　　　　　人工足関節

図6.8　関節リウマチに対する人工関節

3) リハビリテーション

関節炎のコントロールを行いながら、機能訓練を行う。温熱療法、寒冷療法などを用いた後、関節可動域訓練や筋力訓練、動作訓練を行う。また、関節の安静や疼痛緩和、支持性獲得、変形矯正を目的としたスプリントや装具などを作製する。

1.2 変形性関節症（osteoarthrosis：OA）（2章、3章、4章においても記載）

関節リウマチとの鑑別が重要である。変形性関節症は加齢現象による軟骨の変性、退行変性と、それに続発する軟骨・骨の破壊と増殖性変化によって起き、機能障害を来す。力学的破綻、生化学的変化など種々の要因が関連している。明らかな原因のないものは1次性（原発性）変形性関節症といい、外傷、炎症、発育障害などに続発するものを2次性（続発性）変形性関節症という。膝、股、肘関節などに好発し、関節の変形、拘縮をもたらす。脊椎にも発生し変形性脊椎症といわれる。

(1) 症状

疼痛、特に運動開始時の痛み、可動域制限、変形、関節液貯留を認める。

(2) 検査

血液検査では明らかな異常は認めない。関節液は淡黄色透明で粘度が高い。単純X線では関節裂隙の狭小化、骨硬化像、骨棘形成、囊腫形成を認める（図6.9）。進行すると亜脱臼やアライメント異常も起きる。

手指の特有の変化としてヘバーデン結節、ブシャール結節を認め（2章で記載）、膝関節では内反変形（O脚）を認めることが多い（4章で記載）。

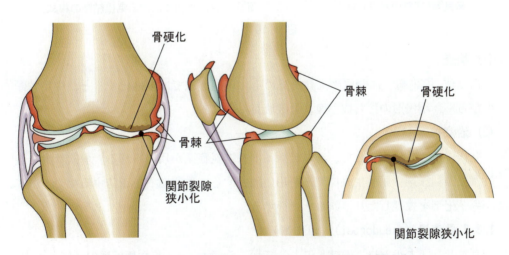

関節裂隙の狭小化、骨硬化、骨棘形成（茶色部分）を認める。

図6.9 変形性関節症の模式図

(3) 治療

保存治療として、力学的負担の軽減（生活指導、装具など）、抗炎症剤の内服薬、関節注射、筋力訓練などのリハビリテーションを行う。手術治療として、関節鏡下滑膜切除・半月板切除などを行う関節デブリードマン、骨切り術、関節固定術、人工関節置換術を行う。

1.3 結晶性関節炎

1.3.1 痛風（gout）

尿酸の生成・排出異常による高尿酸血症により、結晶として組織に沈着し、母趾MTP関節や膝関節に急性炎症を起こす（図6.10）。遺伝的な素因、食生活などの環境的素因が関与しているといわれる。疼痛は突発的で強烈である。局所の熱間と発赤を伴う。40代男性に発症のピークがある。関節液中に尿酸結晶を証明すれば診断は確定する。その他、臨床症状や検査所見を総合して診断をつける。尿酸結晶が経年的に蓄積されて結節状になったものを痛風結節という（図6.10）

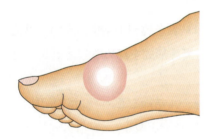 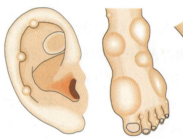

母趾MP関節の急性炎症　　　耳介、足、手指における痛風結節の模式図

図6.10　痛風

(1) 検査

白血球、CRP値、尿酸値の上昇を認める。単純X線では慢性化すると、中足骨頭のびらん、小円形の打ち抜き像、骨破壊がみられる。

(2) 治療

発作に対する治療として、非ステロイド系抗炎症薬が用いられる。暴飲暴食を避け、尿酸利尿剤、尿酸生成抑制剤を用い維持する。尿酸結石を予防するため、尿アルカリ化剤を投与したり、飲水を励行する。

1.3.2 偽痛風（pseudogout）（図6.11）

ピロリン酸カルシウムの結晶によって起こる関節炎で、急性痛風様の発作を示す。老人に多く、膝関節に好発する。発赤、腫脹を伴った突発的な関節痛で、膝に発生することが多いが、すべての関節にみられる。

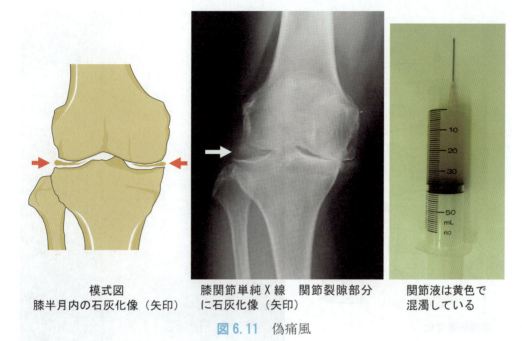

模式図
膝半月内の石灰化像（矢印）

膝関節単純Ｘ線　関節裂隙部分に石灰化像（矢印）

関節液は黄色で混濁している

図6.11　偽痛風

(1) 検査

白血球、CRP値の上昇を認める。関節液は混濁している。関節液中にピロリン酸カルシウムを認めれば診断が確定する。単純Ｘ線では膝半月板内に石灰化像を認める。

(2) 治療

非ステロイド系抗炎症薬の投与、関節液の穿刺排液、関節内へのステロイド注射などが行われる。

1.4 強直性脊椎炎 (ankylosing spondylitis)

脊椎と仙腸関節が侵される。90%は男性で、20歳代に好発する。また、家族内発症が高率に認められる。

(1) 症状

腰背部痛、腰背部の運動制限、四肢の大関節の関節痛、アキレス腱痛などを認める。この他、虹彩毛様体炎・ブドウ膜炎、大動脈弁閉鎖不全などの合併がみられることがある。

(2) 検査

リウマトイド因子は陰性で、血沈がしばしば亢進する。HLA-B27の陽性率が高い。単純Ｘ線では仙腸関節のびらん・強直を認める。脊椎は、前縦靭帯の骨化から始まり、進行すると竹節状に強直する（竹様脊柱；bamboo spine）（図6.12）。

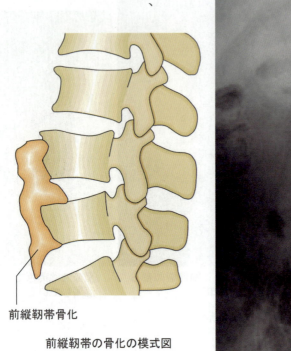

前縦靱帯骨化

前縦靱帯の骨化の模式図

腰椎単純X線前後像　竹様脊柱（bamboo spine）

図 6.12　強直性脊椎炎

(3) 治療

関節リウマチの治療に準じる。

1.5　全身性エリテマトーデス（systemic lupus erythematosus：SLE）

自己免疫性疾患のひとつで、全身のさまざまな臓器に炎症や組織障害を起こす。15〜40歳の女性に好発する。

(1) 症状

関節症状：左右対称に多関節炎、関節痛がみられる。関節の変形は10%程度と少ない。

皮膚症状：顔面蝶形紅斑（60%）、円板状紅斑、光線過敏症、脱毛、口内炎がみられる。

全身症状：発熱、易疲労感、体重減少

腎症状：ループス腎炎を認め、進行すると腎不全となる。

神経症状：痙攣、精神症状、脳血管障害などの中枢神経障害

心症状：心膜炎

肺症状：胸膜炎、間質性肺炎

その他：レイノー（Raynaud）現象、大腿骨頭壊死などの骨壊死

(2) 検査

白血球、血小板の減少、貧血が認められる。抗核抗体がほとんどの症例で陽性になる。赤血球沈降速度（血沈）の亢進、CRPは陽性になる。

(3) 治療

ステロイドや免疫抑制剤による薬物治療が中心となる。

1.6 強皮症（Scleroderma）

結合組織病変で、皮膚が厚くなる。全身性強皮症と限局性強皮症がある。中年女性に多い。

(1) 症状

関節症状：50％以上にみられる。指、肘、膝、足関節など多発関節痛を来す。

レイノー（Raynaud）現象：初発症状として90％以上にみられる。寒冷や緊張などにより手足の末梢血管が発作的に収縮し血流不足から皮膚色調が変化する。

皮膚症状：手足末梢から皮膚硬化が始まり、顔、体幹など全身に広がる場合がある。初期は皮膚がむくみソーセージ状の指となる。次に、皮膚が硬くなり関節拘縮がみられる。

全身症状：不明熱、体重減少、易疲労感

肺症状：70％以上にみられ、間質性肺炎を来す。

消化器症状：嚥下障害、逆流性食道炎、下痢と便秘の繰り返しを認める。

心症状：線維性心筋炎、左室・右室肥大

腎症状：悪性高血圧から腎不全になることがある。

(2) 検査

皮膚生検で確定診断する。

(3) 治療

対症療法が主である。関節拘縮予防・筋力強化のため理学療法が行われる。

1.7 多発性筋炎（polymyositis：PM）・皮膚筋炎（dermatomyositis：DM）

横紋筋の炎症性疾患で、近位筋群の筋痛を伴う対称性の筋力低下を来す。5〜15歳と30〜50歳にピークがあり、女性に多い。

(1) 症状

筋症状：主に体幹や四肢近位筋、骨盤帯筋、肩甲帯筋、頚部屈筋、咽喉頭筋（嚥下

障害)、肛門括約筋、横隔膜などの筋力低下、筋痛を来し、数週間から数カ月にわたって進行する。

関節症状：非破壊性・非変形性の多発性関節炎を認める。

皮膚症状：手指、肘関節や膝関節外側のがさがさした鱗屑（りんせつ）を伴う紅斑（ゴットロン徴候）、上眼瞼の浮腫性紅斑（ヘリオトロープ疹）などの特徴的な皮膚症状は、皮膚筋炎でみられる。

肺症状：間質性肺炎を来し予後を左右する。

心症状：心筋障害、不整脈

(2) 検査

筋原性酵素の血中CK（クレアチンキナーゼ）高値・アルドラーゼ高値、血中AST（GOT）高値、尿中クレアチン高値、尿中クレアチニン低値を来す。抗Jo-1抗体、抗ARS抗体、抗MDA5抗体などの自己抗体が認められることもある。針筋電図（myogenic pattern）や筋生検（筋線維の変性、壊死、委縮、再生所見、間質の線維化、筋線維横断面の不均一）を行う。30％に悪性腫瘍を合併する（胃癌・肺癌）。

(3) 治療

ステロイド、免疫抑制薬、ガンマグロブリンといった薬物治療を行う。筋力低下の進行を防ぐため理学療法が行われる。誤嚥性肺炎予防に嚥下訓練が行われる。

1.8 シェーグレン症候群（Sjögren's syndrome）

涙腺・唾液腺を標的とする自己免疫疾患で、涙腺・唾液腺などの分泌液が低下し乾燥状態を生じた疾患である。40歳以上の中年女性に多い。

(1) 症状

関節症状：関節炎・関節痛

眼症状：異物感、灼熱感、発赤充血、眼痛、疲れ目

口腔症状：乾き、嚥下困難、虫歯

その他の症状：間質性腎炎、間質性肺炎、悪性リンパ腫、肝炎・肝硬変、慢性膵炎、甲状腺腫、SLE・強皮症、血管炎を合併することがある。

(2) 検査

抗SS-A抗体・抗SS-B抗体陽性、リウマチ因子陽性、抗核抗体陽性、白血球・血小板減少、血清IgG高値がみられる。

(3) 治療

根治的な治療法はなく、乾燥症状を緩和する対症療法を行う。関節症状には、ステロイドや非ステロイド系抗炎症剤（NSAIDs）が用いられる。

2 関節の手術

2.1 滑膜切除

関節リウマチ、変形性関節症、色素性絨毛結節性関節炎、結核性関節炎、化膿性関節炎などで滑膜に病変がある場合に行われる。関節切開をする場合や、関節鏡視下に行う場合がある（図6.13）。

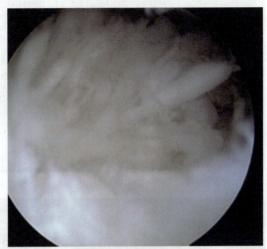
関節鏡視で滑膜の増勢を認める。

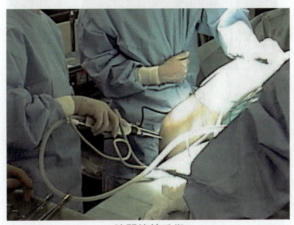
膝関節鏡手術

図6.13　膝関節鏡視下滑膜切除

2.2 関節デブリードマン

滑膜切除のみでなく、関節内の壊死物、感染組織、骨棘、関節遊離体、半月板を切除する手術である。関節切開あるいは、関節鏡視下に行う。

2.3 関節固定

結核性関節炎、化膿性関節炎、関節リウマチなどで行われる。疼痛、不安定性、感染を制御するために行われる。固定肢位は日常動作において良肢位で行う（図 6.14）。関節の可動性は失われるが、疼痛が改善し、支持性が得られる。

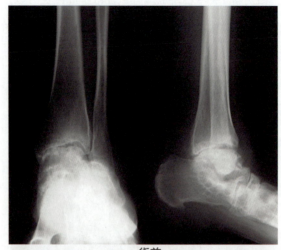
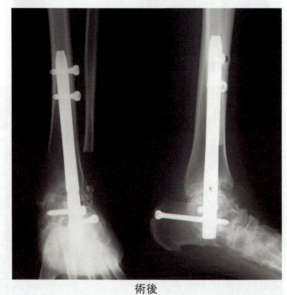

図 6.14　関節リウマチに対する足関節固定術

2.4 関節形成

股関節・膝関節などにおける骨切り術、膝関節・股関節・肘関節・足関節・肩関節・指などに行われる人工関節がある。変形性関節症、関節リウマチなどに行われる（図 6.15）。

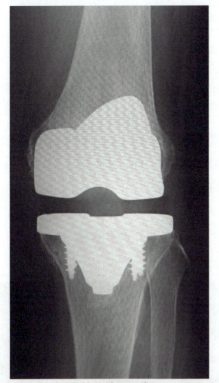
単純X線正面像

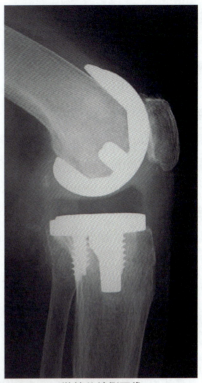
単純X線側面像

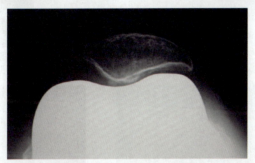
単純X線スカイライン像

図6.15　変形性膝関節症に行われた人工膝関節全置換術

(1) 人工関節

　人工関節は、保存治療が無効なとき、痛みや可動域制限が強く日常生活に支障がある場合に、除痛と、関節の機能再建を目的に行われる。手術件数は、膝、股関節の順で多い。関節の一部を金属、セラミック、超高分子ポリエチレンなどで置換する。人工関節の耐用年数は患者の身体的条件・活動度・体重などに影響されるが、膝や股関節では一般的に15〜20年程度と術後成績は良好である。膝や股関節では60歳代以上で手術を受けることが多いが、関節リウマチでは40〜50歳代でも手術に至る。

1) 適応疾患

変形性関節症、関節リウマチなど。

2) 禁忌

化膿性関節炎、結核性関節炎など感染性の関節疾患。

3) 種類

膝関節 (total knee arthroplasty : TKA)、股関節 (total hip arthroplasty : THA)、肘関節 (total elbow arthroplasty : TEA)、足関節 (total ankle arthroplasty : TAA)、肩関節 (total shoulder arthroplasty : TSA)、指など。

4) 合併症

細菌感染、脱臼、ゆるみ・破損、貧血、血栓・塞栓などがある。

(ⅰ) 細菌感染

術後早期感染と晩発感染がある。感染が深部に達し、人工関節がゆるんでしまった場合、人工関節を抜去し、感染のコントロールを行う (図 6.16)。感染予防のため、術前に他部位の感染巣がないかチェックする (齲歯、痔、水虫などの皮膚疾患、肺炎、胆嚢炎など)。また、術中・術後抗生剤使用、無菌手術室 (図 6.17) の使用が行われている。

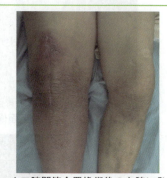

人工膝関節全置換術後の右膝に発赤、腫脹、熱感、疼痛を認めた。

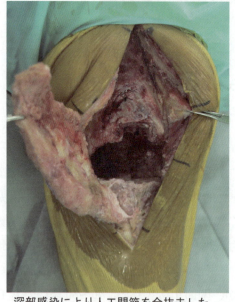

深部感染により人工関節を全抜去した。

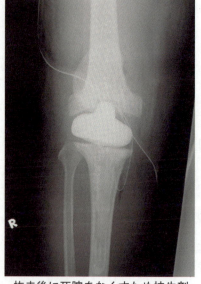

抜去後に死腔をなくすため抗生剤含有の骨セメントを充填した。

図 6.16　細菌感染コントロール

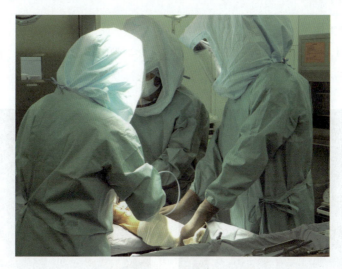

図 6.17　無菌室で行われる人工膝関節全置換術

(ⅱ) 脱臼

　人工股関節の場合、設置不良、筋力低下、術後肢位によって、脱臼が発生することがある。脱臼肢位は、後方アプローチでは、股関節屈曲・内転・内旋位であり、前方アプローチでは、股関節伸展・内転・外旋位である（図 6.18）。禁忌肢位に関しては、徹底する必要がある。人工膝関節の際には、膝蓋骨の脱臼を来す場合がある。

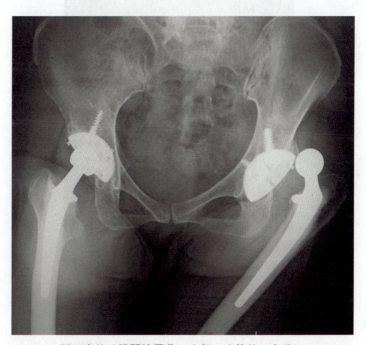

脱臼姿位は股関節屈曲・内転・内旋位である。

図 6.18　後方アプローチにより行われた人工股関節全置換術後の股関節脱臼

(iii) ゆるみ・破損

長期経過するに従い、金属部品、ポリエチレンの破損を来したり、骨と人工関節の間でゆるみが生じることがあり、再置換術を行う（図6.19）。

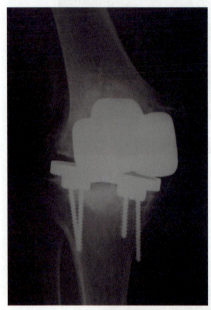
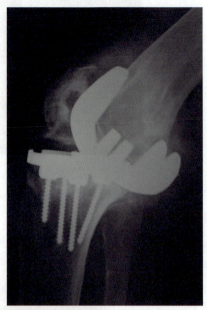
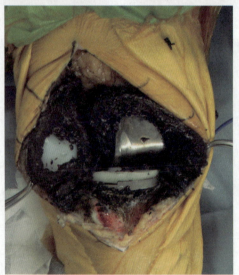

関節内は金属摩耗粉により黒色化している。
図6.19　人工膝関節全置換術後のゆるみ・破損

(iv) 貧血

術中・術後の出血により、貧血を来すことがある。余裕がある場合は、術前に自己血を貯血し手術を行う。

（ⅴ）血栓・塞栓

　深部静脈の血栓による肺塞栓症が重篤化することがあり注意を要する。予防のために、術後、足部の間欠的空気加圧装置、抗凝固剤の投与などが行われているが、早期の下肢自動運動開始や早期離床が重要である。深部静脈血栓を認めた際は、医師の指示でリハビリテーションを中止することがある。

章末問題

[1] 変形性関節症のX線所見としての特徴は次のうちどれか。

ア．関節の骨性強直　　イ．骨萎縮　　ウ．骨膜反応　　エ．骨硬化
オ．骨囊胞形成
1．ア、イ　　2．ア、オ　　3．イ、ウ　　4．ウ、エ　　5．エ、オ

解説　変形性関節症のX線所見は、関節裂隙の狭小化、骨硬化像、骨棘形成、囊腫形成である。骨萎縮は関節リウマチ、骨膜反応は骨肉腫などでみられる。　**解答**　5

[2] 変形性関節症について<u>誤っている</u>のはどれか。

ア．中年以降、関節の退行性変性によって起こる有痛性関節運動制限である。
イ．2次性変形性関節症は膝関節によくみられる。
ウ．ヘバーデン結節は近位指節間関節にみられる。
エ．変形性膝関節症は最も頻度が高い。
オ．変形性肘関節症では尺骨神経麻痺を伴うことがある。
1．ア、イ　　2．ア、オ　　3．イ、ウ　　4．ウ、エ　　5．エ、オ

解説　2次性変形性関節症は股関節に多くみられ、変形性膝関節症は1次性が多い。ヘバーデン結節は遠位指節間関節にみられる。　**解答**　3

3 人工膝関節置換術（TKA）が一般に適当でないのはどれか。

ア．変形性膝関節症　　　イ．膝関節結核　　　ウ．化膿性膝関節炎
エ．外傷性膝関節強直　　オ．関節リウマチ

1．ア、イ　　2．ア、オ　　3．イ、ウ　　4．ウ、エ　　5．エ、オ

解説　人工関節置換術では、化膿性関節炎、結核性関節炎など感染性の関節疾患は禁忌である。　　　　　　　　　　　　　　　　　　　　　　　　**解答**　3

4 関節リウマチについて誤っているのはどれか。

1．骨関節強直が起こる。　　　2．環軸椎の亜脱臼が起こることがある。
3．初期症状は朝、手指の関節がこわばることから起こることが多い。
4．治療にリハビリテーションは重要である。　　　5．高尿酸血症を伴う。

解説　関節リウマチの血液検査では、赤血球沈降速度（血沈）の亢進、CRP値の上昇、80〜90％にリウマチ因子（rheumatoid factor：RF）の陽性、貧血がみられる。高尿酸血症は、痛風でみられる。　　　　　　　　　　　　　　　　　　　**解答**　5

5 関節リウマチによる関節の異常でみられるものすべて選べ。

1．環軸椎亜脱臼　　2．手の尺側偏位　　3．内反膝　　4．手関節強直
5．足の外反母指

解説　内反膝は主に変形性膝関節症でみられ、関節リウマチでは外反膝が特徴的である。　　　　　　　　　　　　　　　　　　　　　　　　　　　**解答**　1、2、4、5

6 関節リウマチについて正しいのはどれか。

ア．しばしば貧血を合併する。　　　イ．血沈、CRP が亢進する。
ウ．高齢者ほど発生頻度が高い。　　エ．常にリウマチ因子が陽性である。
オ．手関節、膝関節が初発になることが多い。

1．ア、イ　　　2．ア、オ　　　3．イ、ウ　　　4．ウ、エ　　　5．エ、オ

解説　関節リウマチは、20〜50 歳代の女性に発症し、四肢の小関節が左右対称性に罹患する。リウマチ因子の陽性率は 80〜90％である。　　　　　　　　**解答　1**

7 関節リウマチと変形性関節症の鑑別診断上有用でないものはどれか。

1．関節炎は多発か、単発または少数か。　　2．関節の疼痛が強いか弱いか。
3．CRP が陽性か否か。　　4．血沈（赤血球沈降速度）が亢進しているか否か。
5．ヘバーデン結節がみられるかどうか。

解説　両者とも疼痛・腫脹を認める。関節リウマチは血液検査での炎症反応（CRP 陽性、血沈亢進）を伴う。ヘバーデン結節は変形性関節症にみられる。　　**解答　2**

8 関節リウマチにみられないのはどれか。

1．関節滑膜の炎症　　2．関節軟骨の破壊　　3．スワンネック変形
4．関節液中の結晶の析出　　5．関節脱臼

解説　関節液中の結晶の析出は痛風（尿酸結晶）、偽痛風（ピロリン酸カルシウム結晶）でみられる。　　　　　　　　　　　　　　　　　　　　　　　**解答　4**

9 痛風について誤っているのもすべて答えよ。

1. 女性に多い。　　2. 疼痛発作は膝関節に起こることがある。
3. 血液中の尿酸値は高値である。　　4. 腎障害を合併することがある。
5. 関節液にピロリン酸カルシウムの結晶がみられる。

解説　痛風は40代男性に多くみられ、関節液に尿酸結晶を認め、母趾MTP関節や膝関節に急性炎症を起こす。ピロリン酸カルシウム結晶は偽痛痛の関節液にみられる。

　　　　　　　　　　　　　　　　　　　　　　　　　　　　　　　　解答　1、5

10 結晶性関節炎に関して誤っているのはどれか。

ア．痛風の原因は高尿酸血症である。
イ．痛風は中年女性に多くみられる。
ウ．偽痛風はリン酸カルシウムの結晶によって起こる。
エ．偽痛風は高齢者の膝関節に好発する。
オ．痛風発作が足関節や膝関節に起こることがある。

1. ア、イ　　2. ア、オ　　3. イ、ウ　　4. ウ、エ　　5. エ、オ

解説　痛風は40代男性に多くみられる。偽痛痛では、関節液中にピロリン酸カルシウム結晶がみられる。

　　　　　　　　　　　　　　　　　　　　　　　　　　　　　　　　解答　3

11 強直性脊椎炎に関して誤っているのはどれか。

1. 脊椎と仙腸関節が侵される。　　2. 20歳代男性に多くみられる。
3. リウマトイド因子が陽性である。　　4. HLA-B27の陽性率が高い。
5. 単純X線で竹様脊柱がみられる。

解説　血液検査では、リウマトイド因子は陰性で、血沈がしばしば亢進する。HLA-B27の陽性率は高い。

　　　　　　　　　　　　　　　　　　　　　　　　　　　　　　　　解答　3

12 関節の手術に関して誤っているのはどれか。
1. 関節リウマチに対して滑膜切除を行う。
2. 変形性膝関節症に対して関節デブリードマンを行う。
3. 結核性関節炎に対して関節固定を行う。
4. 変形性膝関節症に対して骨切り術を行う。
5. 化膿性関節炎に対して人工関節を行う。

解説　化膿性関節炎などの感染性の関節疾患に対する人工関節置換術は禁忌である。

解答　5

13 人工関節の合併症に関して誤っているのはどれか。
ア．細菌感染には、術後早期感染と晩発感染がある。
イ．後方アプローチでの人工股関節の脱臼姿位は、股関節屈曲・内転・内旋位である。
ウ．人工関節のゆるみ・破損は術後早期にみられる。
エ．深部静脈血栓の予防のため早期リハビリテーションは行わない。
オ．肺塞栓症は重篤化する。
1. ア、イ　　2. ア、オ　　3. イ、ウ　　4. ウ、エ　　5. エ、オ

解説　長期経過した人工関節では、金属部品やポリエチレンの破損を来したり、骨と人工関節の間でゆるみが生じることがある。深部静脈血栓の予防のため早期リハビリテーションを行う。

解答　4

第6章　関節障害と対応

14 関節リウマチにおいて、余暇、仕事、身の回りのことの3つの要素から機能状態の程度を示す指標はどれか。

1. CMI　　2. DAS28〈disease activity score 28〉　　3. Larsen 分類
4. Sharp score　　5. Steinbrocker の class 分類　　　　（第54回国家試験 PT）

解説　関節リウマチの進行の程度を Steinbrocer の stage 分類で表す。また、機能障害の程度は class 分類で表す。　　　　　　　　　　　　　　　　　　　　**解答　5**

15 関節リウマチにみられる変形と部位の組み合わせで適切なものはどれか。

1. スワンネック変形 － 環軸椎関節　　　2. ムチランス変形 － 脊柱
3. ボタン穴変形 － 手の母指　　4. 内反小指変形 － 足部
5. Z 変形 － 足の母指　　　　　　　　　　　　　　　　（第54回国家試験 PT）

解説　スワンネック変形は、手指の DIP 屈曲・PIP 過伸展である。ムチランス変形はオペラグラス変形といい、指がオペラグラス様に伸縮する。ボタン穴変形は、手指の DIP 過伸展・PIP 屈曲である。Z 変形は母指の変形である。　　　**解答　4**

16 多発性筋炎で正しいのはどれか。

1. 男性に多い。
2. 心筋は障害されない。
3. 高い室温では筋力が低下する。
4. 四肢の遠位筋優位に障害される。
5. 間質性肺炎を合併すると予後が悪い。　　　　　　　（第54回国家試験 PT）

解説　5～15歳と30～50歳にピークがあり、女性に多い。主に体幹や四肢近位筋、頸筋、咽頭筋などの筋力低下を来す。関節炎、心筋障害、間質性肺炎などを併発し、多彩な病像を呈する。　　　　　　　　　　　　　　　　　　　　　　　**解答　5**

17 63歳の女性。主婦。関節リウマチ。発症後半年が経過した。Steinbrockerのステージ II、クラス2。料理など家事全般を好み、熱心に行ってきた。立ち仕事が多く、最近膝痛が出現した。この患者に対する作業療法の留意点で適切なのはどれか。

1. 膝伸展固定装具　　2. 片手でフライパンを使うよう指導する。
3. 家事は一度にまとめて行うよう指導する。
4. 筋力強化は等尺性収縮運動を中心に行う。
5. 関節可動域訓練は最終域感を超えるようにする。　　（第54回国家試験 OT）

解説　関節破壊の進行を来さないように愛護的な関節可動域訓練や生活指導を行う。また、筋力訓練は関節炎が起きていても実施可能な等尺性収縮運動を行う。**解答**　4

18 72歳の女性。関節リウマチ。Steinbrockerのステージ III、クラス3、訪問リハビリテーションを行っている。最近、新たに後頚部痛と歩きにくさを訴えている。この患者への対応として適切でないものはどれか。

1. 転倒予防の指導を行う。
2. 頚部の可動域運動を行う。
3. 調理の際に椅子の使用を勧める。
4. 高い枕を用いないよう指導する。
5. 柔らかいマットレスを避けるよう指導する。　　（第53回国家試験 OT）

解説　環軸椎の亜脱臼を呈していると考えられる。そのため、頚椎にカラーなどを装着し、前屈を制限させる必要がある。　　　　　　　　　　　　　　**解答**　2

187

第6章　関節障害と対応

19 後方アプローチによる人工関節置換術後の動作で正しいのはどれか。

1. 低めのソファーに座る。　　2. 健側を下にして横になる。
3. 床の物を拾うときは患側を後方に引く。
4. 階段を降りるときは健側から先に下ろす。
5. ベッドに這い上がるときは患側の膝を先につく。　　（第53回国家試験 OT）

解説　後方アプローチによる人工股関節置換術の脱臼姿位は屈曲・内転・内旋である。よって、低めの椅子は危険である。床の物を拾うときは患側を後方に引き、股関節伸展位とすると脱臼が防止される。その他、患側を保護する動作を指導する。

　　　　　　　　　　　　　　　　　　　　　　　　　　　　　　　　　　解答　3

20 非ステロイド性抗炎症薬（NSAIDs）の副作用として正しいものはどれか。

1. 胃潰瘍　　2. 低血糖　　3. 多幸感　　4. 骨粗鬆症　　5. 中心性肥満
　　　　　　　　　　　　　　　　　　　　　　　（第53回国家試験 PT・OT）

解説　非ステロイド性抗炎症薬（NSAIDs）は消炎鎮痛剤であり、関節リウマチや変形性関節症の治療薬として用いられる。副作用として、胃潰瘍などの胃腸障害や、腎障害がある。

　　　　　　　　　　　　　　　　　　　　　　　　　　　　　　　　　　解答　1

21 関節リウマチについて正しいのはどれか。

1. 股関節などの大関節に初発する。　　2. 間質性肺炎を合併することが多い。
3. 罹患関節の症状は非対称性に現れる。
4. 半数以上にリウマトイド結節が認められる。
5. 血清アルカリフォスファターゼが高値となる。

　　　　　（第53回国家試験 PT・OT）（第47回国家試験 PT、OT 類似問題）

解説　手指などの四肢の小関節が左右対称性に罹患する。リウマトイド結節は20〜

25％にみられる。血液検査で高値になるのは、赤血球沈降速度（血沈）、CRP値といった炎症反応である。

解答　2

22　変形性膝関節症の進行に伴う関節構成体の変化で正しいのはどれか。
1．滑膜の肥厚　　　　2．骨囊胞の消失　　　3．軟骨下骨の肥厚
4．関節裂隙の拡大　　5．関節靱帯の緊張　　　　　（第53回国家試験PT・OT）

解説　滑膜の肥厚、関節裂隙の狭小化、骨硬化、骨棘形成、囊腫形成を認める。

解答　1

23　関節リウマチの脊椎病変で最も多いのはどれか。
1．黄色靱帯骨化　　2．環軸椎亜脱臼　　3．後縦靱帯骨化　　4．脊柱側彎
5．腰椎椎間板ヘルニア　　　　　　　　　　　　　　　（第53回国家試験PT）

解説　環軸椎亜脱臼である。頚椎前屈にて亜脱臼が起き、頚椎後屈にて整復位となる。

解答　2

24　Heberden結節の好発部位はどこか。
1．遠位指節間関節　　2．遠位橈尺関節　　3．近位指節間関節
4．近位橈尺関節　　　5．中手指節関節　　　　　　（第53回国家試験PT）

解説　ヘバーデン結節は遠位指節間関節（DIP）、ブシャール結節は近位指節間関節（PIP）でみられる。

解答　1

第6章　関節障害と対応

25　44歳の女性。関節リウマチ。X線写真を示す。身の回りのことはできるが、仕事は行えない。この患者のSteinbrockerの分類はどれか。

1. ステージⅡ、クラスⅡ　　2. ステージⅢ、クラスⅢ　　3. ステージⅢ、クラスⅣ
4. ステージⅣ、クラスⅢ　　5. ステージⅣ、クラスⅣ　　（第52回国家試験PT）

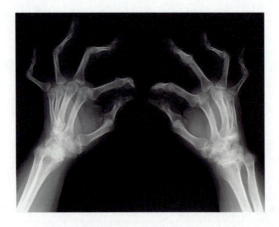

解説　手根骨が癒合しており、骨性強直を呈しているため、ステージⅣである。身の回りのことはできるが、仕事は行えないので、機能分類のクラスⅢである。

解答　4

26　右人工股関節置換術（後方侵入）後の患者の靴下の着脱動作として正しいのはどれか。2つ選べ。

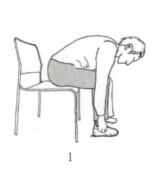
1

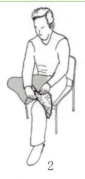
2

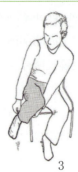
3

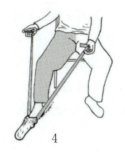
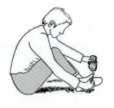

4　　　　　　　　　　　　5　　　　（第 52 回国家試験 PT）

解説　後方アプローチ（後方侵入）による人工股関節置換術の脱臼姿位は屈曲・内転・内旋である。1、3、5 は股関節の過屈曲を許容してしまう。特に 3 は内転・内旋も許容する危険姿位である。2 は屈曲しているが、外転・外旋なので脱臼しない。4 は伸展位なので脱臼しない。　　　　　　　　　　　　　　　　　**解答**　2、4

27　変形性膝関節症について正しいのはどれか。

1．男性に多い。　　　2．膝関節液は混濁している。
3．内側楔状足底板が有用な場合が多い。
4．初期の痛みは動作開始時に出現しやすい。
5．X 線像では外側関節裂隙が狭小化している場合が多い。

（第 52 回国家試験 PT・OT）

解説　女性に多く、内反膝（O 脚）が多い。そのため、内側関節裂隙は狭小化している。足底板は外側楔状とすると膝内側への負担が軽減される。関節液は黄色透明である。　　　　　　　　　　　　　　　　　　　　　　　　　　　　**解答**　4

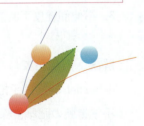

191

第6章 関節障害と対応

28 75歳の女性。自宅の浴室で転倒し右大腿骨頚部を骨折したため人工股関節置換術（後外側アプローチ）が施行された。担当医からは患側への全荷重が許可されている。この患者に対するADL指導で正しいのはどれか。

1. 割り座で靴下をはく。　　2. 和式の畳生活を勧める。
3. 靴ひもを結ぶときはしゃがむ。　　4. 椅子は座面の低いものを使用する。
5. 階段を下りるときは右足を先に下ろす。
（第52回国家試験OT）

解説　後外側アプローチによる人工股関節置換術の脱臼姿位は屈曲・内転・内旋である。股関節を過屈曲にする生活指導は避ける必要があるため、2、3、4は不適である。さらに、割り座は屈曲に加え内旋も許容するため、不適である。　**解答　5**

29 関節リウマチ患者に対する生活指導で正しいのはどれか。

1. 枕は高くする。　　2. 手関節は掌屈位を保つ。　　3. 階段は足段で上る。
4. 本は眼の高さに置いて読む。　　5. 茶碗は指間を広げて支える。
（第52回国家試験OT）

解説　頚椎の環軸椎亜脱臼を予防するため、頚椎前屈は避ける。そのため、1のように枕を高くすると頚椎が前屈し危険であるが、4のように本を眼の高さに置いて読むことで、頚椎の前屈を防止できる。　**解答　4**

30 関節リウマチに合併しやすいのはどれか。

1. 内反足　　2. 脊椎分離症　　3. Heberden結節　　4. Dupuytren拘縮
5. 指伸筋腱皮下断裂
（第50回国家試験PT）

解説　内反足ではなく外反足がみられる。脊椎では環軸椎亜脱臼がみられる。Heberden結節は手指DIP関節にみられる変形性関節症である。Dupuytren拘縮は、手掌腱膜の肥厚、線維化、収縮による指の伸展制限を呈する疾患である。指伸筋腱

皮下断裂は、伸筋腱の腱鞘や関節内滑膜の腱内侵入により腱が弱化するとともに、背側に亜脱臼した尺骨の機械的摩耗により起きる。　　　　　　　　　　解答　5

31　痛風について正しいのはどれか。
1. 女性に多い。　　　2. 80代に多い。　　　3. 多臓器に症状を起こす。
4. るいそうに合併しやすい。
5. ピロリン酸カルシウム結晶が関節に沈着する。　（第51回国家試験 PT・OT）

解説　40代男性に好発する。関節液中に尿酸結晶を認める。ピロリン酸カルシウム結晶は偽痛風でみられる。暴飲暴食などが原因なので、るいそう（やせ）とは逆である。腎機能障害、高血圧、心血管障害、脳血管障害も合併症として発症しやすくなる。　　　　　　　　　　　　　　　　　　　　　　　　　　　　　　解答　3

32　大腿骨近位部骨折に対する人工骨頭置換術後方アプローチ後、全荷重が可能な状態での理学療法で適切でないのはどれか。
1. 背臥位における膝伸展位での股関節外転運動
2. 腹臥位における他動的な股関節伸展運動
3. 座位における重錘を用いた大腿四頭筋の筋力増強
4. 低い椅子から股関節内旋位での立ち上がり練習
5. 歩行器を用いた屋外歩行練習　　　　　　　　　　　（第51回国家試験 PT）

解説　人工骨頭置換術後方アプローチにおける脱臼姿位は、人工股関節置換術の同アプローチと同様で、屈曲・内転・内旋である。よって、低い椅子から股関節内旋位での立ち上がり練習は、禁忌姿位を招く可能性がある。　　　　　　解答　4

第6章　関節障害と対応

33　変形性関節症について正しいのはどれか。

1. 若年者に好発する。
2. 滑膜炎から軟骨の変性に至る。
3. 股関節では2次性股関節症が多い
4. 膝関節では女性に比べ男性の有病率が高い。
5. 発症要因として遺伝的素因は認められない。

（第50回国家試験 PT・OT）

解説　変形性関節症は加齢現象である。変形性膝関節症は1次性が多く、変形性股関節症は2次性が多い。両方とも女性が多い。遺伝的素因もみられる。　　**解答　3**

34　大腿骨頚部骨折に対して後方アプローチにて人工骨頭置換術を施行した患者のADL指導で正しいのはどれか。

1. 和式トイレで排泄する。
2. 割り座で足の爪を切る。
3. あぐら座位で靴下を履く。
4. 患側下肢から階段を上る。
5. 椅子に座って床の物を拾う。

（第50回国家試験 OT）

解説　人工骨頭置換術後方アプローチにおける脱臼姿位は、人工股関節置換術の同アプローチと同様で、屈曲・内転・内旋である。あぐら座位での靴下履きは股関節屈曲しているが、外転・外旋位であるため、脱臼はしない。　　**解答　3**

35　58歳の女性。12年前発症の関節リウマチ。突然指が伸展できなくなり受診した。受診時の手の写真を示す。障害されたのはどれか。

1. 橈骨神経
2. 長橈側手根伸筋
3. （総）指伸筋
4. 固有示指伸筋
5. 尺側手根伸筋

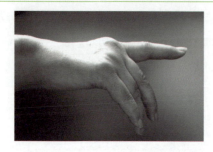

（第49回国家試験 PT）

解説 関節リウマチでは、手関節背側での滑膜炎や骨の摩擦により、指伸筋腱が皮下断裂することがある。　　　　　　　　　　　　　　　　　　　　**解答**　3

---

36 関節リウマチについて正しいのはどれか。
1. 内反尖足が合併しやすい。　　　2. DIP 関節に病変を生じやすい。
3. 肘関節にはムチランス変形が生じやすい。
4. 環軸椎亜脱臼を認めるときには頚部を屈曲させる。
5. 炎症が強い時期の運動療法は自動運動を中心に行う。　　（第 49 回国家試験 PT）

解説 内反尖足ではなく、外反足を合併することがある。手は PIP 関節、MP 関節で関節炎を生じる。ムチランス変形は手指でみられる。環軸椎亜脱臼では、頚部を屈曲（前屈）すると亜脱臼が増す。　　　　　　　　　　　　　　**解答**　5

---

37 変形性股関節症に対して、前方アプローチで股関節を前外側に脱臼させて人工股関節置換術を行った。術後に股関節の脱臼を最も誘発しやすい肢位はどれか。
1. 屈曲、内転、内旋　　2. 屈曲、外転、外旋　　3. 伸展、内転、外旋
4. 伸展、内転、内旋　　5. 伸展、外転、内旋　　（第 48 回国家試験 PT）

解説 後外側アプローチによる人工股関節置換術の脱臼姿位は、屈曲・内転・内旋であるが、前方アプローチによる人工股関節置換術の脱臼姿位は、伸展・内転・外旋である。　　　　　　　　　　　　　　　　　　　　　　　　　　　　**解答**　3

---

38 関節リウマチの検査所見で正しいのはどれか。
1. CRP 陽性　2. 血清鉄増加　3. 赤沈値低値　4. 白血球数減少　5. 赤血球数増加

第6章 関節障害と対応

（第48回国家試験 OT）

解説 関節リウマチの血液検査では、CRP陽性、赤沈亢進、貧血、80〜90％にリウマチ因子の陽性がみられる。　　　　　　　　　　　　　　　　　**解答　1**

---

39 56歳の女性。関節リウマチ。足部の写真を示す。この写真にみられる変形はどれか。2つ選べ。

1. スワンネック変形
2. ボタンホール変形
3. Z状変形
4. 内反小趾
5. 外反母趾

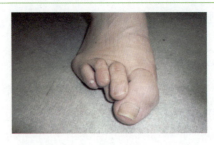

（第47回国家試験 PT）

解説 写真では、内反小趾、外反母趾、重複趾がみられる。スワンネック変形は、指DIP屈曲・PIP過伸展である。ボタンホール変形は、指DIP過伸展・PIP屈曲である。Z状変形は母指にみられる。　　　　　　　　　　　　　　　　**解答　4、5**

---

40 関節リウマチで起こりにくいのはどれか。

1. 環軸関節亜脱臼
2. 肘関節の屈曲拘縮
3. 尺骨遠位の背側脱臼
4. 股関節の中心性脱臼
5. 膝関節の内反変形

（第47回国家試験 PT）

解説 関節リウマチの膝は外反変形が特徴的である。膝内反変形は変形性膝関節症で多くみられる。　　　　　　　　　　　　　　　　　　　　　　　**解答　5**

41 関節リウマチで炎症が初発する部位はどれか。

1．滑膜　　2．靱帯　　3．骨膜　　4．線維膜　　5．関節軟骨

（第 47 回国家試験 OT）

解説　初めは滑膜炎であるが、関節炎を繰り返すうちに関節破壊、変形が進行し、関節強直、機能障害となる。　　　　　　　　　　　　　　　　　**解答**　1

42 急性炎症が主な病態であるのはどれか。

1．肩関節周囲炎　　2．痛風性関節炎　　3．結核性関節炎
4．肘離断性骨軟骨炎　　5．上腕骨外上顆炎　　（第 46 回国家試験 PT、OT）

解説　痛風は、尿酸の生成・排出異常による高尿酸血症により、結晶として組織に沈着し、母趾 MTP 関節や膝関節に急性炎症を起こす。　　　　**解答**　2

43 関節リウマチの活動性を反映する血液検査項目はどれか。

1．CK　　2．CRP　　3．尿素窒素　　4．アミラーゼ　　5．アルブミン

（第 46 回国家試験 OT）

解説　関節リウマチでは、CRP、赤沈といった炎症反応が高値を示す。　　**解答**　2

44 関節リウマチで障害されにくいのはどれか。

1．手関節　　2．肘関節　　3．膝関節　　4．環軸関節　　5．遠位指節間関節

（第 46 回国家試験 OT）

解説 遠位指節間関節は変形性関節でみられ、ヘバーデン結節という。　**解答**　5

第7章

四肢循環障害と対応

到達目標

四肢の循環障害の概略について述べることができる。

学習のポイント

・閉塞性動脈硬化症
・閉塞性血栓血管炎
・静脈血栓塞栓症
・静脈瘤
・レイノー症候群

第7章　四肢循環障害と対応

1　四肢の動静脈障害

四肢循環障害のうち、四肢の動静脈障害に関して以下に記載する。

1.1　閉塞性動脈硬化症（arteriosclerosis obliterans：ASO）

糖尿病、高血圧、動脈硬化などをもつ50歳以上の男性に好発する。中等大の動脈に閉塞が起きる。

(1) 症状

下肢の阻血症状として、冷感・疼痛・しびれ感、間欠跛行を呈する。広範囲閉塞、高度閉塞では、安静時痛、潰瘍・壊死を来す（図7.1）。

(2) 診断

脈拍の触知減弱、皮膚温低下、動脈造影において動脈壁の凹凸像、不規則な陰影欠損、閉塞像を認める（図7.2）。

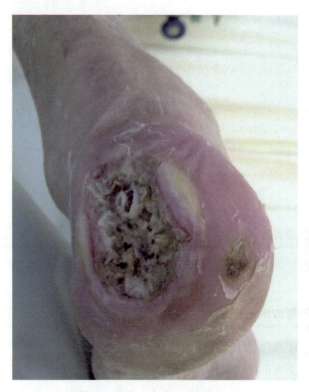

踵部の壊死・潰瘍を認める。

図7.1　閉塞性動脈硬化症

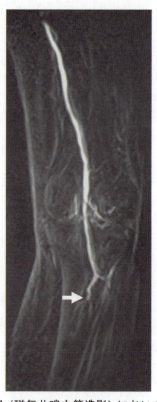

MRA（磁気共鳴血管造影）において、下腿への血流の途絶を認める。

図7.2　閉塞性動脈硬化症

(3) 治療

抗血小板薬、血管拡張薬などの薬物療法。側副血行の促進を期待した理学療法。バイパス手術などの血行再建術（図 7.3）。進行例では切断術が行われる。

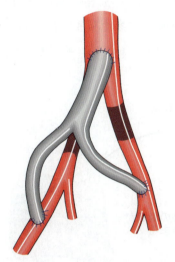
大動脈－大腿動脈間バイパス術

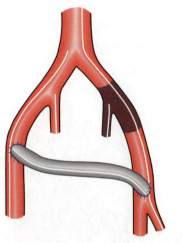
大腿動脈－大腿動脈間バイパス術

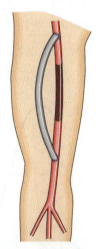
大腿動脈－膝窩動脈間バイパス術

図 7.3　血行再建

1.2 閉塞性血栓血管炎（thromboangiitis obliterans：TAO）（Buerger 病）

青壮年男性に好発し、喫煙習慣と関連がある。同様の阻血症状を上下肢に起こす。著明に蛇行した側副血行を形成する。

(1) 症状

冷感・疼痛・しびれ感、間欠性跛行を呈する。遊走性静脈炎、動脈拍動の欠如を認める。潰瘍・壊死を来し難治性である。

(2) 治療

禁煙の厳守。保温・保護・清潔に気をつける。血管拡張薬などの薬物、交感神経切除術、血行再建術などの手術を行うが、血行不良例では切断を行う。

閉塞性動脈硬化症（ASO）と閉塞性血栓血管炎（TAO）の違いを表 7.1 に示す。

表 7.1　閉塞性動脈硬化症（ASO）と閉塞性血栓血管炎（TAO）の違い

	ASO	TAO
症例	高齢者　男性	20〜40 歳　男性
基礎疾患	高血圧、糖尿病 高脂血症	なし
喫煙	危険因子	憎悪因子
静脈炎の合併	なし	あり
病変部位	内膜	全層炎
好発部位	腹部大動脈 大腿動脈	膝窩動脈より末梢 前腕動脈より末梢
副側血行路	不良	良好
血管造影	途絶状 石灰化多い 虫食い像	先細り 石灰化少ない 蛇行した側副血行路

1.3 静脈血栓塞栓症（venous thromboembolism：VTE）

　血栓性静脈炎（thrombophebitis）、深部静脈血栓症（deep vein thrombosis：DVT）がこれにあたる。深部静脈血栓症から、血栓が遊離し肺血栓塞栓（pulmonary thromboembolism：PE）を起こすことがあり、大きい塞栓では死に至る（図 7.4）。女性や高齢者、肥満や長期臥床は危険因子である。最近は手術後に多くみられる。特に、脊椎手術、股関節・膝関節などの下肢人工関節手術はリスクが高い。解剖上の理由から左下肢に多い（図 7.5）。

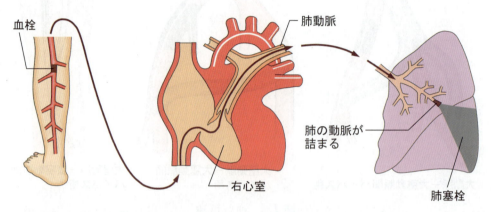

下肢の深部静脈の血栓が静脈血流にのって右心室から肺動脈に流れ、肺の動脈が詰まると肺塞栓症となる。

図 7.4　深部静脈血栓症から、血栓が遊離し肺塞栓をおこす

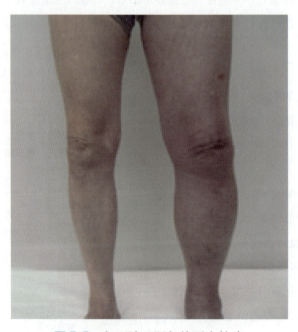

図 7.5　左下肢の深部静脈血栓症

(1) 症状
下腿の緊満感、浮腫、腫脹、自発痛、運動時痛などがみられる。

(2) 診断
超音波検査、静脈造影、造影 CT が有用である（図 7.6）。

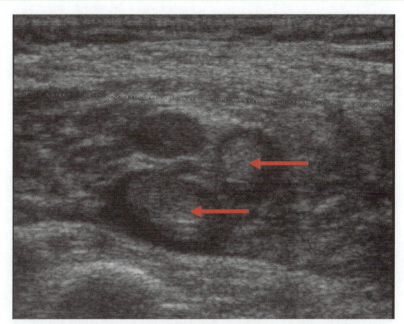

ヒラメ静脈内血栓（矢印）
血栓は中央の灰白色部分（矢印）で周辺の黒色部分は血液。

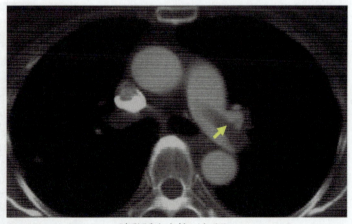

肺動脈内血栓（矢印）
血栓は中央の黒色部分（矢印）で周辺の灰白色部分は肺動脈内の血液。

出典）Vascular Lab 2010 年増刊 血管診療テキスト，監修：松尾汎，メディカ出版，2010．P254，図 1 より一部改変

図 7.6　深部静脈血栓症の超音波検査、肺塞栓症の造影 CT

(3) 治療

早期離床、下肢自動運動が重要である。離床困難なときは弾性ストッキング、間欠的空気圧迫法を用い予防する（図 7.7）。ワルファリン、ヘパリンといった抗凝固剤を使用する。他に血栓除去術、頚部静脈から下大静脈にフィルターを設置することもある。

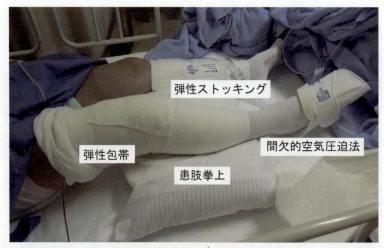

深部静脈血栓症予防のため、患肢挙上、弾性ストッキング、弾性包帯、間欠的空気圧迫法を行っている。

図 7.7 右人工膝関節全置換術後

1.4 静脈瘤 (varix)（図 7.8）

静脈弁不全のために起きる。下肢の痛み、だるさ、不快感などを呈する。弾性包帯、弾性ストッキングによる圧迫で対応するが、重症例では手術を行う。

1.5 レイノー症候群 (Raynaud syndrome)

女性に多く、寒冷や精神的要因で、末梢の小動脈が発作性の収縮を起こし、手指、足趾が蒼白になる。原因不明な 1 次性と、膠原病、胸郭出口症候群、外傷、振動工具使用などの 2 次性に分けられる。

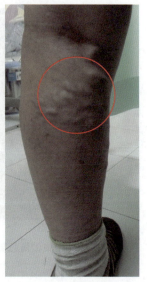

図 7.8 下腿の静脈瘤（円印）

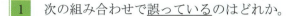

章末問題

1 次の組み合わせで誤っているのはどれか。

ア．閉塞性動脈硬化症（ASO） － 間欠破行
イ．閉塞性血栓性血管炎（TAO） － 喫煙
ウ．閉塞性血栓性血管炎（TAO） － 高齢者
エ．血栓性静脈炎 － 右下肢に多い
オ．血栓性静脈炎 － 肺梗塞

1．ア、イ　　2．ア、オ　　3．イ、ウ　　4．ウ、エ　　5．エ、オ

解説　閉塞性血栓血管炎（TAO）は、青壮年男性に好発し喫煙習慣と関連がある。閉塞性動脈硬化症（ASO）は、糖尿病、高血圧、動脈硬化などをもつ高齢の男性に好発する。血栓性静脈炎は、解剖上の理由から左下肢に多い。　　**解答　4**

2 循環障害に関して誤っているのはどれか。

ア．閉塞性血栓性血管炎は側副血行路がみられない。
イ．閉塞性動脈硬化症は足趾に潰瘍を形成する。
ウ．閉塞性動脈硬化症は間欠跛行を呈する。
エ．血栓性静脈炎は高齢者、肥満、長期臥床が危険因子になる。
オ．血栓性静脈炎は右下肢に多い。

1．ア、イ　　2．ア、オ　　3．イ、ウ　　4．ウ、エ　　5．エ、オ

解説　閉塞性血栓血管炎（TAO）は著明に蛇行した側副血行を形成する。血栓性静脈炎は、解剖上の理由から左下肢に多い。　　**解答　2**

第7章　四肢循環障害と対応

3　四肢血行障害と関係が深い疾患で誤っているのはどれか。

1. 胸郭出口症候群　　2. フォルクマン拘縮　　3. 前脛骨区画症候群
4. バージャー病　　　5. シェーグレン症候群

解説　シェーグレン症候群は膠原病（自己免疫疾患）のひとつで、涙や唾液をつくりだす涙腺、唾液腺などの外分泌腺に慢性的に炎症が生じ、涙や唾液の分泌が低下、乾燥症状を呈する。　　　　　　　　　　　　　　　　　　　　　　　　**解答　5**

4　閉塞性動脈硬化症で正しいのはどれか。

1. 冷感はない。　　2. 安静時痛はない。　　3. しびれ感はない。
4. 間欠性跛行は体幹前傾で改善する。
5. 好発部位は大腿動脈から膝窩動脈である。　　　（第54回国家試験PT）

解説　閉塞性動脈硬化症は、糖尿病、高血圧、動脈硬化などをもつ50歳以上の男性に好発する。中等大の動脈に閉塞が起きる。下肢の阻血症状として、冷感・疼痛・しびれ感、間欠性跛行を呈する。体幹前傾で改善する間欠性跛行は、腰部脊柱管狭窄症でみられる。　　　　　　　　　　　　　　　　　　　　　　　　　　　**解答　5**

5　人工股関節置換術後の深部静脈血栓症の予防で誤っているのはどれか。

1. 弾性ストッキング着用　　2. 間欠的空気圧迫　　3. 足関節の底背屈
4. マッサージ　　5. 安静　　　　　　　　　　　　（第49回国家試験OT）

解説　人工股関節置換術後の深部静脈血栓症の予防として、早期離床、下肢自動運動が重要であるため、安静は予防にならない。　　　　　　　　　　　　　**解答　5**

6 深部静脈血栓症を起こしやすいのはどれか。

1．人工膝関節置換術後　　2．橈骨遠位端骨折　　3．心房細動
4．血友病　　5．高血圧　　　　　　　　　　（第48回国家試験 PT・OT）

解説　人工膝関節置換術後の合併症として、深部静脈血栓症、肺塞栓症がある。

解答　1

7 深部静脈血栓症の予防法で正しいのはどれか。2つ選べ。

1．弾性ストッキングの着用　　2．足関節の自動運動　　3．水分摂取の制限
4．ギプス固定　　5．冷却　　　　　　　　（第47回国家試験 PT、OT 共通）

解説　深部静脈血栓症の予防として、早期離床、下肢自動運動がある。離床困難なときは弾性ストッキング、間欠的空気圧迫法を用い予防する。　　**解答　1、2**

第8章

筋骨格系腫瘍と対応

到達目標

筋骨格系の腫瘍の概略について述べることができる。

学習のポイント

- 腫瘍（良性腫瘍・悪性腫瘍）
- 良性骨腫瘍（骨軟骨腫、骨巨細胞腫）
- 悪性骨腫瘍（骨肉腫、軟骨肉腫、癌の骨転移）

第8章　筋骨格系腫瘍と対応

1　腫瘍総論

　細胞の分化は、受精、細胞分裂、器官誘導、器官、臓器へと行われ、細胞数をほぼ一定に保つため、分裂・増殖し過ぎないような制御機構が働いている。

　悪性腫瘍（malignant tumor）は遺伝子変異によって自律的に制御されない増殖を行うようになった細胞集団のなかで周囲組織に浸潤し、また転移を起こす腫瘍である（図8.1）。真の新生物（neoplasm）であり無限に成長・分裂する。悪性腫瘍は、上皮組織由来の悪性腫瘍である癌腫（Krebs（独）、cancer（英）、carcinoma（羅））と、骨、軟骨、脂肪、筋肉、血管などといった非上皮性細胞由来の結合組織細胞に発生する肉腫（Sarcoma）、その他、血液の悪性腫瘍である白血病などに分けられる。

　良性腫瘍（benign tumor）は自律的な増殖はするが、どこまでも増殖できる環境をつくっていく能力をもたず、発生した場所で増殖するだけである。大部分は、ある時期細胞が正常以上に増殖するが、やがて成長しなくなる。

　良性と悪性の違いは、生命に対する影響、発育形態が膨張性増殖（expansive）か浸潤性増殖（invasive）か（図8.2）、局所再発の有無、肺転移・脳転移などの遠隔転移の有無などである（図8.3、4）。また、病理組織学的には、有糸分裂像が良性では少なく、悪性では多い。分化度は良性では高く、悪性では低い。悪性腫瘍では異形成が強く成長速度が速い。良性腫瘍は一般に被包化されている（表8.1）。

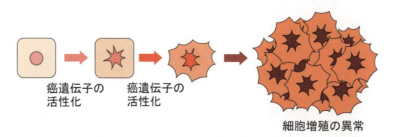

図8.1　遺伝子変異によって自律的で制御されない増殖を行う悪性腫瘍

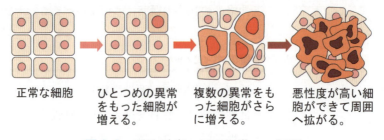

図8.2　悪性腫瘍の周囲組織への浸潤

1　腫瘍総論

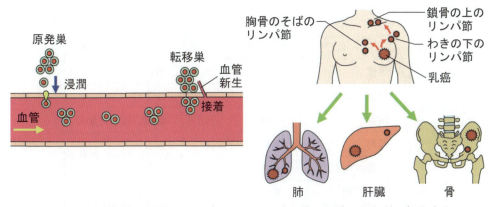

原発巣が周囲組織へ浸潤し、血流にのって、肺・骨・肝臓・脳などに転移する

図 8.3　悪性腫瘍の遠隔転移

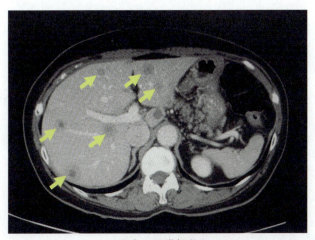

乳癌の肝臓転移

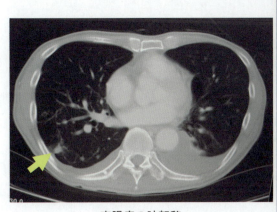

直腸癌の肺転移

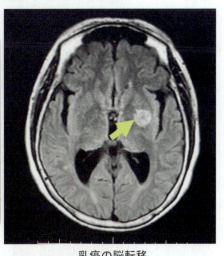

乳癌の脳転移

図 8.4　癌の転移

表 8.1 悪性腫瘍と良性腫瘍の違い

		悪 性	良 性
発育状態	速度	速い	遅い
	周囲への広がり	浸潤性	膨張性
	境界	不明確	明瞭、被包化あり
	転移	あり	なし
	全身への影響	大きい	小さい
病理組織学的	有糸分裂	多い	少ない
	分化	低い	高い
	異形成	強い	少ない

2 骨腫瘍

　良性骨腫瘍と悪性骨腫瘍では治療方法がまったく違うので、手術前に診断をつけることが重要である。

(1) 病歴

　いつ気づいたか、大きくなっているか、病的骨折、体重の減少など。

(2) 診察

　大きさ、固さ、圧痛の有無、癒着など周囲との関係など。

(3) 単純X線

　悪性所見として、①境界不鮮明な骨吸収、②骨皮質の消失、③骨膜反応（コッドマン（Codman）三角）など（図8.5）。

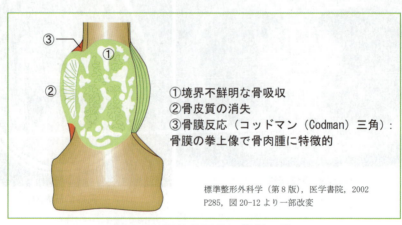

①境界不鮮明な骨吸収
②骨皮質の消失
③骨膜反応（コッドマン（Codman）三角）：骨膜の挙上像で骨肉腫に特徴的

標準整形外科学（第8版），医学書院，2002
P285，図20-12 より一部改変

図 8.5 悪性骨腫瘍の単純X線

(4) 血管造影

①腫瘍濃染（tumor stain）、血液貯留（blood pool）の出現、②腫瘍血管の増加、③動静脈瘻の出現など。

(5) 検査

①アルカリフォスファターゼ値がしばしば上昇、②腫瘍の立体的位置関係を把握するためにMRI、CT、3DCT、骨シンチの利用など。

(6) 治療

手術、化学療法、放射線療法、免疫、温熱などの補助療法など。

(7) 骨腫瘍の発生頻度

①癌の骨転移、②骨軟骨腫、③軟骨腫、④骨嚢腫、⑤骨肉腫、⑥線維性骨異形成、⑦骨巨細胞腫、⑧非骨化性線維腫、⑨軟骨肉腫、⑩骨髄腫

2.1 良性骨腫瘍

2.1.1 骨軟骨腫（外骨腫）(osteochondroma, osteocartilaginous exostosis)

原発性骨腫瘍のなかで最も多い頻度で出現する。長管骨の骨幹端部に出現する骨性の腫瘍である（図8.6）。多発性と単発性があり、多発性外骨腫に悪性化の傾向がある。

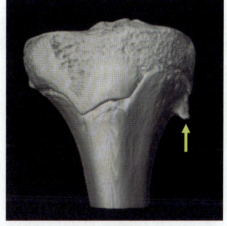

3DCT像

図8.6 脛骨近位内側に発生した骨軟骨腫（外骨腫）

(1) 好発年齢

10歳代に好発する。

(2) 単純X線

骨皮質より膨隆する。腫瘤の頭部には軟骨帽とよばれる軟骨組織がある。

(3) 治療

軟骨帽を含めて腫瘍を切除する。軟骨帽を残すと再発することがある。

2.1.2 骨巨細胞腫 (giant cell tumor of bone : GCT)（図8.7）

多核巨細胞と間質腫瘍細胞で構成されている。長管骨の骨端部に発生する。

(1) 好発年齢

20～30歳代に好発する。

(2) 好発部位

大腿骨遠位、脛骨近位

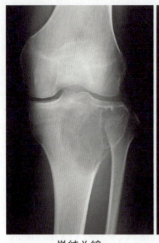
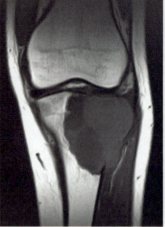
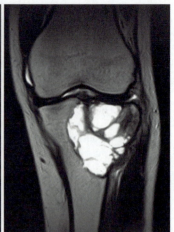

単純X線　　　　MRI T1強調画像　　　MRI T2強調画像

図8.7 脛骨近位に発生した骨巨細胞腫

(3) 単純X線
骨端の透明巣、皮質の菲薄化膨隆がみられる。

(4) 治療
搔爬・骨移植、切除が行われる。腫瘍の完全な摘出がなされないと高率に再発する。発生した場所によっては完全摘出困難であり、再発や周囲臓器に浸潤し臨床的に悪性の経過をとる。

2.2 悪性骨腫瘍

2.2.1 骨肉腫（osteosarcoma）（図8.8）
原発性悪性骨腫瘍中最多である。

(1) 好発年齢
10～20歳代の若年男性に好発する。

(2) 好発部位
大腿骨遠位、脛骨近位

(3) 単純X線
骨皮質の消失、骨膜反応（Codman三角）、境界不明な骨破壊と骨形成がみられる。

(4) 病理
悪性腫瘍細胞による類骨形成を認める。肺転移が高率にみられる。

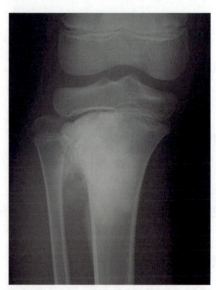

骨皮質の消失、骨膜反応（Codman三角）、境界不明な骨破壊と骨形成を認める。

図8.8 脛骨近位に発生した骨肉腫の単純X線像

(5) 治療

以前はほぼ切断が行われてきたが、現在は患肢温存のための広範切除・治療的切除が行われている。手術前に化学療法、放射線療法を行い、手術後に化学療法を追加する。

(6) 予後

以前の5年生存率は15〜20％であったが、現在は、化学療法の進歩により、5年生存率は50〜70％に向上している。

2.2.2 軟骨肉腫（図8.9）

原発性悪性骨腫瘍のなかでは、骨肉腫と骨髄腫に次いで発生頻度が高い。成長は緩慢で、転移は少ないが、先行病変の2次性悪性化がみられる。

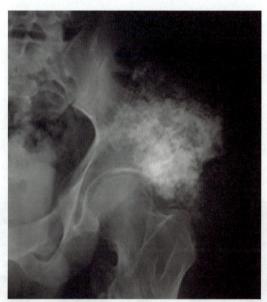

骨盤に境界不明な骨破壊、輪状・斑点状の石灰化がみられる。
図8.9 骨盤に発生した軟骨肉腫の単純X線

(1) 好発年齢

骨肉腫よりは高年齢で、40歳以上の男性に好発する。

(2) 好発部位

骨盤や、大腿骨近位、上腕骨近位の骨幹端部に好発する。

(3) 単純X線

境界不明な骨破壊、輪状・斑点状の石灰化がみられる。

(4) 病理

腫瘍細胞が軟骨を形成している。分化型と未分化型があり未分化型は予後が悪い。

(5) 治療

広範切除、切断が行われる。未分化な腫瘍に化学療法を行うことはあるが、化学療法、放射線療法は効果が少ない。

(6) 予後

骨肉腫より予後はよいが、治療後長期における再発もみられる。

2.3 癌の骨転移（図8.10、11、12、13）

癌の骨転移は骨腫瘍のなかで発生頻度が最も高い。

(1) 骨に転移しやすい癌

①乳腺、②肺、③前立腺、④腎、⑤胃、⑥子宮、⑦肝、⑧腸、⑨甲状、⑩膀胱

(2) 好発年齢

40歳代以降に好発する。

(3) 好発部位

脊椎、骨盤、大腿骨、上腕骨、肋骨。脊椎の悪性腫瘍はほとんど癌の転移である。

(4) 症状

疼痛、病的骨折、脊髄麻痺を来し、これらが初発症状になることもある。血清アルカリフォスファターゼ値、血清カルシウム値の上昇がみられることがある。前立腺癌の骨転移は酸フォスファターゼ値が上昇する。

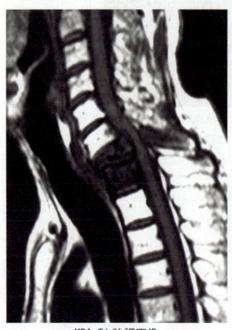 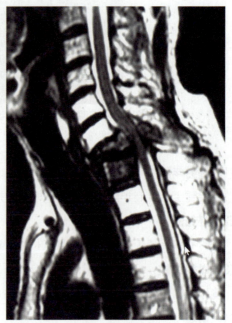

MRI T1強調画像　　　　　　　MRI T2強調画像

図8.10 直腸癌の頸椎転移による四肢麻痺

2 骨腫瘍

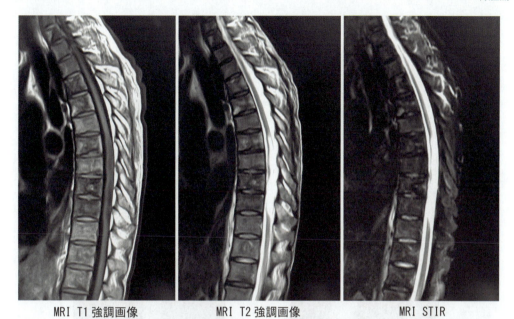

MRI T1 強調画像　　　　MRI T2 強調画像　　　　MRI STIR

図 8.11　前立腺癌の胸椎転移による両下肢麻痺

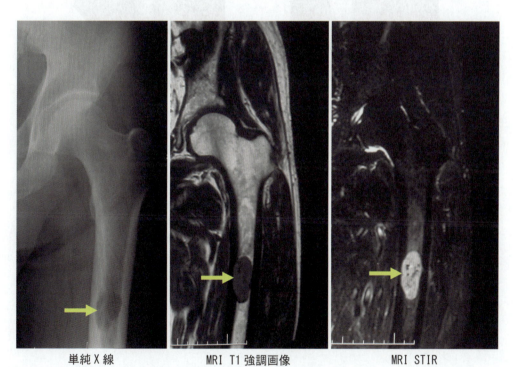

単純 X 線　　　　　　MRI T1 強調画像　　　　　MRI STIR

図 8.12　腎癌の大腿骨転移

217

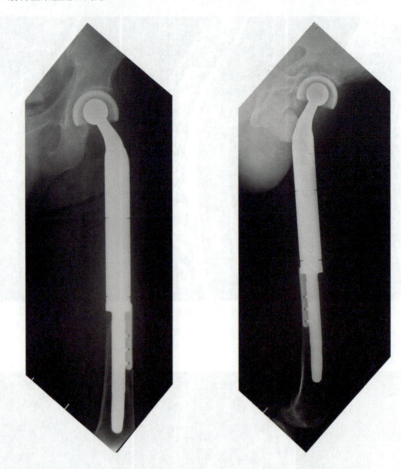

図 8.13　腎癌の大腿骨転移　機能再建術　単純 X 線

(5) 単純 X 線
溶骨像を呈するものが全体の 80% である。骨形成を呈するものは、前立腺癌、乳癌、肺癌、胃癌にみられる。

(6) 治療
原発巣の切除、化学療法、ホルモン療法、放射線療法、薬剤による除痛が選択される。整形外科としては、転移巣の切除、切断、病的骨折部分の骨接合、脊髄圧迫に対する除圧が行われる。転移巣の切除後の機能再建術も行われる。

章末問題

1　良性腫瘍と比べ悪性腫瘍について誤っているのはどれか。

1. 悪性腫瘍の方が分化度が高い細胞が多い。
2. 悪性腫瘍の方が異型性が強い。
3. 悪性腫瘍の方が成長速度が速い。
4. 悪性腫瘍の方が再発が多い。
5. 悪性腫瘍の方が組織破壊性増殖が著明である。

解説　良性では分化度は高く、悪性では低い。悪性腫瘍では異形成が強く成長速度が速い。　　　　　　　　　　　　　　　　　　　　　　　　　　　　**解答　1**

2　良性腫瘍の特徴として誤っているのはどれか。

1. 一般に被包化されている。
2. 限局性の塊で拡張性に生長する。
3. 持続的に穏やかに生長する。
4. 有糸分裂像が多い。
5. 細胞の異形成が少ない。

解説　病理組織学的には、良性では有糸分裂像が少なく、悪性では多い。　**解答　4**

3　骨軟骨腫について誤っているのはどれか。

1. 原発性悪性骨腫瘍のなかで最も多い。
2. 長管骨の骨幹端部に出現する。
3. 多発性外骨腫に悪性化の傾向がある。
4. 10歳代に好発する。
5. 治療は軟骨帽を含めて腫瘍を切除する。

219

解説 骨軟骨腫は、原発性骨腫瘍のなかで最も多く、長管骨の骨幹端部に出現する。多発性と単発性があり、多発性外骨腫に悪性化の傾向がある。原発性悪性骨腫瘍で最も多いのは骨肉腫である。

解答　1

4　骨巨細胞腫について誤っているのはどれか。

1. 多核巨細胞がみられる。
2. 20〜30歳代に好発する。
3. 大腿骨遠位、脛骨近位に多くみられる。
4. 単純X線で骨端の透明巣、皮質の菲薄化膨隆がみられる。
5. 完全に切除できなくても再発することはない。

解説　骨巨細胞腫は良性骨腫瘍に分類されるが、腫瘍の完全な摘出がなされないと高率に再発する。再発や周囲臓器に浸潤し臨床的に悪性の経過をとることがある。

解答　5

5　骨肉腫について正しいのはどれか。

ア．20歳代の女性に多い。　　イ．長管骨骨幹部に好発する。
ウ．化学療法は無効である。
エ．肺転移を起こすことが多い。
オ．骨膜反応による骨新生像が特徴的である。

1. ア、イ　　2. ア、オ　　3. イ、ウ　　4. ウ、エ　　5. エ、オ

解説　10〜20歳代の若年男性に好発し、大腿骨遠位骨幹端、脛骨近位骨幹端に発症する。手術前後に化学療法を行うことが多い。

解答　5

6 骨肉腫について誤っているのはどれか。
ア．長管骨の骨幹端部に好発する。
イ．非上皮性原発性悪性腫瘍のなかでは軟骨肉腫に次いで2番目に多い。
ウ．肝臓転移が高率である。
エ．X線像で骨膜反応がみられる。
オ．腫瘍細胞が類骨を産生する。
1．ア、イ　　2．ア、オ　　3．イ、ウ　　4．ウ、エ　　5．エ、オ

解説　原発性悪性骨腫瘍の中では最も多い。肺転移が高率にみられる。　　解答　3

7 軟骨肉腫について誤っているのはどれか。
1．先行病変の2次性悪性化がみられる。
2．40歳以上の男性に好発する。
3．骨盤、大腿骨近位、上腕骨近位の骨幹端部に好発する。
4．分化型と未分化型があり未分化型は予後が悪い。
5．治療として、化学療法、放射線療法が行われる。

解説　広範切除、切断が行われる。未分化な腫瘍に化学療法を行うことはあるが、化学療法、放射線療法は効果が少ない。　　解答　5

8 癌の骨転移につき適切でないのはどれか。
1．骨にみられる悪性腫瘍のなかでは最も多い。
2．脊椎と骨盤に好発する。
3．乳癌や肺癌で骨転移を来すことが多い。
4．MRIが有用である。
5．手術適応はない。

解説 原発性悪性骨腫瘍のなかでは骨肉腫が最も多いが、転移性骨腫瘍を含めた悪性骨腫瘍のなかでは癌の骨転移が最も多い。癌の骨転移巣の切除、切断、病的骨折部分の骨接合、脊髄圧迫に対する除圧が行われる。転移巣の切除後には機能再建術も行われる。 **解答** 5

9 骨肉腫で正しいのはどれか。

1. 肺転移が多い。
2. 運動時痛は少ない。
3. 壮年期に好発する。
4. 大腿骨近位に発生が多い。
5. 血中アルカリフォスファターゼが低下する。 （第54回国家試験 PT・OT）

解説 骨肉腫は、原発性悪性骨腫瘍中最多である。10～20歳代の若年男性に好発し、大腿骨遠位、脛骨近位での発生が多い。肺転移が高率にみられる。血中アルカリフォスファターゼ値は高いことがある。 **解答** 1

第9章

救急・外傷処置の特性と対応

到達目標

救急・外傷処置の概略について述べることができる。

学習のポイント

・救命医療（意識状態、心肺蘇生、出血性ショック）
・整形外科の外傷
・創傷処置（開放創、開放骨折）
・切断

1 救命医療

救急医療体制は、第 1 次救急医療施設（主に外来に通院可能な救急患者）、第 2 次救急医療施設（入院治療を要する患者を収容する）、第 3 次救急医療施設（救命処置を要する重症患者を扱う）と、役割が分かれている。

整形外科領域において、救命医療を要するのは、主に災害・外傷時である。そこで、血圧、脈拍、呼吸、意識状態などのバイタルサイン（vital signs）を観察し、患者状態の把握を行い、障害部位の特定と重症度の判定を行う。

表 9.1 損傷部位治療の優先順位

1. 胸部外傷
   緊張性気胸、心タンポナーデなど
2. 腹部外傷
   出血速度による
3. 頭部外傷
   急速に増大する頭蓋内血腫
4. 骨盤骨折
   出血速度による
5. 四肢骨折

救命救急処置の優先順位は、①生命の維持を図ること、②身体機能を保持すること、③外形を保つこととされ、したがって、①胸部、②腹部、③頭部、④骨盤部、⑤四肢の順である（表 9.1）。多発外傷においては、各科医師によるチーム医療が行われる。心肺蘇生は主に麻酔科・救急科、胸部損傷は主に呼吸循環器外科、腹部損傷は主に消化器外科・泌尿器科、四肢・骨盤・脊椎損傷は整形外科が担当する。心肺蘇生を行い、止血操作をして循環血液量を維持する。さらに、脳、胸部、腹部、脊椎、四肢を把握していく。

1.1 意識状態

意識状態の把握には、ジャパン・コーマ・スケール（Japan Coma Scale：JCS、3-3-9度方式）または、グラスゴー・コーマ・スケール（Glasgow Coma Scale：GCS）が一般的に用いられる。いずれの尺度を用いたとしても、意識の経過を客観的に判断できる。

ジャパン・コーマ・スケールは刺激による開眼状態で大きく Ⅰ、Ⅱ、Ⅲ の 3 段階に分類し、さらにそれぞれを 3 段階に細分化して全部で 9 段階評価をする。点数が大きいほど意識障害が重症である（表 9.2）。

グラスゴー・コーマ・スケールは、開眼、発語、運動機能の 3 項目をそれぞれに評価して、E4、V5、M6 などのように表すとともに、3 項目の点数を合計すると 3～15 点となり、これによって意識障害の重症度を表す。グラスゴー・コーマ・スケールでは、合計した点数が小さいほど意識障害は重症である（表 9.3）。

表 9.2　ジャパン・コーマ・スケール（JCS：Japan Coma Scale）

Ⅰ　刺激しないでも覚醒している状態
1点：だいたい意識声明だが、今ひとつはっきりしない。 2点：見当識障害（自分がなぜここにいるのか、ここはどこなのか、といった状況が理解されていない状態）がある。 3点：自分の名前、生年月日がいえない。
Ⅱ　刺激すると覚醒するが刺激をやめると眠り込む状態
10点：普通のよびかけで容易に開眼する。 20点：大きな声または体をゆさぶることにより開眼する。 30点：痛み刺激を加えつつよびかけを繰り返すと、かろうじて開眼する。
Ⅲ　刺激をしても覚醒しない状態
100点：痛み刺激に対し、払いのけるような動作をする。 200点：痛み刺激で少し手足を動かしたり、顔をしかめる。 300点：痛み刺激に反応しない。

表 9.3　グラスゴー・コーマ・スケール（GCS：Glasgow Coma Scale）

E：開眼 (Eye Opening)	V：発語 (Best Verbal Response)	M：運動機能 (Best Motor Response)
4点　自発的に 3点　音声により 2点　疼痛により 1点　開眼せず	5点　指南力良好 4点　会話混乱 3点　言語混乱 2点　理解不明の声 1点　発語せず	6点　命令に従う 5点　疼痛部認識可能 4点　四肢屈曲反応、逃避 3点　四肢屈曲反応、異常 2点　四肢伸展反応 1点　まったく動かず

1.2 心肺蘇生

　心肺蘇生法（CardioPulmonary Resuscitation：CPR）は、呼吸をしていない、心臓も動いていないとみられる人の救命を維持するために行う呼吸および循環の補助方法で、人工呼吸と心臓マッサージを内容とする。CPRは、特殊な器具や医薬品を用いずに行う1次救命処置（Basic Life Support：BLS）と、BLSのみでは心拍が再開しない場合に、救急車内や病院などで救急救命士や医師が気管挿入や高濃度酸素、薬剤も用いて行う2次救命処置（Advanced Life Support：ALS）がある。CPRにより、脳への酸素供給維持を行う。脳自体には酸素を蓄える能力がないため、呼吸が止まってから4〜6分で低酸素による不可逆的な状態に陥る。呼吸停止から6分で心停止、心停止から3分で脳死になる。人間の脳は循環停止後2分以内に心肺蘇生が開始された場合の救命率は90％程度で、4分では50％、5分では25％程度となる。
　成人におけるCPRは、まず、反応（意識）がない、呼吸をしていない、あるいは

第9章 救急・外傷処置の特性と対応

正常な呼吸ではない、脈が触知できないことを確認する。次に、119番通報を行い自動体外式除細動器（Automated External Defibrillator：AED）の入手を依頼し、CPRを開始する。胸骨圧迫30回と補助呼吸2回のサイクルで、胸骨圧迫は100以上/分、5cm以上圧迫する。補助呼吸に関しては、感染の危険性もあるため口対口の補助呼吸はしなくてもよい。AEDが到着したら心リズムのチェックを行い、ショックの適応があれば、ショックを1回行い直ちにCPRを開始する。ここまでがBLSであり、ALSに引き継ぐまで続行する。ALSは気道を確保し酸素投与を行い、心電図モニターを装着し、静脈路を確保し、CPRを継続する（図9.1）。アドレナリン、バソプレッシン、アトロピンなどの薬剤の使用を検討し、心リズムをチェックしてショックの適応があればショックを行う。自動体外式除細動器（AED）は、心室細動（VF）、無脈性心室頻拍（VT）に効果がある。心室細動とは心停止の一病態で、電気刺激がうまく伝わらず、心筋が無秩序に収縮している状態をいう（図9.2）。

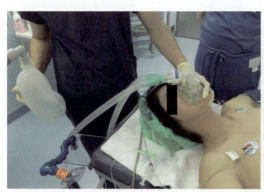

マスクによる換気

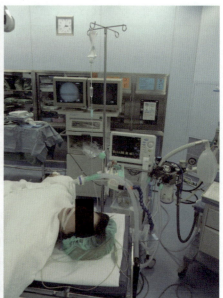

人工呼吸器接続

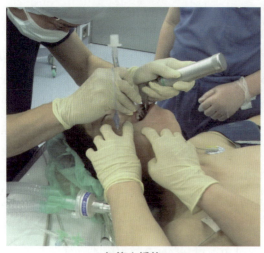

気管内挿管

図9.1　気道確保　モニター管理　静脈路確保

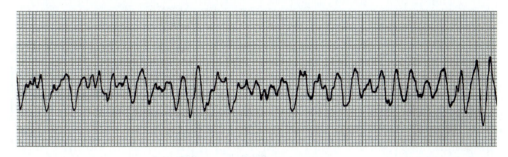

図 9.2　心室細動の心電図

　心停止の原因としては、循環血液量減少、外傷、心タンポナーデ、緊張性気胸、低酸素血症、低血糖、低体温、高・低カリウム血症、毒物、血栓症があげられる。
　必要な検査として、①血液検査：血液型、血液一般検査（赤血球、白血球、血小板、Hb、Ht）、血液生化学検査（肝機能、腎機能、血糖、電解質など）、②動脈血液ガス分析：pH、PaO2、PaCO2 など、③尿検査、④心電図、⑤単純 X 線、⑥CT、⑦超音波検査、⑧MRI などを行い、診断をする。

1.3　外傷性の出血性ショック
　整形外科的に問題となるのは外傷性の出血性ショックである。外傷性の出血性ショックは、四肢の開放骨折、骨盤骨折、脊髄損傷、重複骨折による外出血、内出血で、循環血液量の減少を来し起きる。循環血液量は、個人差があるが、体重の約 1/13 で約 4〜5 L である。

○ショックの5徴候（5 Ps）
　①蒼白（pallor）、②虚脱（prostration）、③冷汗（perspiration）、④脈拍触知困難（pulselessness）、⑤呼吸不全（pulmonary dysfunction）。
　その他、表在静脈の虚脱、指先の蒼白、反射の減弱、不穏・意識混濁・昏睡、乏尿・無尿を来す。また、バイタルサインのチェック、循環動態のモニター、尿量測定を行う。
　循環血液量と循環容量の関係から、出血性ショックを表 9.4 のように分類する。輸液・輸血の目安を表 9.5 に示す。骨折部位から推定される出血量を表 9.6 に示す。

2　外傷（trauma）

　外傷とは、何らかの物理的外力が作用して生じた生体の損傷をいう。交通事故、転落、重量物による圧挫、鈍器による殴打、刃物などの鋭利なものによる損傷など

表 9.4 出血性ショックの重症度

	血圧	脈拍	尿量	出血量	意識	補液
preshock（前）	100 以上	100 以下	正常	15%以下 500mL 以下	正常～不安	乳酸化リンゲル
mild shock（軽度）	90～100	100～120	乏尿	25%以下 500～1,000	不安	代用血漿剤
moderate shock（中等度）	60～90	120 以上	200mL/h 以下	35%以下 1,000～2,000	不穏	輸血
severe shock（重度）	40～60	微弱	無尿	50%以下 2,000mL	混濁～昏睡	新鮮血輸血

表 9.5 輸液・輸血の目安

①収縮期血圧　　100 mmHg 未満
②心拍数　　　　100/分以上
③時間尿量　　　1 mL/kg/時未満
④脈圧　　　　　30 mmHg 未満
⑤意識状態悪化

表 9.6 骨折部位から推定される出血量

骨盤骨折 ── 約 1,000～5,000 mL
大腿骨骨折 ── 約 500～1,000 mL
脛骨骨折 ── 約 500 mL
上腕骨骨折 ── 約 350 mL

開放骨折の場合はこの 2 倍程度の出血量を見込む

がある。受傷の原因、外力の大きさや方向などによって損傷の形態、程度はまちまちであり、重症度や緊急度は大きく異なる。

2.1 整形外科外傷の種類

(1) 軟部組織損傷

皮膚、皮下組織、筋肉、血管、神経の損傷がある。物理的外力による体表の損傷を創傷（wound）といい、創は、皮膚の開放性の機械的損傷をいい、傷は皮膚の非開放性損傷をいう。（後述）

(2) 鈍的外傷と鋭的外傷

外傷の質的相違により鈍的外傷と鋭的外傷に分類する。

1) 鈍的外傷

交通事故、転落、スポーツなどによる外傷。

2) 鋭的外傷

ガラス、刃物、銃弾、ピン・釘などによる外傷。

(3) 関節捻挫

関節が生理的範囲を超えて運動を強制された場合、関節包や靱帯の一部が損傷を受ける。（後述）

(4) 脱臼

関節の適合性が失われたものをいう。

1) 亜脱臼

関節面が一部接触しているもの

2) 脱臼

完全に適合性を失ったもの。

3) 外傷性脱臼

関節包や靭帯損傷により関節の一方が、関節包の外側に逸脱する関節包外脱臼となる。一方、先天性脱臼は関節包内脱臼である。(後述)

(5) 骨折

何らかの原因で骨の生理的連続が失われた状態をいう。完全骨折、不全骨折などがある。(後述)

(6) 脊椎・脊髄損傷

脊柱に対して、強い外力が加わり、脊椎が損傷される。交通事故、転落などで生じることが多い。脊髄損傷は、脊髄実質の損傷であり、外傷だけでなく、腫瘍、感染、梗塞などによっても起き、麻痺を来す。麻痺の程度・レベルが重要である。(後述)

(7) 末梢神経損傷

刃物やガラスによる切創に伴って起きる開放性損傷と、骨折や圧迫、牽引によって起きる閉鎖性損傷に分けられる。

2.2 創傷処置

開放創には汚染・挫滅が存在している。創傷処置は感染予防が最優先で、次にできるだけの機能回復をはかる。

創傷処置には"golden hour"とよばれる時間帯があり、受傷から6〜8時間以内であれば、創の汚染が組織感染へ及んでいないので、消毒、止血、希釈した創洗浄用薬液や大量の生理食塩水を用いて創洗浄、清浄化、創面清掃(デブリドマン；débridement)を行えば、創を一時閉鎖できる。創処置は脱臼、骨折、血管、神経、靭帯、腱、筋肉、皮膚を解剖学的に修復する。創の状態により1次修復、創閉鎖、減張切開、切断、外固定と腫脹対策を行う。減張切開は、筋膜切開でコンパートメント内を減圧する。深部動脈の不完全閉鎖によって生ずる、筋、神経への血行障害により組織が変性・壊死に陥る(フォルクマン拘縮：後述)ことを防ぐためである。感染対策として抗生物質を投与し、破傷風の予防として、破傷風のトキソイド、破

傷風免疫グロブリンを投与する。

○**開放骨折（複雑骨折；open fracture、compound fracture）の処置**（図9.3a、3b）

　開放骨折は骨折部が外界と直接交通しているため、感染の危険性が高く、治療に際して特別の配慮が必要である。

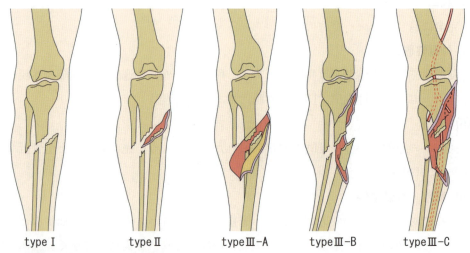

軟部組織の程度によって分類される。
typeⅠ：開放創が1cm以下　、typeⅡ：開放創が1cm以上
typeⅢ-A：軟部組織で骨折の被覆可能、　typeⅢ-B：骨折部に植皮が必要
typeⅢ-C：動脈の修復が必要

出典）Gustilo.R.B.:The Fracture Classification Manual.p.16.Mosby Year Book.1991 より

図9.3a　開放骨折の分類

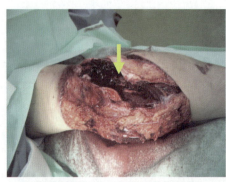

受傷時普通写真（矢印は骨折部分）

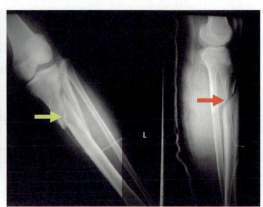

受傷時単純X線（矢印は骨折部分）

図9.3b　下腿の開放骨折 typeⅢ-B

① 開放創の周囲、創内の清浄化：消毒、止血、希釈した創洗浄用薬液や大量の生理食塩水を用いて創洗浄、清浄化を行う。

② 挫滅組織の切除：挫滅創・汚染創のデブリドマンを行う。
③ 骨折の処置：内固定は避け、ギプスシーネ固定、創外固定を行う（図9.4、5）。

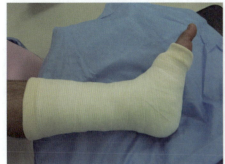

ギプス固定

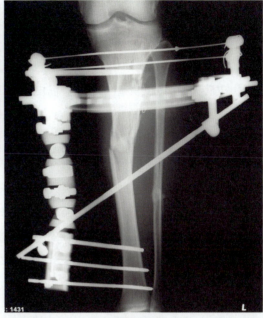

創外固定

図9.4　外固定

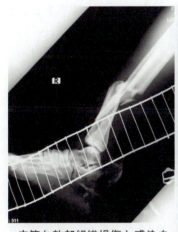

広範な軟部組織損傷と感染を
伴った開放骨折。

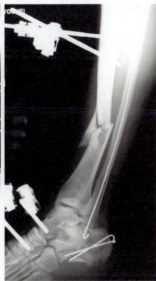

創洗浄、debridement 後に
創外固定を施行。

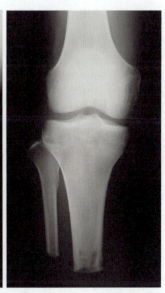

感染が拡大し、下腿切断に
至った。

図9.5　下腿の開放骨折の症例

④ 感染対策として十分量の抗生物質を投与する。
⑤ 破傷風予防として、破傷風のトキソイド、破傷風免疫グロブリンを投与する。ガス壊疽に対して、過酸化水素水洗浄、高圧酸素療法を行う。
⑥ 創の閉鎖：6時間以内に十分な創処置が完了すれば1次的に創を閉鎖してもよい。汚染が残存するとき、デブリドマンを追加しながら創閉鎖の時期を待つ（2次的修復）。
⑦ 皮膚欠損部分の処置：植皮、筋皮弁

2.3 切断（amptation）（図9.6、7）

四肢の切断、関節離断（disarticulation）の原因として、下記の疾患がある。
① 血行障害：閉塞性血栓血管炎（TAO）、閉塞性動脈硬化症（ASO）、外傷に伴う血管、損傷を伴う際に切断に至ることがある。
② 腫瘍：骨肉腫、軟骨肉腫、軟部悪性腫瘍などでは切断に至る。
③ 感染症：ガス壊疽、破傷風などで生命に危険が及ぶときや、慢性骨髄炎、化膿性関節炎で感染のコントロールが困難である場合や、骨破壊が高度なときは切断に至る。
④ 外傷：広範な組織欠損、挫滅創などは切断に至る。
⑤ 先天奇形：先天奇形により再建が困難な場合などは切断に至る。
⑥ 神経疾患：二分脊椎、脊髄損傷により、難治性潰瘍や矯正困難な変形を有する場合は切断に至る。

上肢・下肢の切断部位名称と義手・義足名を図9.6に示す。

サイム（Syme）切断は、歩行能力が良好、ソケットの懸垂が容易、創ができにくい、断端荷重が可能であるなどの点から、足部において優れた切断部位であるが、外観が不良であり、女性にはすすめられない。ショパール（Chopart）関節離断、リスフラン（Lisfranc）関節離断では、尖足、内反足変形を起こしやすい。

断端の管理について、ギプス包帯法（rigid dressing）は、術後の浮腫や血栓・塞栓などが少なく、創治癒が早い、断端痛や幻肢痛が早期に軽減する、創の管理がしやすい、早期離床・早期義足装着が可能であるなどの利点があるが、一方で、ギプスソケットの作製に熟練を要する、断端が外から観察できないため、術後の変化に対応するのが困難、ギプスソケット内で分泌物による細菌感染を起こしやすいなどの欠点がある。弾力包帯法（soft dressing）は、創部の観察が可能で、創部への対応が早くできる、簡便であるという利点があるが、一方で、巻き方に熟練を要する、近位関節の不良肢位拘縮を起こしやすいなどの欠点がある。

2 外傷

　断端の合併症として、不良断端、幻肢痛、骨断端の過成長、断端の皮膚障害などがある。

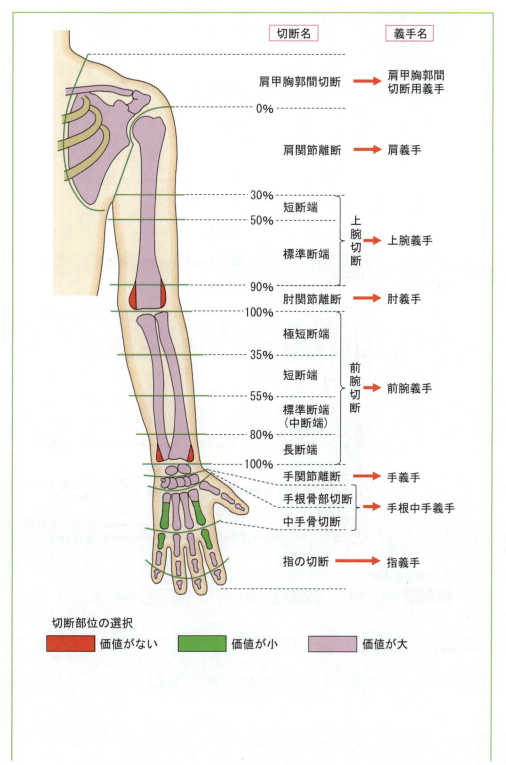

第9章 救急・外傷処置の特性と対応

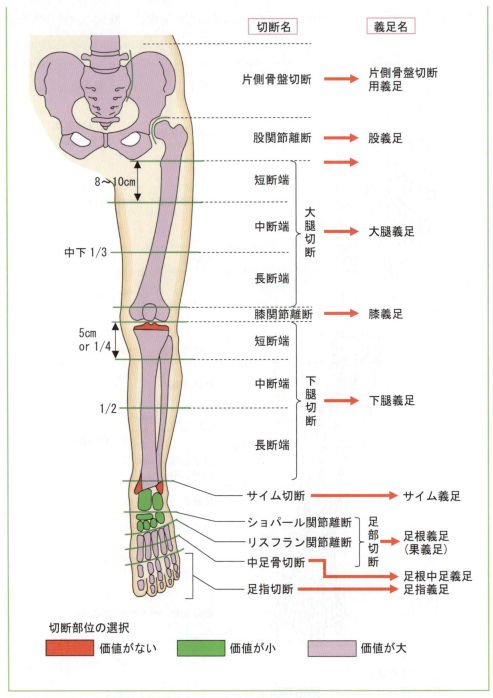

図 9.6　切断部位名称と義手・義足名

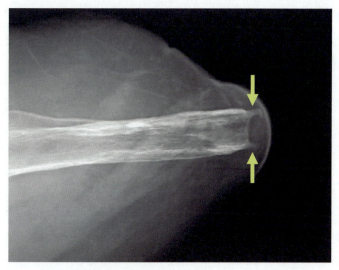
図9.7　大腿切断後の断端部骨棘　単純X線

章末問題

> 1　3-3-9度方式による意識障害の判定で誤っているのはどれか。

1. 痛み刺激にまったく反応しないのは"300"の意識障害である。
2. 痛み刺激に対して、払いのけるような動作をするのは"100"の意識障害である。
3. 声、または体をゆさぶることで開眼するのは"30"の意識障害である。
4. 普通のよびかけで容易に開眼するのは"10"の意識障害である。
5. 自分の名前、生年月日がいえないのは"3"の意識障害である。

解説　大きな声または体をゆさぶることにより開眼するのは、"20"。"30"は、痛み刺激とよびかけを繰り返すと、かろうじて開限する。　　　　　　　　　解答　3

> 2　「痛み刺激に対して覚醒せず払いのけるような動作をする」のはジャパン・コーマ・スケール（JCS：Japan Coma Scale、3-3-9度方式）でどのレベルか。

1. レベル　1（Ⅰ－1）　　2. レベル　2（Ⅰ－2）　　3. レベル　20（Ⅱ－2）
4. レベル　100（Ⅲ－1）　5. レベル　200（Ⅲ－2）

解説 "1"は、だいたい意識清明だが、今ひとつはっきりしない。"2"は、時、場所または人物が分からない。"20"は、大きな声または体をゆさぶることにより開眼する。"200"は、痛み刺激に対し手足を動かしたり、顔をしかめる。　　　**解答　4**

3 成人における心肺蘇生法 CPR について誤っているのはどれか。

1. 反応がない、呼吸をしていない、脈が触知できないことを確認する。
2. 胸骨圧迫 15 回と補助呼吸 2 回のサイクルで行う。
3. 胸骨圧迫は 100 以上/分。
4. 胸骨圧迫は 5 cm 以上圧迫する。
5. 自動体外式除細動機（AED）は心室細動（VF）に効果がある。

解説　心肺蘇生法（CPR：CardioPulmonary Resuscitation）では、胸骨圧迫 30 回と補助呼吸 2 回のサイクルで、胸骨圧迫は 100 以上/分、5 cm 以上圧迫する。**解答　2**

4 外傷性の出血性ショックの徴候で誤っているのはどれか。

1. 顔面紅潮　　2. 乏尿・無尿　　3. 意識混濁・昏睡
4. 脈拍触知困難　5. 呼吸不全

解説　ショックの 5 徴候（5Ps）として、①蒼白　pallor、②虚脱　prostration、③冷汗　perspiration、④脈拍触知困難　pulselessness、⑤呼吸不全　pulmonary dysfunction があり、その他、表在静脈の虚脱、指先の蒼白、反射の減弱、不穏・意識混濁・昏睡、乏尿・無尿を来す。　　　**解答　1**

5 外傷に関して正しいのはどれか。

ア．出血量が増えると脈拍は増加し呼吸数は減少する。
イ．開放骨折の創傷処置は 24 時間以内に行わなければならない。
ウ．開放創の場合は必ず破傷風のトキソイドを投与しなければならない。
エ．創の状態によっては減張切開をしなければならない。
オ．外固定をする場合は腫脹対策が必要である。

1．ア、イ　　　2．ア、オ　　　3．イ、ウ　　　4．ウ、エ　　　5．エ、オ

解説　重度の出血性ショックでは、脈拍は微弱になる。開放骨折の創傷処置を 6 時間以内にできれば 1 次的に創を閉鎖できる。破傷風予防として、破傷風のトキソイド、破傷風免疫グロブリンを投与する。創の状態によっては、フォルクマン拘縮を避けるため、筋膜切開でコンパートメント内圧を減圧する。　　　　**解答**　5

6 創傷処置について正しいのはどれか。

ア．Golden hour とは受傷後 12 時間以内のことをいう。
イ．感染対策は不要である。
ウ．血行のないと思われる組織でも切除すべきでない。
エ．創内の洗浄は大量の生理食塩水で行うのがよい。
オ．創の腫脹対策が必要である。

1．ア、イ　　　2．ア、オ　　　3．イ、ウ　　　4．ウ、エ　　　5．エ、オ

解説　Golden hour は 6〜8 時間以内である。血行のない組織は感染の原因となるため、デブリドマンを行う。創傷処置は感染予防が最優先である。　　　　**解答**　5

7 30 歳の男性。交通事故で右下腿中央部開放骨折を起こし、受傷 5 時間後に搬送された。手掌大の皮膚欠損部から骨片が露出し、創の汚染が強い。デブリドマン後に骨折に対して行うべき 1 次的治療で適切なのはどれか。

ア．ギプスシーネ固定
イ．創外固定
ウ．内副子（プレート）固定
エ．髄内釘固定
オ．骨移植による内固定

1．ア、イ　　2．ア、オ　　3．イ、ウ　　4．ウ、エ　　5．エ、オ

解説　挫滅創・汚染創のデブリドマンの後は、骨折の処置として、ギプスシーネ固定、創外固定を行う。　　　　　　　　　　　　　　　　　　　　　**解答**　1

8　切断の原因として誤っているのはどれか。
1．難治性骨髄炎　　2．高度挫滅創　　3．閉塞性血栓血管炎（TAO）
4．血栓性静脈炎　　5．糖尿病性壊疽

解説　血栓性静脈炎の治療として、ワルファリン、ヘパリンなどの抗凝固剤を使用した血栓溶解、また、頸部静脈から下大静脈にフィルターを設置し、血栓除去術が行われる。　　　　　　　　　　　　　　　　　　　　　　　　　　　　　**解答**　4

9　65歳の男性。視床出血による左片麻痺。救急搬送され保存的治療が行われた。発症後3日より脳卒中ケアユニットでの理学療法を開始。このとき覚醒しておらず、大きな声でよびかけたが開眼しなかったため胸骨部に痛み刺激を加えたところ、刺激を加えている手を払いのけようとする動きがみられた。
この患者のJCS（Japan Coma Scale）での意識障害の評価で正しいのはどれか。
1．Ⅱ-10　　2．Ⅱ-20　　3．Ⅱ-30　　4．Ⅲ-100　　5．Ⅲ-200

（第54回国家試験 PT）

解説 大きく分類して、Ⅰは刺激しないでも覚醒している、Ⅱは刺激すると覚醒する、Ⅲは刺激しても覚醒しない。本症例は、刺激しても覚醒せず、手を払いのけようとするのみであるため、Ⅲ-100 である。Ⅲ-200 は、痛み刺激に対し手足を動かしたり、顔をしかめる。Ⅲ-300 は、痛み刺激に反応しない。　　　　**解答**　4

---

10 成人に対する 1 次救命処置で正しいのはどれか。

1. 胸骨圧迫は 1 分間に 100～120 回のテンポで行う。
2. 胸骨圧迫は胸骨が 1 cm 程度沈む強さで圧迫する。
3. AED による電気ショック後には胸骨圧迫を行わない。
4. 人工呼吸（口対口呼吸）の吹込みは続けて 10 回以上行う。
5. 胸骨圧迫をしながら AED による電気ショックを与える。（第 54 回国家試験 PT）

解説 1 次救命処置における心肺蘇生法（CPR: CardioPulmonary Resuscitation）は、胸骨圧迫 30 回と補助呼吸 2 回のサイクルで、胸骨圧迫は 100 以上/分、5 cm 以上圧迫する。AED によるショックの適応があれば、ショックを 1 回行い、直ちに CPR を開始する。胸骨圧迫をしながら AED による電気ショックを与えると、術者にも通電してしまうため、この際は、胸骨圧迫をやめて患者から離れる。AED は、心室細動（VF）、無脈性心室頻拍（VT）に効果がある。　　　　**解答**　1

---

11 成人に対する 1 次救命措置で正しいのはどれか。

1. 呼吸数を測定する。
2. 人工呼吸は 10 回以上連続して行う。
3. 胸骨圧迫は分間に 10 回の頻度で行う。
4. 人工呼吸は胸が上がる程度の空気を吹き込む。
5. 胸骨圧迫は胸が 1 cm 程度沈む強さで圧迫する。　　　　（第 52 回国家試験 PT）

第9章 救急・外傷処置の特性と対応

解説 1次救命処置における心肺蘇生法では、反応（意識）がない、呼吸をしていないか正常な呼吸でない、脈が触知できないことを確認する。次に、助けをよび、119番通報、AEDの入手を依頼し、CPRを開始する。CPRは、胸骨圧迫30回と補助呼吸2回のサイクルで、胸骨圧迫は100以上/分、5cm以上圧迫する。　　　**解答　4**

12 JCS（Japan Coma Scale）でⅠ-3はどれか。
1. 痛み刺激で開眼する。
2. よびかけで容易に開眼する。
3. 開眼しており見当識障害がある。
4. 体をゆさぶることにより開眼する。
5. 開眼しており生年月日がいえない。　　　　　　　　（第51回国家試験 OT）

解説 まず、Ⅰは刺激しないでも覚醒している状態である。Ⅰ-1は、だいたい意識清明だが、今ひとつはっきりしない、Ⅰ-2は、見当識障害がある、Ⅰ-3は、名前または生年月日が分からない。　　　**解答　5**

第10章

骨折、脱臼、捻挫の特性と対応

到達目標

骨折、脱臼、捻挫の概略について述べることができる。

学習のポイント

- 骨折の分類（原因による分類、程度による分類、骨折線の走行、骨折部と外界の交通、部位による分類）
- 小児の骨折
- 骨折の症状
- 骨折の治療
- 骨折の治癒過程
- 骨折治癒の異常と後遺症
- 捻挫、靭帯損傷、脱臼
- 軟部組織損傷（筋断裂、腱断裂、挫滅症候群、末梢神経損傷）

1 骨折（fracture）

骨折とは、何らかの原因により骨の連続性が絶たれたものをいう。

1.1 原因による分類
(1) 外傷性骨折
正常な骨に抵抗力以上の外力が加わって生じた骨折。原因により、直達性外力の直接作用部分に骨折が起こるものと、介達性外力が間接的に加わった部位に骨折が起こるものがある。

(2) 病的骨折
骨の局所的な病変によって強度が正常より低下していて骨折を生じたもの。原因疾患として、原発性骨腫瘍、転位性骨腫瘍、化膿性骨髄炎、多発性骨髄腫、白血病などがある（図10.1）。

(3) 疲労骨折
比較的弱い外力が繰り返し加わって骨折を生じる。環境や習慣の変化、スポーツが原因となる。第2中足骨に多くみられる行軍骨折、脛骨・腓骨の走者骨折は有名である。第5中足骨では、スポーツの競技選手によく発生するジョーンズ（Jones）骨折がある（図10.2）。疲労骨折では単純X線では早期診断がつかないことがあり、数週間後に単純X線を行うか、MRIや骨シンチグラフィーを行うことがある。

(4) 脆弱性骨折
骨量が減少し、脆弱になったために、日常生活動作程度の軽微な外力で起きる骨折。高齢者、透析患者、関節リウマチ患者にみられ、骨粗鬆症を有する。椎体、骨盤、大腿骨頚部に好発する（図10.3）。

1.2 程度による分類
(1) 完全骨折
骨の連続性が完全に断たれたもの。

(2) 不全骨折
骨梁の連続性は断たれているが、骨全体の連続性は保たれている。小児の若木骨折、急性塑性変形、亀裂骨折、竹節骨折などが含まれる（図10.4）。

1 骨折

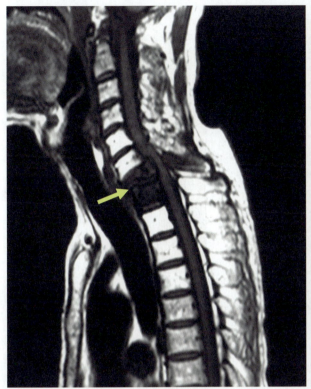

MRI T1強調画像
直腸癌の脊椎転移、第7頸椎の病的骨折（矢印）

図 10.1 病的骨折

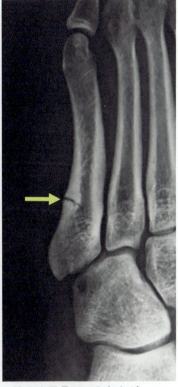

第5中足骨にみられたジョーンズ（Jones）骨折（矢印）

図 10.2 疲労骨折

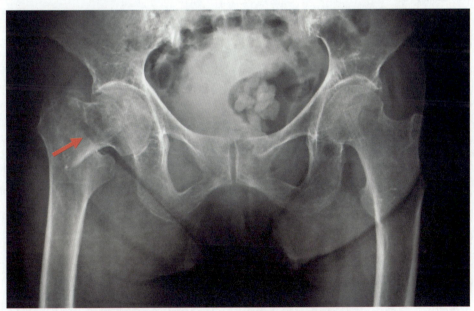

骨粗鬆症患者にみられた右大腿骨転子部骨折（矢印）

図 10.3 骨脆弱性骨折

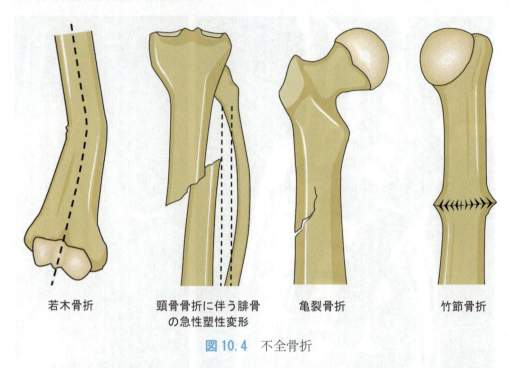

若木骨折　　頸骨骨折に伴う腓骨　　亀裂骨折　　竹節骨折
　　　　　　の急性塑性変形

図 10.4　不全骨折

1.3 外力の作用方向による分類（図 10.5）

(1) 屈曲骨折

骨に屈曲力によって生じる。

(2) 圧迫骨折

椎体の圧迫骨折のように、軸方向の圧迫力によって生じる（図 10.6）。

(3) 剪断骨折

剪断力によって生じる。

(4) 捻転骨折

投球動作などによる上腕骨骨折のように、捻転力によって生じる。

(5) 裂離骨折

成長期のランニング、ダッシュ、ジャンプ、ボールキックなど筋の強い収縮力によって生じる。縫工筋の収縮に伴う上前腸骨棘骨折、大腿四頭筋の収縮に伴う下前腸骨棘骨折、ハムストリングの収縮に伴う坐骨結節骨折などがある。通常、完全骨折となる。

1.4 骨折線の走行による分類（図 10.7）

横骨折、斜骨折、螺旋骨折、粉砕骨折などに分類する。捻転骨折は螺旋骨折になりやすい。

1　骨折

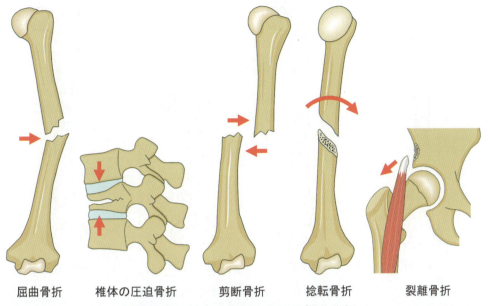

屈曲骨折　　椎体の圧迫骨折　　剪断骨折　　捻転骨折　　裂離骨折

図 10.5　外力の作用による骨折の分類

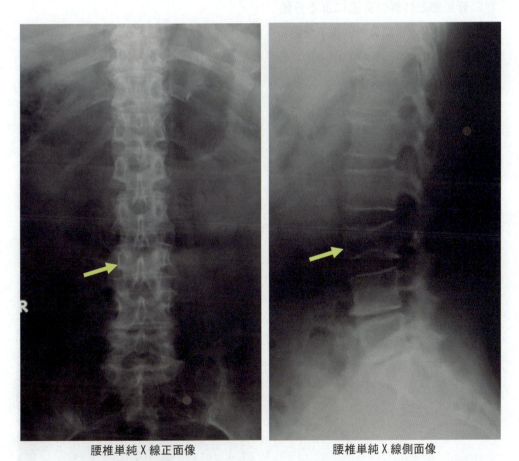

腰椎単純 X 線正面像　　　　　　腰椎単純 X 線側面像

図 10.6　第 3 腰椎圧迫骨折（矢印）

245

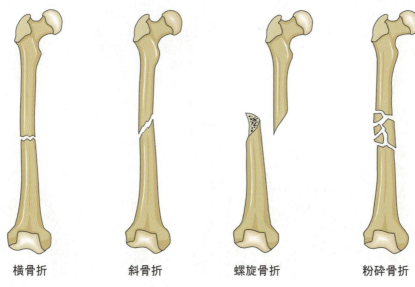

　　横骨折　　　斜骨折　　　螺旋骨折　　　粉砕骨折

図 10.7 骨折線の走行による分類

1.5 骨折部と外界の交通による分類

(1) 閉鎖骨折（単純骨折、皮下骨折）

　骨折部に皮膚軟部組織の創がなく外界との交通がないもの。

(2) 開放骨折（複雑骨折）

　皮膚軟部組織に創が存在し、骨折部と外界が直接交通するもの。感染の危険が高く、初期治療の段階で閉鎖骨折と異なった治療を要する。開放骨折のことを複雑骨折というが、粉砕骨折とは別なので混同してはならない。

1.6 部位による骨折の分類（図 10.8）

　長管骨では部位により、骨幹部骨折（図 10.9）、骨幹端部骨折（図 10.10）、骨端部骨折（骨端線離解）（図 10.11）に大別される。脱臼に骨端部骨折を合併するときは脱臼骨折（図 10.12）、骨折線が関節内に限局するときは関節内骨折（図 10.13）という。

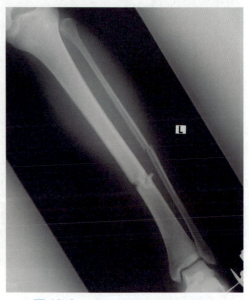

図 10.9 脛骨・腓骨の骨幹部骨折

1　骨折

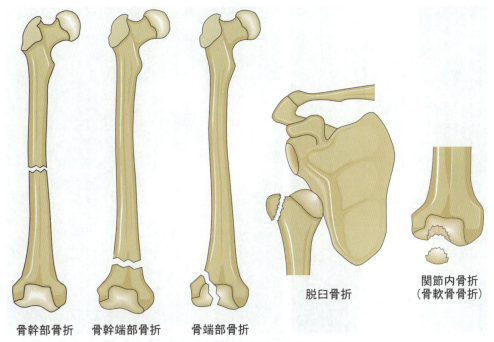

骨幹部骨折　骨幹端部骨折　骨端部骨折　脱臼骨折　関節内骨折（骨軟骨骨折）

図 10.8　部位による骨折の分類

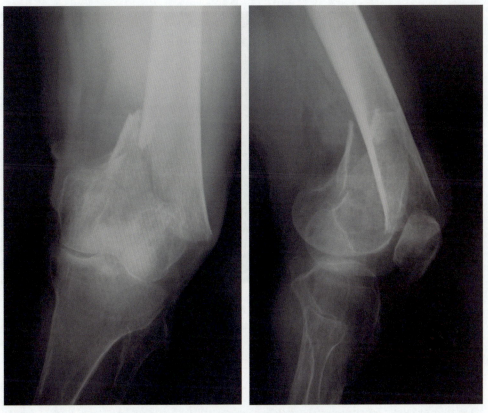

図 10.10　大腿骨遠位の骨幹端部骨折

第10章 骨折、脱臼、捻挫の特性と対応

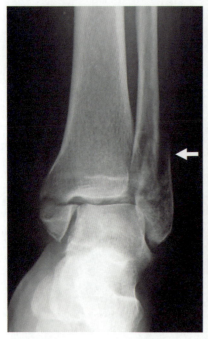

図 10.11 脛骨・腓骨の遠位骨端部骨折

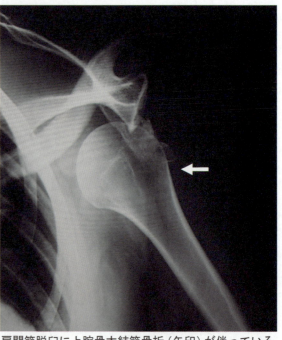

肩関節脱臼に上腕骨大結節骨折（矢印）が伴っている。
図 10.12 肩脱臼骨折

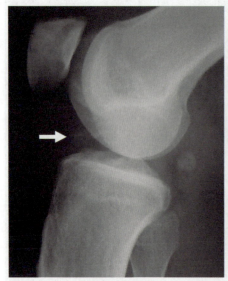

単純X線側面像　　　　　　　MRI プロトン強調画像
膝関節内に遊離骨片を認める（矢印）
図 10.13 膝関節内骨折

1.7 小児の骨折の特徴

　小児の骨折は成人に比べて、骨折の頻度が高い、骨形成が旺盛、骨癒合が早い、診断上の特殊性、旺盛な自家矯正能力、成人と異なった合併症、成人と異なった治

療、靱帯損傷・脱臼はまれ、出血に対する抵抗性が低い、などが異なる点である。ただ、自家矯正能力が旺盛でも回旋転位は矯正されない。

(1) 若木骨折（図10.14）

骨膜が厚く、弾力性があるため若木を折り曲げたときのような不全骨折を呈する。

(2) 急性塑性変形（図10.15）

骨折線がみられず全体に彎曲する変形を呈する。

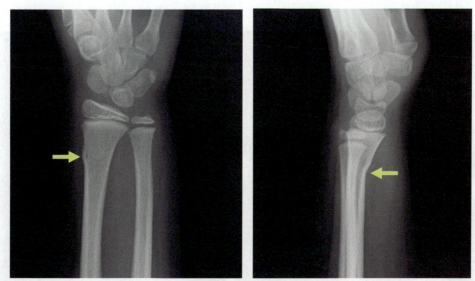

図10.14　小児の橈骨遠位にみられた若木骨折（矢印）

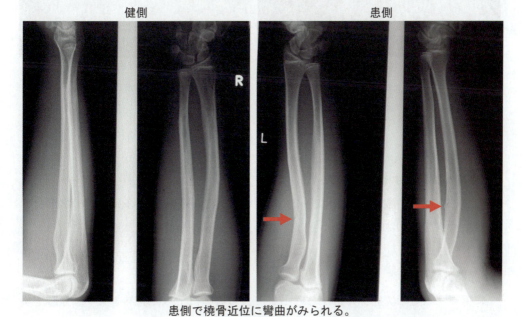

患側で橈骨近位に彎曲がみられる。
図10.15　小児の橈骨にみられた急性塑性変形（矢印）

(3) 骨端線離開

成長軟骨板（骨端線）は長軸成長のために重要な軟部組織で力学的に弱い。損傷の程度によっては成長障害や変形の原因となる（図10.16）。

(4) 自家矯正と過成長

屈曲変形はよく矯正されるが、回旋に関しては自家矯正力がほとんどない（図10.17）。長管骨で短縮して癒合した場合でも、成長軟骨板で過成長を起こして、長さはある程度補正される。

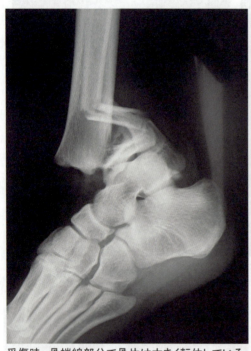

受傷時、骨端線部分で骨片は大きく転位している。　　　整復操作を行った後。

図10.16　小児の脛骨遠位にみられた骨端線離開

1.8 骨折の症状

(1) 全身症状

1) 疼痛・出血によるショック

軟部組織損傷が激しい開放骨折や、骨盤骨折、大腿骨骨折、多発骨折の場合、出血によるショックに至ることがある。また、ショックは骨折による疼痛によっても助長される。

2) 発熱、腫脹

骨折周囲組織の炎症、骨折からの出血による血腫によって発熱を来す。血腫と炎症によって骨折部は腫脹し、受傷後24～72時間頃の腫脹が著しい。皮下出血を認める。

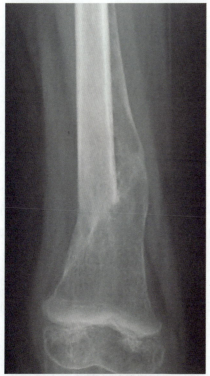 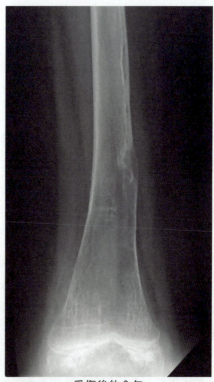

受傷後5週　　　　　　　　　　　　　　　　受傷後約2年
骨折部での内反変形を認める。　　　　　　内反変形はほぼ矯正されている。

図10.17　小児骨折後の自家矯正能力　左大腿骨顆上骨折

(2) 局所症状

1) 疼痛（運動痛・圧痛・自発痛）

骨折部には自発痛がある。また、局所を動かすと疼痛が増強する運動痛もある。さらに、骨折部に一致して著名な圧痛があり、マルゲーニュ（Malgaigne）の圧痛とよぶ。軸方向に叩打すると疼痛が誘発される介達痛・軸圧痛も存在する。

2) 変形

完全骨折では、転位によって回旋、屈曲、短縮などの変形がみられる。不全骨折では明らかでない場合が多い。

3) 機能障害

痛みを伴うため機能障害が出現する。関節部骨折では血腫によって関節の運動制限が起きる。

4) 異常可動性とれき音

完全骨折では異常な可動性を認める。骨折端が擦れ合って生じる音をれき音とよぶ。

5) 異常姿勢

骨折の部位によって、骨折部をかばうため、しばしば特有の姿勢をとることがある。

(3) 合併症
1) 感染
　開放性骨折の際、感染を伴い、急性骨髄炎となり、さらに慢性骨髄炎に移行する場合がある。皮膚・軟部組織の欠損を伴う開放性骨折では感染の危険性が高い。
2) 神経・血管損傷
　骨折により、その周辺を走行する神経・血管を直接損傷することがある。また、周囲組織の腫脹や不適切なギプス固定により神経・血管障害を来すことがある。
3) 脂肪塞栓
　多発外傷、骨盤骨折、大腿骨骨折、下腿骨骨折などでみられることが多い。肺、脳、腎臓などの臓器に脂肪による塞栓が生じ、多彩な症状が出るだけでなく、死に至る場合もある。受傷後12～48時間経過後に発症する場合が多い。発熱、頻脈、皮下点状出血斑、胸部X線での両肺野にみられる吹雪様陰影（snow storm像）が特徴的である。検査所見では、ヘモグロビン値低下、血小板数の低下、血沈亢進、動脈血酸素分圧低下、血中・尿中の遊離脂肪滴などがみられる。
4) 深部静脈血栓症・肺塞栓症
　骨盤・下肢の骨折後、安静後あるいは手術後に深部静脈に血栓を生じる。大きな血栓が肺動脈に詰まると肺塞栓症となって、重症の場合は死に至ることがある（第7章参照）。
5) 内臓損傷
　骨折の程度は軽度であるが、全身状態が悪化するときは、肝臓損傷、腎臓損傷、脾臓損傷などの腹部臓器の損傷を考える必要がある。

1.9 骨折の治療
　骨折治療の原則は整復（reduction）、固定（immobilization、fixation）、後療法（rehabilitation）である。
(1) 整復
　解剖学的に正しい位置に戻すことであり、徒手整復、牽引、観血的整復がある。
1) 徒手整復
　部位によって適切な麻酔を選択する。腫脹が完成する前の受傷後6時間以内の整復が望ましい。無理をすると神経・血管損傷を招くことがある。小児は自家矯正力があるが、回旋転位は残さないように注意する。
2) 牽引
　直達牽引と介達牽引がある（図10.18）。直達牽引は、骨に鋼線を挿入し重錘で牽

1 骨折

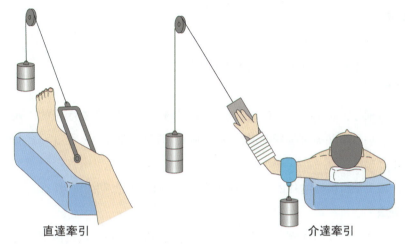

図 10.18　直達牽引と介達牽引

引する方法で、介達牽引は、絆創膏や包帯を用いて皮膚を介して重錘で牽引する方法である。これらの牽引は、徒手整復困難な際に持続的に牽引力をかけ整復をはかる、整復位の保持、手術前の可及的整復を目的に行われる。

3）観血的整復

骨折の整復困難なときに行い、その際は、内固定をする。これを観血的整復内固定術という。手術により、骨折部分を整復し、金属材料で固定する方法である。

(2) 固定（図 10.19）

外固定、内固定、創外固定を用いて、骨癒合が得られるまで不動の状態を保つ。

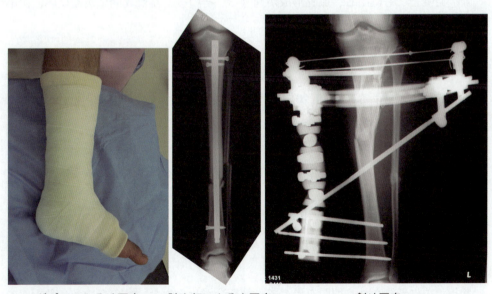

図 10.19　骨折の固定方法

253

1) 外固定

　プラスチックや石膏製のギプス、プラスチックやアルミ板などでできたシーネ(副子)により、体外から骨折部を固定する方法である。

2) 内固定

　鋼線、軟鋼線、プレート、髄内釘(ずいないてい)などの金属材料で骨折部を手術的に強固に固定する。早期からの関節可動域訓練、筋力訓練、荷重負荷といったリハビリテーションが可能となる。

　通常、徒手整復後には外固定、観血的整復には内固定が用いられる。

(3) 後療法

　骨折の治療は個々の症例で一様ではないため、治療を担当した医師の指示のもとに、関節可動域訓練、筋力強化などのリハビリテーションを行う。早期の関節運動と筋力訓練によって、患肢の機能を受傷前の状態に復することが目標である。そのため、髄内釘、プレートなどで強固な内固定が行われる。ギプスなどの外固定であっても、ギプス内で筋肉の等尺性収縮運動を行い廃用性筋委縮を予防する。また、固定外の関節を積極的に動かす。

1.10　骨折の治癒過程

　骨折の治癒機転は年齢、骨折の状態、全身状態などにより左右される。

(1) 炎症期

　骨折発生とともに出血、血腫形成が起きる。その後、凝血周囲に炎症反応、次第に肉芽形成が起きる。

(2) 修復期

　肉芽組織に新生血管が侵入し、線維組織が形成される。仮骨が形成され、線維骨から層板骨へ変化する(図10.20)。仮骨が形成されるまでの期間は、患者の年齢や骨折の種類で異なるが、通常6〜8週とされている。

(3) 再造形(改変)期

　骨髄腔の再形成、過剰仮骨の吸収、骨の改変が起きる。再造形(改変)が完了するには数年間を要する。

1.11　骨折治癒の異常と後遺症

(1) 遷延治癒

　骨折治療に予測される期間を過ぎても骨癒合がみられないものをいう。骨折部の癒合過程は緩慢であるが、少しは続いている。治癒遅延因子を解決することで再び

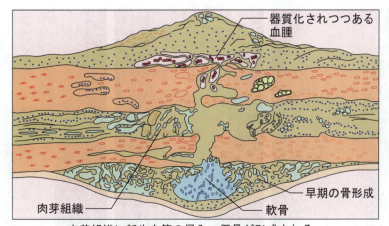
肉芽組織に新生血管の侵入、仮骨が形成される。
図10.20　骨折の治癒過程　修復期

骨癒合は進行する。原因として、感染、骨欠損、圧迫・固定力不足と接触面積が少ないなどがある。血流と軟部組織の状態から大腿骨頸部骨折、脛骨遠位1/3骨折、手舟状骨骨折などでみられることがある。超音波骨折治療器などを使用し、骨折部を刺激し、骨癒合を促す方法もある。

(2) 偽関節（図10.21）

骨癒合が得られず終了してしまった状態をいう。骨折部の癒合過程が止まって、異常可動性を示すことがある。骨折間隙は線維性の瘢痕組織で充満、骨髄腔は骨性に閉鎖されている。原因として、不十分な固定、感染、骨欠損などがある。遷延治癒と同様、大腿骨頸部骨折、脛骨遠位1/3骨折、手舟状骨骨折などでみられることがある。遷延癒合と偽関節を鑑別することは難しい。治療は、腸骨などからの骨移植が一般的で、硬化、萎縮した骨折端を切除し、骨髄腔を開通させ、骨移植を行う（図10.22）。

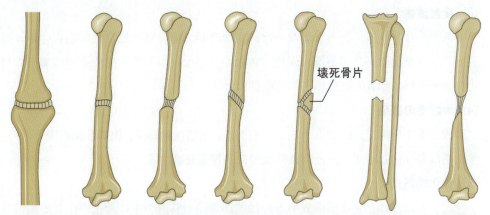
図10.21　偽関節の分類

第10章　骨折、脱臼、捻挫の特性と対応

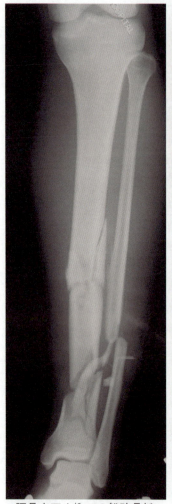 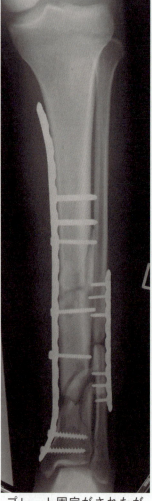 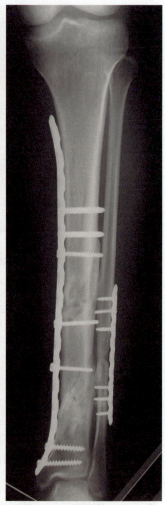

脛骨中下1/3での粉砕骨折。　プレート固定がされたが偽関節となった。　腸骨からの骨移植を行い骨癒合傾向がみられる。

図 10.22　脛骨骨折後の偽関節

(3) 変形治癒

　解剖学的なアライメントと異なった異常な形態で癒合が完成した状態をいう。原因として、整復位不良、整復が保持できなかったなどがある。屈曲変位は矯正の可能性があるが、回旋変位は矯正の可能性はない。

(4) 骨関節の感染

　開放骨折や手術で直接感染することがあり、化膿性骨髄炎、化膿性関節炎となる。骨髄炎は慢性化しやすく、社会復帰までに長期間を要する。

(5) 骨化性筋炎

　骨折・脱臼後にときに損傷部あるいは関節周囲の筋肉の中に骨化が生じるものをいう。疼痛を伴う異常な硬結を認め、挫滅された筋肉の中に形成された血腫に異所

1 骨折

限を認める。リハビリテーションでの無理な他動的〇〇〇〇〇〇〇〇〇〇静を保つ。エチドロン酸二ナトリウム（ダイドロネ〇〇〇〇〇〇〇〇〇〇〇〇形成の活発な期間には、血中のアルカリフォスファ〇〇〇〇〇〇〇〇〇〇〇〇〇若年者の股関節、肘関節周囲の脱臼・骨折に好発〇〇〇

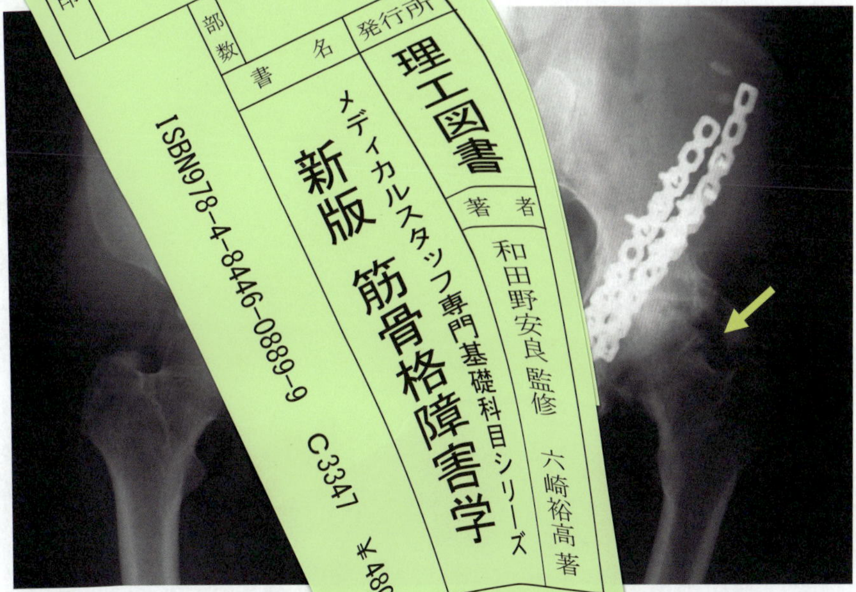

図 10.23　左股関節〇〇〇〇〇〇〇〇筋炎（矢印）

(6) 阻血性拘縮（Volkmann 拘縮、〇〇区画症候群）

　筋膜に囲まれた区画（compartment）内の内部圧力が上昇し、深部動脈の不完全閉鎖に陥る。その結果、筋、神経への血行障害により組織が変性・壊死に陥るものをいう。外傷性の筋肉内出血、ギプスや圧迫包帯、スポーツ障害が原因となる。前腕屈筋群に生じた区画症候群（compartment syndrome）をフォルクマン（Volkmann）拘縮とよび、小児の上腕骨顆上骨折に頻度が高い（図 10.24）。下腿前面に生じた区画症候群を前脛骨区画症候群という。

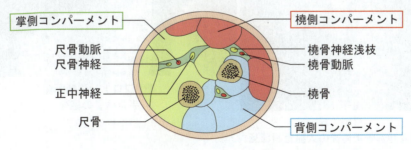

図 10.24　前腕の区画（コンパートメント）

257

5徴候（5Ps）として、①激しい疼痛（pain）、②蒼白（pallor）、③錯感覚（paresthesia）、④麻痺（paralysis）、⑤脈拍触知困難（pulselessness）がみられる。治療としては早急に筋膜切開を行い、区画内の圧を減ずる処置を行う。

(7) Sudeck 骨萎縮、反射性交換神経性ジストロフィー

踵骨骨折時に問題となることが多い。外傷によって著しい腫脹と循環障害を来した場合に発生しやすい。反射性の血管運動神経障害によるものと考えられている。皮膚の萎縮、浮腫、チアノーゼ、関節拘縮、荷重による疼痛、X線上高度の骨萎縮がみられる。

(8) 関節拘縮

関節可動域の減少を来す。関節周囲の骨折や関節内骨折に生じやすい。軟部組織の挫滅によって高度な瘢痕を形成した開放骨折は拘縮が著しい。また、保存療法で長期間外固定した場合も拘縮を生じる。

(9) 骨の阻血性壊死

骨折によって栄養動脈が損傷されて、血行が遮断されたときに骨折片は壊死に陥る。骨への血液供給が一方向であるなど、血管の分布により解剖学的に壊死を生じやすい骨折がある。大腿骨頚部骨折、手舟状骨骨折、距骨骨折、上腕骨解剖頚骨折での頻度が高い（図10.25）。

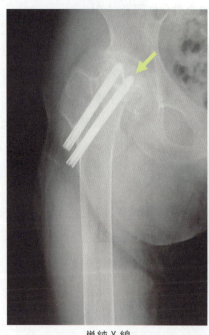

単純 X 線
大腿骨頚部骨折術後の大腿骨頭壊死

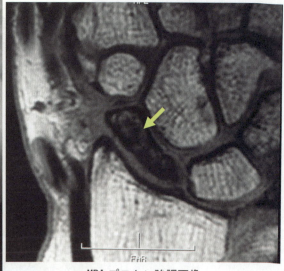

MRI プロトン強調画像
手舟状骨の壊死

図10.25　骨の阻血性壊死

2 捻挫、靭帯損傷、脱臼、軟部組織損傷

2.1 関節損傷
関節支持組織の損傷はあるが、脱臼とは異なり、関節面相互の逸脱はない。関節軟骨の損傷を認める。

2.2 捻挫
関節の生理的可動域を超えて運動を強制された場合、関節包、靭帯、腱などが損傷される。関節適合性は保たれており、関節を構成する軟部組織の挫滅で、脱臼まで至らないすべての状態をいう。

2.3 靭帯損傷
損傷靭帯が同定され、関節動揺性が存在する場合をいう。足関節、膝、肩、肘、手指によくみられる。靭帯損傷程度により、第1度、第2度、第3度と分類する（**表10.1**）。

表10.1 捻挫と靭帯損傷

	不安定性	
第1度靭帯損傷 第1度捻挫	−	靭帯の一部線維の断裂 関節包温存
第2度靭帯損傷 第2度捻挫	+	靭帯の部分断裂 関節包損傷
第3度靭帯損傷 第3度捻挫	++	靭帯完全断裂 関節包断裂

診断には、ストレスX線撮影、MRIが有用である。救急処置として、RICEの原則がある（**図10.26**）。R：安静（Rest）、I：冷却（Icing）、C：圧迫（Compression）、E：挙上（Elevation）の頭文字を組み合わせてこのようにいう。第1度、第2度はテーピング、副子、ギプスで固定することで、2〜5週で治癒する。第3度は手術的に断裂部を縫合するか、何らかの方法で再建しないと関節の不安定性が残存する。

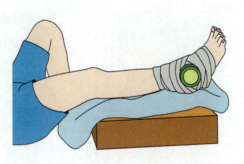

R：安静（Rest）、I：冷却（Icing）、
C：圧迫（Compression）、E：挙上
（Elevation）

図10.26 救急処置RICEの原則

2.4 外傷性脱臼（図10.27）

外力による関節包の断裂によって発生する。関節面相互の位置関係が失われている状態である。肩、肘、手指、股、膝蓋骨、足関節に好発する。

①脱臼：完全に接触を失ったもの（完全逸脱）
②亜脱臼：関節面が一部接触しているもの（一部が接触）

(1) 症状

疼痛、変形、機能障害、ばね様固定を呈する。

(2) 確定診断

少なくとも2方向の単純X線撮影を行い、関節面相互の関係を注意深く観察する。

(3) 治療

速やかな整復が重要である。大腿骨頭、上腕骨頭は整復までの時間が長いと外傷性骨壊死の頻度が高くなる。関節包の損傷部が治癒する3週間は固定し、その後、機能訓練を行う。

(4) 予後

整復までの時間、骨折の合併、開放性か否か、周囲の組織損傷の程度などによって異なる。

〇反復性脱臼

肩関節脱臼、膝蓋骨脱臼に好発する。外傷性脱臼を契機に、比較的軽度の外力や関節の運動によって、繰り返し脱臼するようになった状態をいう。肩関節反復性脱臼の多くの場合、初回脱臼時に損傷された上腕骨頭、関節窩、関節唇が修復化されずに陳旧化している。肩関節は、外転・外旋位で脱臼が起きる。10歳台では外傷性脱臼の90％以上、20歳台で80％、30歳台で50％が反復性脱臼に移行する。

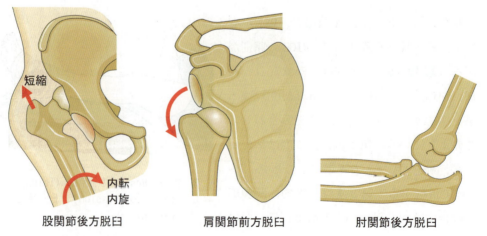

図10.27　外傷性脱臼の模式図

○病的脱臼

乳児化膿性股関節炎（膿の貯留）、腫瘍などによる骨端部破壊に伴って病的に脱臼した状態をいう。

2.5 軟部組織損傷

(1) 筋断裂（閉鎖性断裂）（図 10.28）

筋の断裂であり、いわゆる"肉離れ"である。程度によって、不全断裂（Ⅰ度、Ⅱ度）、完全断裂（Ⅲ度）に分類する。大腿四頭筋、大腿部膝屈筋（ハムストリング）、腓腹筋によくみられる。

1) 症状

疼痛、機能障害、陥凹、皮下出血を呈する。

2) 治療

そのまま放置しても治癒するが、範囲が広いときは断裂部のギャップを少なくし外固定を3～4週行う。

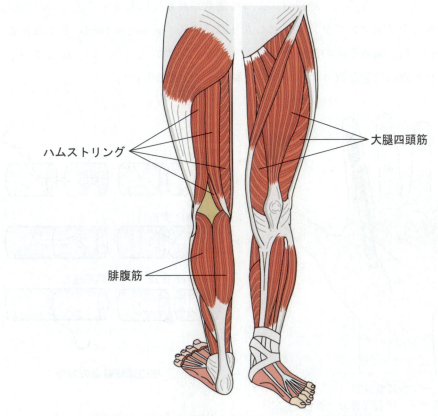

大腿四頭筋、大腿部膝屈筋（ハムストリング）、腓腹筋に多い。
図 10.28　筋断裂（肉離れ）がみられやすい筋肉

(2) 腱断裂

スポーツ、退行変性疾患、関節リウマチ、骨折などによって発生することがある。肩腱板、上腕二頭筋の長頭腱、膝蓋腱、アキレス腱に好発する。槌指、長母指伸筋腱、環・小指の総指伸筋腱、長母指屈筋腱、環・小指の深指屈筋腱などにもみられる。術後は4～6週間のギプス固定が必要である。

1) 伸筋腱断裂

伸筋腱は、骨関節に接しているため、癒着しやすい。また、断面形状が扁平であるため、縫合が難しい。切創による断裂では1次縫合を行う。固定期間は5週間程度必要である。

2) 屈筋腱断裂

神経麻痺と鑑別が必要である。力を抜いた状態で腱損傷が疑われる指が他の指より伸展位をとっていれば、屈筋腱損傷が疑われる。深指屈筋腱損傷では、DIP関節の屈曲不能がみられ、深指屈筋腱と浅指屈筋腱の損傷ではDIP関節とPIP関節の屈曲不能がみられる。MP関節からPIP関節部分では同一腱鞘内を深指屈筋腱と浅指屈筋腱が走行することから、腱縫合によって癒着が高頻度に発生する。そのため以前はこの部分をノーマンズランド（立ち入り禁止地区；no man's land）とよばれていた。現在では、癒着予防のため、早期から指を動かす方法が一般的となっている。損傷された腱は可能な限りすべて早期に縫合する（図10.29）。

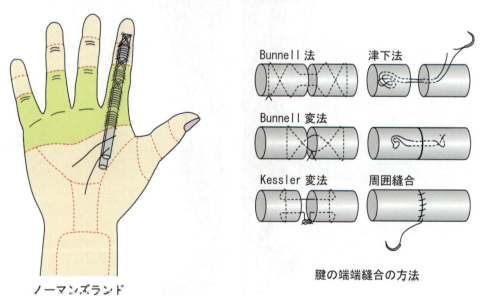

ノーマンズランド
MP関節からPIP関節部分（黄色）
同一腱鞘内を深指屈筋腱と浅指屈筋腱が走行する。

図10.29　腱断裂

3) アキレス腱断裂

30歳以降に好発する。「後ろから蹴られた」、「後ろからボールをぶつけられた」といった訴えで来院する。患肢は、断裂部分に陥凹を認め、腹臥位で尖足位をとらない、下腿三頭筋の把握テスト（トンプソンテスト；Thompson test）で底屈しないことで診断する。保存治療では、6週間の底屈位ギプス固定とヒールつきの足底板を使用する。手術治療は、早期復帰を望む場合に腱縫合術を行う（図10.30）。

(3) 挫滅症候群（crush syndrome）

重量物などによって四肢、骨盤、腹部が長時間圧迫された後、これを取り除いた場合に起こるショック様の症状に始まる一連の病態をいう。圧迫された部分より遠位の循環障害によって広範に筋肉が壊死に陥り、大量のミオグロビンやカリウムが産生される。これが全身循環に放出され、致命的な臓器障害を起こすことがある。治療であるが、①初期ショック、②区画症候群、③感染、④急性腎不全を総合的に治療する。

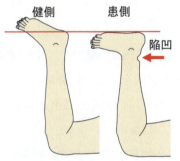
断裂部分に陥凹を認め、腹臥位で尖足位をとらない。

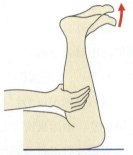
下腿三頭筋の把握テスト（トンプソンテスト、Thompson test）で底屈しない。

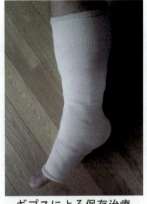
ギプスによる保存治療

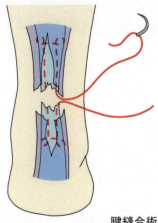
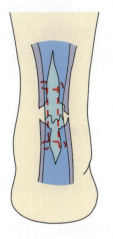
腱縫合術

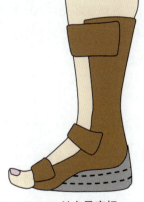
ヒール付き足底板

図10.30　アキレス腱断裂の診断と治療

(4) 末梢神経損傷

　刃物やガラスによる切創に伴って起きる開放性損傷と、骨折や圧迫、牽引によって起きる閉鎖性損傷に分けられる。
Seddonは末梢神経損傷の程度をニューラプラキシー、軸索断裂、神経断裂の3つに分類した。

1）ニューラプラキシー（neurapraxia）

　髄鞘の局所損傷で、一時的機能障害を起こす。軸索の連続性は維持されている。

2）軸索断裂（axonotmesis）

　軸索の連続性が失われている。軸索周囲の軟部組織損傷の程度はさまざまである。

3）神経断裂（neurotmesis）

　軸索と周囲の軟部組織を含む神経幹の連続性が完全に失われている。

　末梢神経線維が切断、挫滅などにより神経細胞との連絡が断たれたときに生じる変化をワーラー（Waller）変性という。ワーラー変性は、神経線維の断端遠位部より始まり、軸索は腫大した後に萎縮し、断片化していく。軸索断裂では、損傷部分の近位から再生軸索の伸張が始まり、徐々に末梢に伸びていく。神経障害部位の近位を叩打するとその末梢部位に電撃感を感じるティネル（Tinel）徴候も、再生軸索とともに徐々に末梢に移動するため、神経損傷の修復の状態をみるのに有用である。神経断裂では、神経縫合、神経移植術が行われる。あるいは、機能再建術として、筋・腱移行術、筋移植術、腱切り、腱延長術などが行われる。

　また、末梢神経の正常な伝導が障害される病態をニューロパチー（neuropathy）という。ニューロパチーは主に脱髄性、軸索変性に分けられる。軸索変性はさらにワーラー変性によるものと後退変性によるもの、脱髄性のものは原発性節性脱髄と続発性節性脱髄に分類される。ギラン・バレー症候群、フィッシャー症候群、慢性炎症性脱髄性多発ニューロパチー、糖尿病性ニューロパチー、腫瘍随伴性ニューロパチーが有名であるが、外傷によっても認められる。

章末問題

> **1** 正しいのはどれか。

ア．自己筋力のみでも骨折は生じ得る。
イ．疲労骨折の初期では、X線上明確な所見がみられないことがある。
ウ．疲労骨折は老人に多い。

エ．開放骨折とは、1cm以上の皮膚損傷を伴うものである。
オ．病的骨折とは悪性腫瘍の骨転移が存在する部位に骨折を来したもののみをいう。
1．ア、イ　　2．ア、オ　　3．イ、ウ　　4．ウ、エ　　5．エ、オ

解説　疲労骨折とは、比較的弱い外力が繰り返し加わって骨折を生じるもので、比較的若年者にみられる。開放骨折とは、皮膚軟部組織に創が存在し、骨折部と外界が直接交通するものをいうので、皮膚損傷は1cm以上とは限らない。病的骨折は、骨の局所的な病変によって強度が正常より低下していて骨折を生じたものであり、原因疾患として、悪性腫瘍の骨転移の他に、原発性骨腫瘍、化膿性骨髄炎、多発性骨髄腫、白血病などがある。　　**解答**　1

2　骨折に関して誤っているのはどれか。
1．小児の屈曲変形はよく矯正される。
2．骨折治療の原則は整復、固定、後療法である。
3．骨折部の圧迫力は偽関節を形成する。
4．回旋変形は矯正されない。　　5．骨端線離開も骨折である。

解説　小児の骨折は自家矯正能力が旺盛で屈曲変形はよく矯正されるが、回旋転位は矯正されない。偽関節の原因として、不十分な固定、感染、骨欠損などがある。圧迫力は骨癒合にとって重要である。　　**解答**　3

3　小児骨折の特徴として誤っているのはどれか。
ア．外傷では脱臼よりも骨折を起こしやすい。
イ．リモデリングにより軽度の屈曲転位は自然矯正される。
ウ．他動運動により関節拘縮を予防することが大切である。
エ．回旋転位も矯正される。　　オ．不完全骨折（若木骨折）となることがある。
1．ア、イ　　2．ア、オ　　3．イ、ウ　　4．ウ、エ　　5．エ、オ

解説 小児の骨折は自家矯正能力が旺盛であるが、回旋転位は矯正されない。次章で説明する上腕骨顆上骨折において、術後に可動域改善目的で暴力的な肘関節受動を行うことは、周囲組織の破壊や出血を招き、可動域制限を来すことがある。可動域改善には自動運動を行う。　　　　　　　　　　　　　　　　**解答　4**

4　骨折について正しいのはどれか。
1. 骨折治療の原則は整復、固定、後療法である。
2. 若木骨折は高齢者の骨折にみられることが多い。
3. 骨折線が複雑である骨折を複雑骨折という。
4. 軽微な繰り返し外力による骨折を病的骨折という。
5. 小児の骨折で回旋変形は矯正される。

解説　若木骨折は小児の骨折でみられる不全骨折である。複雑骨折は開放骨折をさす。骨折線が複雑な骨折は粉砕骨折という。軽微な繰り返し外力による骨折を疲労骨折という。小児の骨折は自家矯正能力が旺盛であるが、回旋転位は矯正されない。
　　　　　　　　　　　　　　　　　　　　　　　　　　　　　解答　1

5　誤っている組み合わせはどれか。
1. ズデック骨萎縮 － 深部感覚脱出　　2. フォルクマン拘縮 － 脈拍消失
3. 肋骨骨折 － 血胸　　4. 骨盤骨折 － 血尿
5. 外傷性股関節脱臼 － 脚長差

解説　ズデック骨萎縮は、反射性交感神経性ジストロフィーといわれ、反射性の血管運動神経障害によるものと考えられている。　　　　　　　　　　　**解答　1**

6 骨折の治癒過程で誤っているのはどれか。
ア．局所に新生した不完全な骨組織を仮骨という。
イ．十分な固定性が得られないと偽関節になる。
ウ．過剰に形成された仮骨は吸収される。
エ．骨髄が再開通するまで固定を続ける。
オ．骨折部の圧迫力は骨癒合を阻害する。
1．ア、イ　　2．ア、オ　　3．イ、ウ　　4．ウ、エ　　5．エ、オ

解説　固定が必要なのは、仮骨が形成されるまでの期間で、年齢にもよるが、通常6〜8週程度である。骨髄腔の再形成が起きる骨折の再造形（改変）期が完了するには数年間を要する。骨折部での圧迫力は骨癒合を促進する。　　　　　**解答**　5

7 正しいのはどれか。
ア．遷延治癒骨折とは骨折後1年以上を経過しても骨癒合しないもののみをいう。
イ．偽関節とは、骨折部があたかも関節を形成したようになり可動性を有し関節液の貯留を認めるもののみをいう。
ウ．骨折癒合に要する時間は骨折線の形状によっても異なる。
エ．骨折癒合に要する期間は年齢によっても異なる。
オ．小児に残った骨端線損傷で成長障害を来すことはない。
1．ア、イ　　2．ア、オ　　3．イ、ウ　　4．ウ、エ　　5．エ、オ

解説　遷延治癒とは、骨折治療に予測される期間（通常3カ月程度）を過ぎても骨癒合がみられないものをいう。偽関節とは、骨癒合が得られず終了してしまった状態をいう。偽関節では、骨折部の異常可動性を示すことがあるが、線維性の瘢痕組織で充満している。骨端線離開は、損傷の程度によっては成長障害や変形の原因となる。　　　　　**解答**　4

8 外傷性骨折の早期から発症する合併症はどれか。

1. 阻血性骨壊死　　2. 骨化性筋炎　　3. フォルクマン拘縮　　4. 偽関節
5. 変形性関節症

解説　阻血性拘縮（Volkmann拘縮、前脛骨区画症候群）は、筋膜に囲まれた区画内の内部圧力が上昇し、深部動脈が不完全閉鎖に陥り、筋・神経への血行障害により組織が変性・壊死に陥るものをいう。骨折の早期から発症する。　　　　　**解答　3**

9 偽関節の原因として適当でないのはどれか。

ア．創外固定　　イ．不十分な固定　　ウ．感染　　エ．骨欠損
オ．骨折部の強い圧迫力

1. ア、イ　　2. ア、オ　　3. イ、ウ　　4. ウ、エ　　5. エ、オ

解説　骨折部の圧迫力は骨癒合を促進するため、偽関節の原因として適当でない。

解答　2

10 偽関節を生じやすい骨折はどれか。

ア．脛骨中下1/3骨折　　イ．鎖骨中1/3骨折　　ウ．橈骨遠位端骨折
エ．肋骨骨折　　オ．手舟状骨骨折

1. ア、イ　　2. ア、オ　　3. イ、ウ　　4. ウ、エ　　5. エ、オ

解説　偽関節は血流と軟部組織の状態から、大腿骨頸部骨折、脛骨遠位1/3骨折、手舟状骨骨折でみられる。　　　　　**解答　2**

11　無腐性骨壊死を起こしやすい骨折部位はどこかすべて答えよ。
1．上腕骨外科頚骨折　　2．手舟状骨骨折　　3．橈骨遠位端骨折
4．大腿骨頚部骨折　　5．距骨骨折

解説　骨への血液供給が一方向であるなど、血管の分布により解剖学的に壊死を生じやすい骨折として、大腿骨頚部骨折、手舟状骨骨折、距骨骨折、上腕骨解剖頚骨折がある。　　　　　　　　　　　　　　　　　　　　　　　　　**解答**　2、4、5

12　21歳の男性。サッカーの試合中に接触転倒し、右膝部に痛みを訴えている。右膝関節は軽度屈曲位で腫脹があり、明らかな膝蓋跳動がみられた。主力選手であり試合への継続出場を強く望んでいる。最も適切な処置はどれか。
1．圧迫包帯をして試合に復帰させる。　　2．テーピングして試合に復帰させる。
3．テーピングして観戦させる。
4．RICE処置の後、副子固定して帰宅安静を指示する。
5．RICE処置の後、副子固定して直ちに病院へ搬送する。

解説　救急処置としてRICEの原則がある。R：安静（Rest）、I：冷却（Icing）、C：圧迫（Compression）、E：挙上（Elevation）である。膝蓋跳動がみられ関節水腫があると考えられるため、靭帯損傷や骨折の可能性を考え病院へ搬送する。　**解答**　5

13　関節の捻挫につき適切なのはどれか。
1．靭帯損傷を伴っていることが多い。
2．受傷機転と逆方向の力を加えると最も疼痛が強い。
3．バネ様固定の現象がみられる。
4．関節裂隙に沿って圧痛が認められる。
5．関節内出血はみられない。

解説　捻挫は、関節の生理的可動域を超えて運動を強制された状態であり、関節包、靱帯、腱などが損傷されていることがある。関節内出血がみられることもある。受傷機転と同方向の力を加えると疼痛が強く誘発される。バネ様固定は外傷性脱臼でみられる。

解答　1

14　正しいのはどれか。

ア．捻挫は膝関節に最も多い。　　　イ．捻挫ではRICE療法が大切である。
ウ．膝関節脱臼では下腿壊死を来すことのある膝窩動脈損傷の可能性がある。
エ．外傷性脱臼で最も頻度が高いのは肘関節である。
オ．股関節脱臼は老人に多い。

1．ア、イ　　　2．ア、オ　　　3．イ、ウ　　　4．ウ、エ　　　5．エ、オ

解説　捻挫は足関節に最も多い。外傷性脱臼で最も頻度が高いのは肩関節である。単一の関節では肩であるが、指全部の関節を合計すると指が最も多くなる。股関節脱臼は交通外傷・高所転落などの高エネルギー損傷であり、老人ではなく青壮年に多い。

解答　3

15　誤っているのはどれか。

1．筋断裂は大腿四頭筋、ハムストリング、腓腹筋によくみられる。
2．深指屈筋腱損傷では、DIP関節の屈曲不能がみられる。
3．アキレス腱断裂では、断裂部分に陥凹を認める。
4．アキレス腱断裂では、腹臥位で背屈位をとらない。
5．アキレス腱断裂では、トンプソンテストで底屈しない。

解説　アキレス腱断裂では、腹臥位で底屈位（尖足位）をとることができない。

解答　4

16 挫滅症候群の症状で誤っているのはどれか。

1. ミオグロビン尿　　2. ショック　　3. 区画症候群　　4. 心房細動
5. 急性腎不全

解説　挫滅症候群は、重量物などによって四肢、骨盤、腹部が長時間圧迫され、圧迫部分より遠位の循環障害によって広範に筋肉が壊死に陥り、大量のミオグロビンやカリウムが産生され、これが全身循環に放出され、致命的な臓器障害を起こす。それに伴うショック、区画症候群、感染、急性腎不全に注意を要する。　　**解答**　4

17 疲労骨折が最も多いのはどれか。

1. 脛　骨　　2. 骨　盤　　3. 中足骨　　4. 腓　骨　　5. 腰　椎

(第 54 回国家試験 PT)

解説　疲労骨折は、比較的弱い外力が繰り返し加わって骨折を生じる。環境や習慣の変化、スポーツが原因となる。腰椎分離症は脊椎の疲労骨折である。その他、中足骨の行軍骨折、脛骨・腓骨の走者骨折は有名である。　　**解答**　5

18 偽関節を生じやすいのはどれか。2つ選べ。

1. 手の舟状骨骨折　　2. 鎖骨骨折　　3. 肋骨骨折　　4. 大腿骨頸部骨折
5. 踵骨骨折

(第 54 回国家試験 PT)

(第 50 回国家試験 PT・OT 類似問題)　(第 49 回国家試験 PT 類似問題)

(第 48 回国家試験 OT 類似問題)

271

第10章　骨折、脱臼、捻挫の特性と対応

解説　偽関節は、骨癒合が得られず終了してしまった状態をいう。原因として、不十分な固定、感染、骨欠損などがあり、大腿骨頸部骨折、脛骨遠位1/3骨折、手舟状骨骨折などでみられる。　　　　　　　　　　　　　　　**解答**　1、4

19　外傷による骨折で、通常、完全骨折となるのはどれか。
1. 亀裂骨折　　2. 若木骨折　　3. 竹節骨折　　4. 圧迫骨折　　5. 剥離骨折
（第54回国家試験 PT・OT）

解説　剥離骨折とは、正式には裂離骨折という。筋の収縮力によって生じ、縫工筋の収縮に伴う上前腸骨棘骨折、大腿四頭筋の収縮に伴う下前腸骨棘骨折、ハムストリングの収縮に伴う坐骨結節骨折などがある。通常、完全骨折となる　**解答**　5

20　25歳の男性。野球の試合で走塁中に大腿後面に違和感と痛みが生じた。直後に整形外科を受診したところ、大腿部X線写真では骨折を認めなかった。この時点での物理療法で適切なのはどれか。
1. 交代浴　　　2. 極超短波　　　3. アイシング　　　4. ホットパック
5. パラフィン浴　　　　　　　　　　　　　　　　　（第53回国家試験 PT）

解説　ハムストリングの肉離れ（筋断裂）が考えられる。RICE処置を行う。
解答　3

21　末梢神経損傷で予後が最もよいのはどれか。
1. ニューロトメーシス（neurotmesis）　　2. アクソノトメーシス（axonotmesis）
3. ニューラプラキシア（neurapraxia）　　4. 神経根引き抜き損傷　　5. Waller変性

（第52回国家試験PT）（第46回国家試験PT・OT　類似問題）

解説　ニューラプラキシー（neurapraxia）は、髄鞘の局所損傷で、一時的機能障害を起こす。軸索の連続性は維持されている。軸索断裂（axonotmesis）は、軸索の連続性が失われている。神経断裂（neurotmesis）は、軸索と周囲の軟部組織を含む神経幹の連続性が完全に失われている。ワーラー（Waller）変性は、末梢神経線維の切断、挫滅などにより神経細胞との連絡が断たれたときに生じる変化をいう。**解答**　3

22　39歳の男性。野球の試合中にジャンプしてボールをキャッチした着地時に、踵に痛みと違和感とを訴えた。その直後から歩行困難となったために、応急処置の後に緊急搬送された。搬送先の病院で撮影された足部MRIを示す。矢印は損傷部位を示す。受傷直後の処置として適切なのはどれか。

1. 足底板による固定　　2. 足関節周辺の保温　　3. 足関節底屈位での固定
4. 強擦法による下腿部のマッサージ　　5. 端座位による下腿下垂位での安静

（第52回国家試験PT）

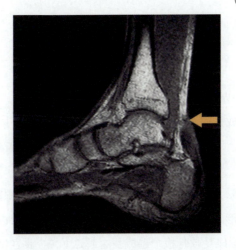

解説　アキレス腱断裂を認める。保存治療では、底屈位のギプス固定を行う。

解答　3

第10章　骨折、脱臼、捻挫の特性と対応

23 外傷後のRICEに含まれないのはどれか。

1. 止血　　2. 安静　　3. 氷冷　　4. 圧迫　　5. 挙上

(第49回国家試験PT・OT)

解説　RICEには、R：安静(Rest)、I：冷却(Icing)、C：圧迫(Compression)、E：挙上(Elevation)がある。　　　　　　　　　　　　　　　　　　　解答　1

24 骨折部の血流が障害されやすいのはどれか。2つ選べ。

1. 脛骨粗面　　2. 大腿骨頭　　3. 坐骨結節　　4. 手の舟状骨　　5. 上腕骨大結節

(第48回国家試験PT・OT)

解説　骨折によって栄養動脈が損傷されて、血行が遮断されたときに骨折片は壊死に陥る。大腿骨頸部骨折、手舟状骨骨折、距骨骨折、上腕骨解剖頸骨折での頻度が高い。　　　　　　　　　　　　　　　　　　　　　　　　　　　　解答　2、4

25 成人と比べ、小児の骨折で多いのはどれか。2つ選べ。

1. 偽関節　　2. 過成長　　3. 若木骨折　　4. 関節拘縮　　5. 角状変形の遺残

(第47回国家試験PT・OT)

解説　小児の骨折として、若木骨折、急性塑性変形、骨端線離開がある。骨癒合の特徴として、屈曲変形はよく矯正されるが、回旋は矯正されない。また、長管骨で短縮して癒合しても、成長軟骨板で過成長を起こして、長さはある程度補正される。

解答　2、3

第11章 上肢外傷と対応

到達目標

上肢の外傷と対応の概略について述べることができる。

学習のポイント

- 鎖骨骨折、肩鎖関節脱臼
- 肩関節脱臼、腱板損傷
- 上腕近位端部の骨折、上腕骨骨幹部骨折、上腕骨顆上骨折、上腕骨外顆骨折
- 肘関節脱臼、肘頭骨折
- ガレアッチ骨折、モンテジア骨折、橈尺骨骨幹部骨折、橈骨遠位端骨折（コーレス骨折、スミス骨折、バートン骨折）
- 舟状骨骨折、中手骨骨折（ベネット骨折、ローランド骨折、ボクサー骨折）、指骨骨折
- 捻挫、靱帯損傷
- 槌指（腱性マレット、骨性マレット）
- 腕神経叢損傷

1 上肢帯部の外傷

1.1 鎖骨骨折（図11.1、2）

(1) 成因・症状

　肩の外側の強打などの介達外力によって受傷することが多い。分娩時の乳児にもしばしば鎖骨骨折がみられる。中1/3部分の骨折が多い。近位骨片は胸鎖乳突筋に牽引され上方へ、遠位骨片は上肢の重さと三角筋に牽引され下方に転位する。腕神経叢損傷や血管損傷を合併することがまれにある。単純X線で診断がつく。

(2) 治療

　大部分の骨折は8字バンド（クラビクルバンド）などを使用し保存療法で骨癒合する。外側端骨折は8字バンド、クラビクルバンドでは骨折は整復されないため手術適応になる。また、第3骨片が鋭く皮膚を圧迫している場合と腕神経叢を圧迫している場合は手術を行う。手術はプレート固定、あるいはキルシュナー（Kirschner）鋼線と軟鋼線によるテンションバンドワイヤリング（tension band wiring；引き寄せ鋼線締結法）が一般的である。

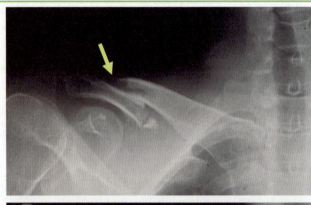

単純X線で、中央1/3に骨折がみられる。

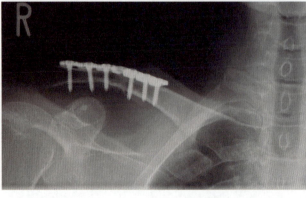

骨片が皮膚を圧迫しているためプレートによる内固定を行った。

1　上肢帯部の外傷

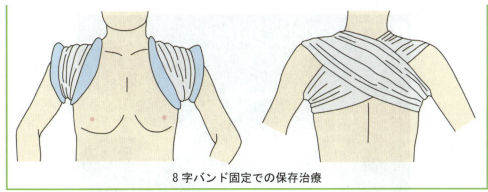

8字バンド固定での保存治療

図 11.1　鎖骨骨折

1.2 肩鎖関節脱臼（図 11.2）

　ラグビー、柔道などのスポーツや事故により肩峰を強打することで直達外力が作用し受傷する。肩鎖靱帯だけでなく烏口鎖骨靱帯も断裂すると、鎖骨遠位端が上方に転位し、肩峰との間に段差を認める。鎖骨遠位端の上方への突出は、指で圧迫すると整復されるが、離すともとに戻る現象であるピアノキーサイン（piano key sign）を認める。単純X線と局所の圧痛などの身体所見で診断がつく。変形突出の程度は靱帯の断裂程度によるが、これにより1～3度に分類される。肩鎖関節脱臼3度では手術を行う。なお、胸骨と鎖骨の関節を胸鎖関節というが、胸鎖関節脱臼は比較的まれである。

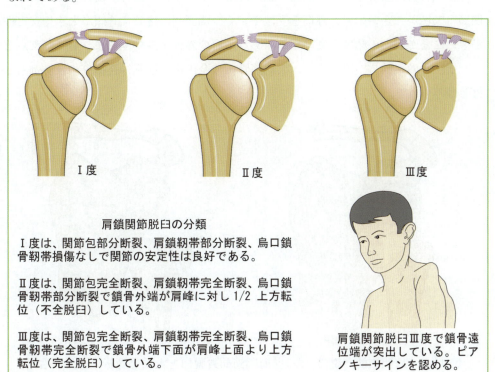

肩鎖関節脱臼の分類

Ⅰ度は、関節包部分断裂、肩鎖靱帯部分断裂、烏口鎖骨靱帯損傷なしで関節の安定性は良好である。

Ⅱ度は、関節包完全断裂、肩鎖靱帯完全断裂、烏口鎖骨靱帯部分断裂で鎖骨外端が肩峰に対し1/2 上方転位（不全脱臼）している。

Ⅲ度は、関節包完全断裂、肩鎖靱帯完全断裂、烏口鎖骨靱帯完全断裂で鎖骨外端下面が肩峰上面より上方転位（完全脱臼）している。

肩鎖関節脱臼Ⅲ度で鎖骨遠位端が突出している。ピアノキーサインを認める。

第11章　上肢外傷と対応

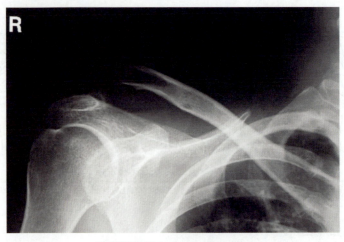

肩鎖関節脱臼Ⅲ度の単純X線

図11.2　肩鎖関節脱臼

2　肩関節部の外傷

2.1　肩関節脱臼（図11.3、4）
(1) 成因・症状

　外傷性脱臼のなかで手指の関節の脱臼に次いで多く、大部分が前方脱臼である。関節可動域が大きいので、外傷を受けやすく、関節窩に比して骨頭が大きく安定性が悪いことが脱臼の頻度が高い理由である。肩の外転・外旋位により肩峰が支点となり上腕骨頭が前方へ脱臼する。大結節骨折の合併例、腋窩神経損傷の合併例もしばしばみられる。

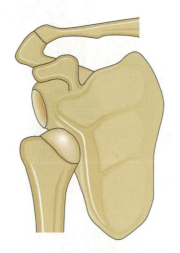 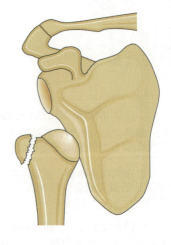

図11.3　肩関節前方脱臼（左）、肩関節前方脱臼と大結節骨折の合併（右）

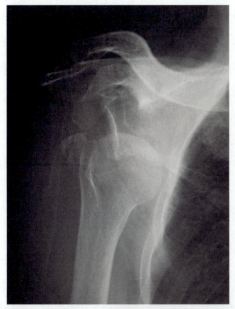
肩関節前方脱臼に大結節骨折が合併している。

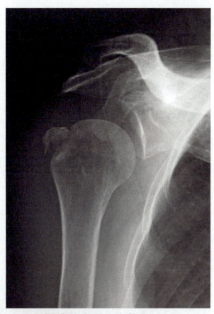
肩関節前方脱臼を整復した。

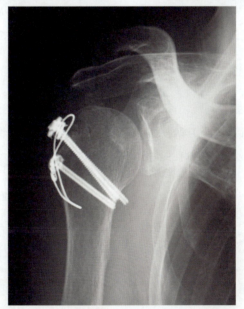
大結節骨折に対してスクリューとワイヤーで内固定した。

図11.4　肩関節脱臼骨折の単純X線

(2) 診断

単純X線で脱臼の位置と骨折の合併を確認できる。

(3) 治療

速やかに徒手整復し、患肢は体幹につけて3〜4週間の固定を行う。整復方法は、前方脱臼では ①コッヘル (Kocher) 法：仰臥位で患肢外転、外旋方向に牽引、内旋、

内転、②ヒポクラテス（Hippocrates）法：患者の腋下に術者の足を入れて腕を下方に引く、③クーパー（Cooper）法：座位をとった患者の後方より術者の膝を腋窩に入れ、一方の手で肩峰突起部を押さえ、反対側の手で上腕をつかみこれを内下方に圧迫する、④ゼロポジション法：上腕骨の軸と肩甲棘の軸が一直線になる挙上140度で患肢を牽引する、などがある。後方脱臼ではデパルマ（De Palma）法という整復方法がある。

大結節骨折の合併があっても、脱臼の整復を行えば骨片はほぼ整復される。若年者では、関節包の修復が不十分な時期に自動運動を始めると反復性肩関節脱臼に移行するので注意を要する。中年以降では可動域制限を来すので長期の固定は避ける。

○ 反復性肩関節脱臼（図11.5）

(1) 成因

外傷性脱臼を契機に、比較的軽度の外力や関節の運動により、繰り返し脱臼するようになった状態をいう。多くの場合、初回脱臼時に損傷された上腕骨頭、関節窩、関節唇が修復化されずに陳旧化している。肩関節の外転・外旋位で脱臼が起きる。10歳台では外傷性脱臼の90％以上、20歳台で80％、30歳台で50％が反復性脱臼に移行する。

(2) 症状

関節窩側には関節唇の剥離、前下関節上腕靱帯の断裂、関節窩縁の骨折といったバンカート（Bankart）病変がみられる。また、上腕骨側には骨頭の後外側の陥没骨折であるヒル・サックス（Hill-Sachs）病変がみられる。

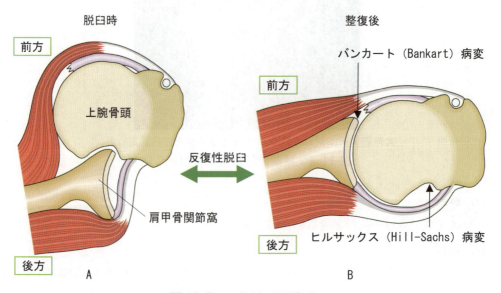

図11.5　反復性肩関節脱臼

(3) 治療

肩関節周囲筋の筋力訓練などの保存療法の他に、根治を目指す場合は手術を行う。手術は関節唇、前下関節上腕靱帯、関節包の縫合（Bankart法）、肩甲下筋、前下関節上腕靱帯、関節包の短縮（Putti-Platt法）、烏口突起を筋肉つきで関節窩前縁に移行する（Bristow法）方法などがある。

2.2 腱板損傷（rotator cuff tear）

肩甲下筋、棘上筋、棘下筋、小円筋で構成される回旋筋群は腱板（rotator cuff）といい関節包の補強、安定化の役割を担っている。40歳台～50歳台に多発し、男性に多い。棘上筋は肩峰下でインピンジを受けやすく、また、大結節付着部は血流が乏しいため、腱板損傷は棘上筋断裂が最も多い。

(1) 症状

運動痛、夜間痛などの疼痛と、挙上力低下による機能障害を来す。腕落下徴候（drop arm sign）は有名で、他動的に肩を90度外転し、検査者が手を放すか、指1本程度の力で押し下げたとき、上肢が落下してしまう現象をいう。陳旧例では肩関節の拘縮がみられる。

(2) 診断

MRI、超音波で診断される（図11.6）。

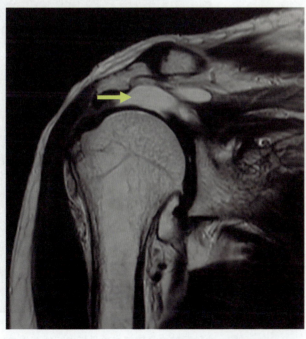

MRI T2強調画像
棘上筋は大結節から断裂し、上腕骨頭と肩峰の間は空虚になっている（矢印）。

図11.6 腱板損傷

(3) 治療

局所の安静と注射による保存治療が行われる。断裂の大小によって手術適応があり、腱板断端を上腕骨外側部につくった骨溝に埋め込む手術を行う。高齢者の広範囲断裂には除痛目的に関節鏡下にデブリードマンだけを行うことがある。

3 上腕部の外傷

3.1 上腕骨近位端部の骨折（図 11.7）

(1) 症状

上腕骨近位端部骨折は①骨頭、②大結節、③小結節、④骨幹部の骨折の4つの部分に分けられる。①は関節内（解剖頚部）、②③④は関節外（外科頚部）である。解剖頚（関節内）骨折はまれで、多くは外科頚（関節外）骨折である。高齢者の女性で骨粗鬆症を有する場合に頻発する。脱臼を合併する場合がある。肘をついたりした介達外力か、側方からの直達外力により受傷する。外科頚（関節外）骨折の場合、骨癒合は良好で偽関節はまれである。

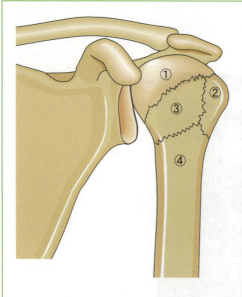
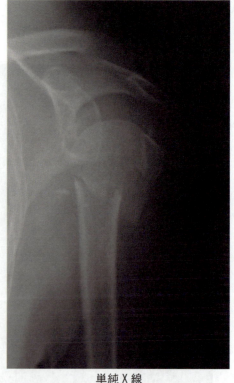

上腕骨近位端部骨折
①骨頭、②大結節、③小結節、④骨幹部
①は関節内（解剖頚部）、
②③④は関節外（外科頚部）

単純X線
外科頚部の骨幹部での骨折で転位が大きい。

3 上腕部の外傷

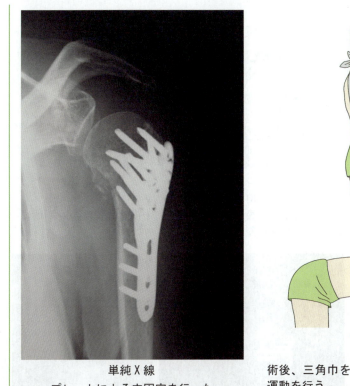
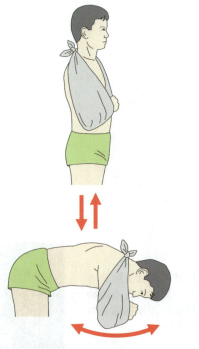

単純X線
プレートによる内固定を行った。

術後、三角巾を用いて早期から振り子運動を行う。

図11.7　上腕骨近位端部の骨折

(2) 診断

局所の圧痛、運動時痛、胸部・上腕部の皮下血腫と単純X線によって診断される。

(3) 治療

転位の少ない骨折は三角巾固定、整復後に下垂位で転位しないものはハンギングキャスト（hanging cast；吊り下げギプス包帯）法が適応となる。肩関節の拘縮を来さないように早期から振り子運動を指示する。脱臼骨折や転位の大きい骨折は手術を行いプレートや髄内釘を使用して内固定をする。関節面の損傷が大きく、粉砕している骨頭骨折は人工骨頭を行う。

3.2 上腕骨骨幹部骨折（図11.8）

(1) 成因・症状

直達外力（横骨折、粉砕骨折）、介達外力（斜骨折、螺旋骨折）のいずれでも発生する。投球骨折、腕相撲骨折のように自家筋力によって起こることもある。合併症として、下垂手を来す橈骨神経麻痺に注意をする。橈骨神経は上腕後方から前方に走るため骨折により損傷されやすい。

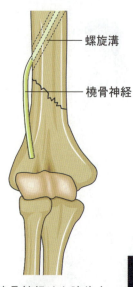
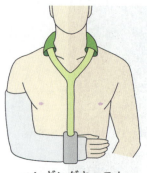
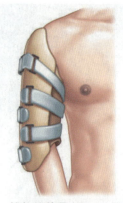

ハンギングキャスト（hanging cast）
ギプスの重さによって骨折部分の整復を保つ。

機能的装具（functional brace）

橈骨神経は上腕後方から前方に走るため骨折により損傷されやすい。

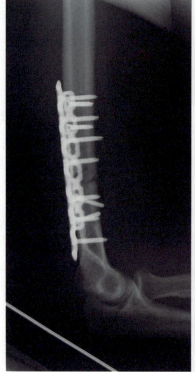
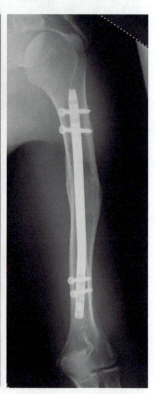

プレートによる内固定　　髄内釘による内固定

図 11.8　上腕骨骨幹部骨折

(2) 診断

単純X線によって診断される。

(3) 治療

徒手整復後、ハンギングキャスト（hanging cast）、機能的装具（functional brace）やU字型副子を使用した保存療法が行われるが、骨片間に軟部組織が介入しやすく、

また横骨折では接触面積が少なく、癒合が遅れがちになることもある。横骨折は偽関節になりやすいので手術的治療の適応がある。手術は、髄内釘あるいはプレートで内固定されることが多い。

3.3 上腕骨顆上骨折（図11.9、10）

5～10歳の小児に頻発する。小児が手をついて倒れて肘を痛めたと聞いたら、先ずこの骨折を疑う。肘周囲の強い圧痛、腫脹が著明である。単純X線によって診断される。

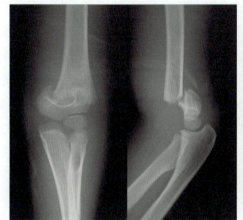
受傷時単純X線
伸展型骨折で転位を認める。

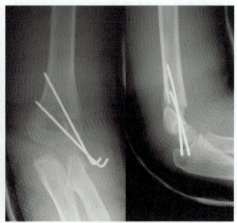
術後単純X線
徒手整復後に経皮ピンニングを行いギプス固定した。

図11.9　上腕骨顆上骨折

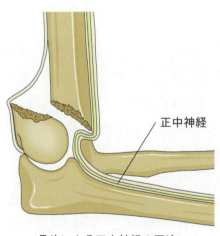
骨片による正中神経の圧迫

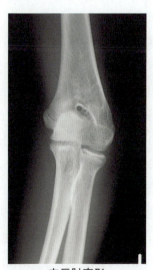
内反肘変形

図11.10　上腕骨顆上骨折の合併症

(1) 合併症

- 循環障害を来すことがある。循環障害では、5徴候（5Ps）である①激しい疼痛 pain、②蒼白 pallor、③知覚障害 paresthesia、④麻痺 paralysis、⑤脈拍触知困難 pulselessness を確認する。腫脹が激しいときは、前腕屈筋群に生じる区画症候群のフォルクマン（Volkmann）拘縮に注意をする。
- 整復不良により内反肘変形を来すことがある。
- 神経損傷は正中神経麻痺、橈骨神経麻痺に注意する。

(2) 治療

全身麻酔下に徒手整復の後、経皮的鋼線刺入法（経皮的ピンニング；経皮的 pinning）を行い、ギプス、副子による外固定を追加する。腫脹が高度の場合や、徒手整復が困難あるいは整復保持が困難なときは牽引療法を行う。5歳までは介達牽引、それ以上は直達牽引を行う。直達牽引は尺骨の肘頭からキルシュナー鋼線を通して牽引する。神経・血管損傷が疑われるときは観血的治療を行う。

可動域改善目的で暴力的な肘関節受動を行うことは、周囲組織の破壊や出血を招き、骨性強直を来すことがあり行わない。関節拘縮は自動運動で改善される。

3.4 上腕骨外顆骨折（図11.11）

小児では上腕骨顆上骨折に次いで頻度が高い。骨片が筋力によって転位するので手術が必要である。転位例は観血的手術が必要で、転位が放置されると偽関節を生じやすく、発育障害から外反肘となる。外反肘変形は遅発性尺骨神経麻痺を来しやすく、鷲手、鉤手変形を生じる。

4 肘関節部の外傷

4.1 肘関節脱臼（図11.12）

肩関節脱臼に次いで発生頻度が多い。後方脱臼が多い。脱臼の際はヒューター（Hüter）線およびHüter三角の乱れがみられる。正常では肘伸展位で上腕骨外上顆、肘頭突出部、内上顆を結ぶヒューター線は一直線となる。また、肘屈曲位では上腕骨外上顆、肘頭突出部、内上顆を結ぶ線は三角形となりヒューター三角という。脱臼時に肘頭は後方に突出し、自動運動は不可能となる。尺骨神経麻痺を合併することがあるので注意する。単純X線で骨折の合併がないかどうか確認する。徒手整復は多くの場合は容易である。術後は3週間の副子固定で安静として、その後、自動運動を開始する。整復が遅れるとフォルクマン拘縮を起こすことがあるので注意する。

4 肘関節部の外傷

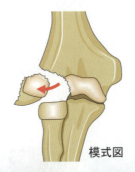
模式図

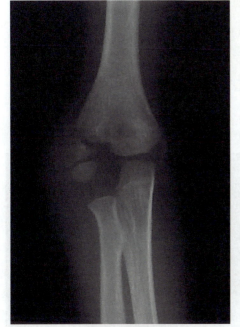
受傷時の単純 X 線

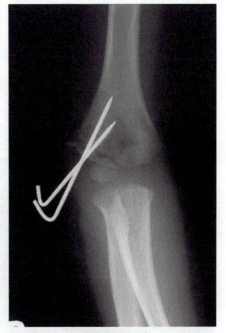
術後単純 X 線
整復後に経皮ピンニングを行った。

図 11.11 上腕骨外顆骨折

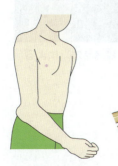
脱臼により肘頭は後方に突出する。

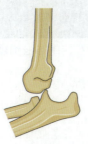
側面像

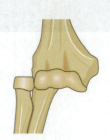
前後像

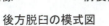
後方脱臼の模式図

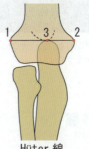
Hüter 線
（伸展位）
1 上腕骨外上顆、2 内上顆
3 肘頭突出部

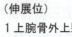
Hüter 三角
（屈曲位）

図 11.12 肘関節後方脱臼

287

4.2 肘頭骨折（図11.13）

近位骨片が上腕三頭筋に牽引され転位する。多くの例で手術が必要となる。手術はキルシュナー鋼線2本と軟鋼線を8字状に締結したテンションバンドワイヤリング（引き寄せ鋼線締結法）を行う。術後の外固定は不要であり、直後から自動運動を開始する。

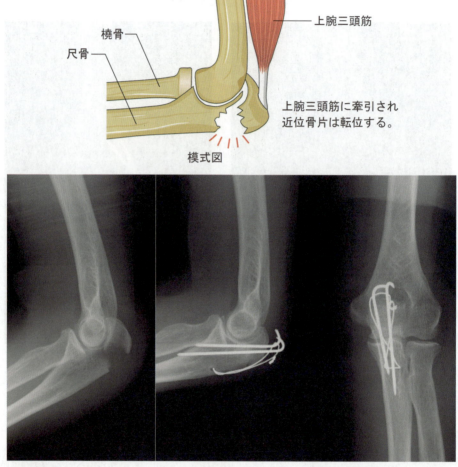

肘頭骨折に対して、テンションバンドワイヤリング（引き寄せ鋼線締結法）による内固定を行った。

図11.13 肘頭骨折

5 前腕の外傷（図11.14）

5.1 骨折と脱臼の合併外傷

5.1.1 ガレアッチ（Galeazzi）骨折

橈骨骨幹部骨折と尺骨遠位端の背側脱臼の合併。

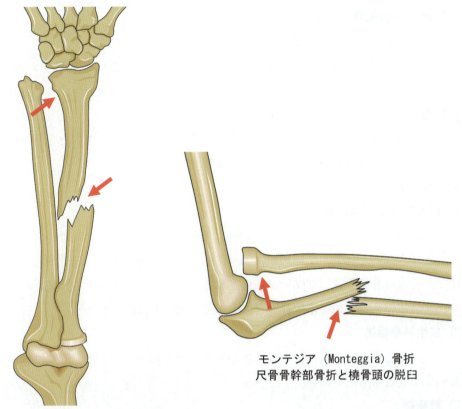

ガレアッチ (Galeazzi) 骨折
橈骨骨幹部骨折と尺骨遠位端の背側脱臼

モンテジア (Monteggia) 骨折
尺骨骨幹部骨折と橈骨頭の脱臼

図 11.14 前腕部の骨折と脱臼の合併外傷

5.1.2 モンテジア (Monteggia) 骨折

　尺骨骨幹部骨折と橈骨頭の脱臼の合併。橈骨頭は前方脱臼が多く、後方脱臼はまれである。橈骨、尺骨の整復と固定が必要である。固定性が悪いものは、手術的に内固定を行う。

5.2 橈・尺骨骨幹部骨折

　成人例では大部分の症例で手術を要する。整復は可能でもギプス内で再転位することがある。そのため偽関節も多い。前腕の回内・回外の障害を残すことがあるので正しい整復確保が重要である。橈骨においては、近位 1/3 の骨折では、近位骨片は回外筋により回外し、遠位骨片は回内筋により回内する。中央 1/2 より遠位の骨折では、近位骨片は回外筋と回内筋の働きで中間位に、遠位骨片は方形回内筋により回内する。成人で整復位が保持できないときは手術を行う。金属プレートや髄内釘を使用する。術後 4 週間程度の副子固定の後、肘や手関節の屈伸運動を開始する。

5.3 橈骨遠位端骨折（図11.15、16）

5.3.1 コーレス（Colles）骨折

高齢者の骨折の代表で、手掌をついて倒れたときに起こる。末梢骨片は背側に転位し、フォーク状変形を示す。尺骨茎状突起骨折や手根骨骨折を伴うことがある。

(1) 治療

徒手整復、ギプス固定を行うが、整復が不良なときや粉砕骨折のときは手術を行う。手術は、金属プレートや創外固定を使用することが多い。

(2) 合併症

1) 尺骨突き上げ症候群

橈骨が短縮して癒合した際に、相対的に尺骨が長くなったり、尺骨が背側脱臼することで、前腕回旋や手関節尺屈により疼痛、機能障害を来す。尺骨頭と手根骨間の三角線維軟骨複合体（TFCC）が損傷されることで症状が出現する。橈骨矯正骨切り、尺骨短縮術、三角線維軟骨複合体の修復・切除が行われる。

2) 正中神経損傷

骨折による損傷や、整復不良の骨片の圧迫、仮骨の圧迫などで、遅発性に手根管症候群を起こすことがある。

3) 腱断裂

骨片による摩擦や骨折部での循環障害により特に長母指伸筋腱の断裂を来すことがある。

4) 反射性交感神経性ジストロフィー

骨折や脱臼の整復不良や長期間の固定が原因で、手指の浮腫、関節拘縮、骨萎縮、疼痛を来すことがある。

5.3.2 スミス（Smith）骨折

手背をついて転倒した際に受傷する。末梢骨片は掌側に転位し、コーレス骨折とは逆となり、逆コーレス骨折ともいう。

5.3.3 バートン（Barton）骨折

橈骨遠位部の関節内骨折で、骨片の背側転位を背側バートン、骨片の掌側転位を掌側バートンという。整復後の保持が難しいため金属プレートなどによる手術となることが多い。

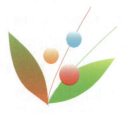

5 前腕の外傷

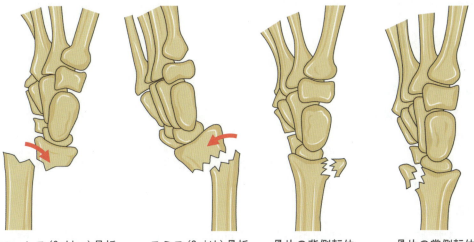

コーレス(Colles)骨折　　スミス(Smith)骨折　　骨片の背側転位　　骨片の掌側転位
末梢骨片は背側に 転位　末梢骨片は掌側に転位　　　　バートン(Barton)骨折
　　　　　　　　　　　　　　　　　　　　　　　　橈骨遠位部の関節内骨折

図 11.15　橈骨遠位端骨折

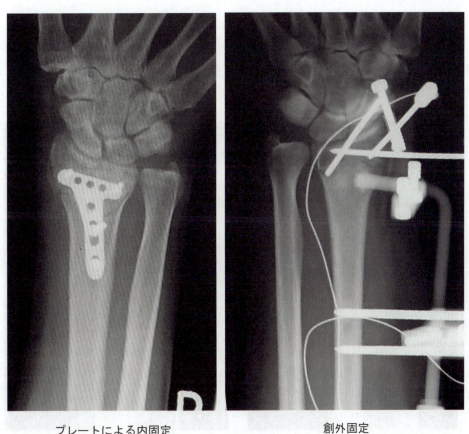

プレートによる内固定　　　　　創外固定

図 11.16　橈骨遠位端骨折の手術

6 手の外傷

6.1 骨折・脱臼
6.1.1 舟状骨骨折（図 11.17）
(1) 成因

手根骨骨折のなかで最も多い。手を強くついたときに受傷する。受傷直後の単純X線では骨折線がはっきりしないこともあり、見逃されることがある。

(2) 症状

スナッフボックス"嗅ぎタバコ入れ"（snuff box；手関節遠位で短母指伸筋腱と長母指伸筋腱の間）での圧痛を認める。単純X線だけでなくCT、MRIによる確認が必要である。舟状骨は遠位・中央からの血流はあるが、近位部からは血流の供給がない場合があり、偽関節や無腐性壊死の頻度が高い。偽関節や無腐性壊死が生じた場合は骨移植術を行う。

(3) 治療

ギプスによる保存治療の場合3カ月程度の肘関節を含めた固定が必要で、廃用や可動域制限を来すことがある。転位は少なくとも手術による強固な内固定が行われることが多い。

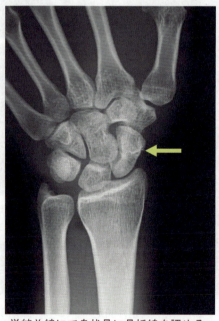
単純X線にて舟状骨に骨折線を認める。

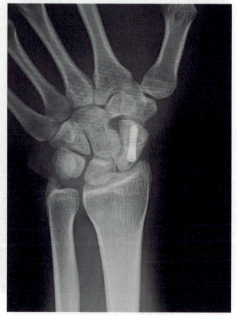
スクリューによる内固定を行った。

図 11.17　舟状骨骨折

6.1.2 中手骨・指骨骨折

回旋変形があると屈曲時に指が重なってしまうため、回旋変形を残さないように治療を行う（図 11.18）。

（Ⅰ）第5中手骨頸部骨折（ボクサー骨折）（図 11.19）

（1）成因

拳を握った状態で打撃、打撲による外力が加わったときに起こる。

（2）治療

徒手整復し、転位がない場合にはアルミニウム副子固定、ギプス固定などにより保存的治療を行う。保存療法では中手指節関節、近位指節間関節ともに90度屈曲位で固定する。掌側部骨皮質の粉砕や転位が顕著な場合には整復位の保持が困難であるため手術を行う。

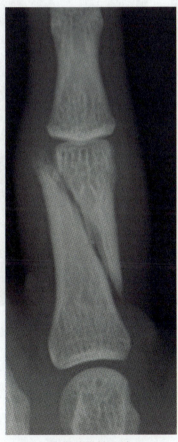
受傷時単純X線
骨折により短縮、回旋変形がみられる。

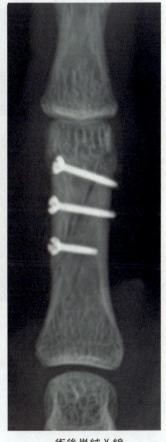
術後単純X線
骨折片を整復してスクリュー固定した。

図 11.18 基節骨骨折の斜骨折

第11章　上肢外傷と対応

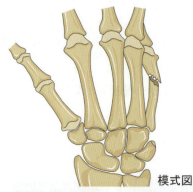
模式図

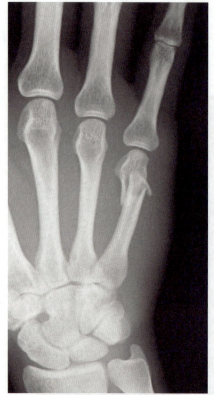
受傷時単純X線

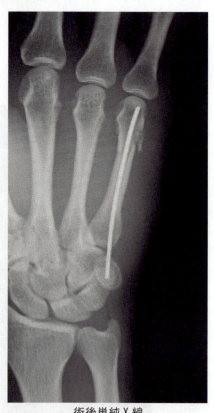
術後単純X線
整復の後、キルシュナー鋼線による
内固定を行った。

図11.19　第5中手骨頚部骨折（ボクサー骨折）

（Ⅱ）母指中手骨基部骨折（図11.20）
（1）成因

　母指先端にボールが当たったり、喧嘩やボクシングで母指の先端に力が加わった際に起こりやすい。母指中手骨基部骨折のなかで、関節内骨折を有するものはベネット（Bennett）骨折、ローランド（Rolando）骨折という。

294

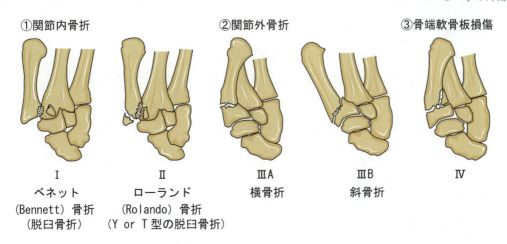

図 11.20　母指中手骨基部骨折

(2) 治療

ベネット骨折は母指を最大外転位することで整復位が保持できればギプス固定する。ベネット骨折、ローランド骨折ともに不安定な場合が多く、キルシュナー鋼線による経皮的ピンニングや創外固定による手術を行うことが多い。

6.2 捻挫、靭帯損傷

(1) 成因

手指の関節の両側には、関節の側方への動揺性を制御している側副靭帯が存在する。スポーツ外傷、転倒などによって側方への強い外力が加わり、側副靭帯が損傷することによって側方動揺性を認める。手指PIP関節側副靭帯損傷と、母指MP関節尺側側副靭帯損傷（スキーストック損傷）（図 11.21）の頻度が高い。

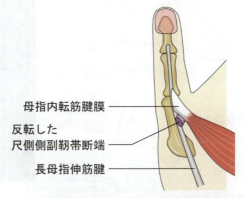

母指の橈側への動揺性を認める。断裂した靭帯が反転し母指内転筋腱膜の下にはさまるステナー障害を認める。

図 11.21　母指 MP 関節尺側側副靭帯損傷

(2) 症状・診断

損傷部分に圧痛がある。靭帯が完全断裂している場合には、側方への不安定性が認められる。単純 X 線で、剥離骨片がみられることがある。関節に対して側方に力をかけた状態で、ストレス X 線検査を行い、明らかな左右差があれば、断裂と診断できる。MRI で靭帯の損傷を確認できる。

(3) 治療

不安定性が強くない場合は、2〜4週間外固定を行い、その後、徐々に動かす。不安定性が強い場合は、手術が必要となる。特に、母指MP関節尺側側副靱帯損傷では、靱帯の断端が反転して、母指内転筋腱膜の下にはさまりステナー障害となるため、手術が必要である。受傷後早期では、靱帯縫合術を行うが、陳旧例では再建術が必要になる場合がある。

6.3 槌指 (mallet finger)（図11.22）

(1) 成因・症状

突き指などで起こる。指の第DIP関節が木槌のように曲がった状態になるので、マレット変形という。マレット変形のなかには、伸筋腱損傷のために生じるもの（腱性マレット指）と骨折が生じて起こるもの（骨性マレット指）がある。DIP関節は屈曲し、腫脹しており、自動伸展は不能である。

(2) 治療

腱性マレット指では装具などの保存的療法が一般的に行われる。骨性マレット指の場合には、手術を必要とすることがある。いずれも6週間程度の固定が必要である。

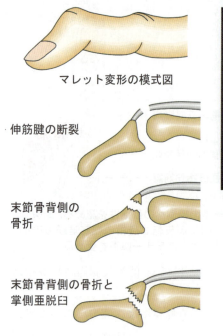
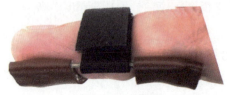

図11.22 槌指；マレット指 (mallet finger)

6.4 三角線維軟骨複合体損傷 (triangular fibrocartilage complex injury: TFCC injury)

(1) 成因・症状

　TFCC は、手関節尺側にあり、主に尺骨三角骨靱帯、尺骨月状骨靱帯、掌側橈尺靱帯、背側橈尺靱帯、関節円板、尺側側副靱帯、三角靱帯からなる (図 11.23)。手関節尺側の衝撃を吸収する役割がある。TFCC 損傷は強い衝撃、負荷の繰り返しにより起きる。スポーツ、手からの転倒、交通事故、手関節の酷使などが原因となる。また、加齢による変性損傷によって発生することもある。手関節痛を来し、手関節のひねり動作が困難となる。

(2) 診断

　手関節尺側部分の圧痛、手関節の回内外での疼痛がみられる。単純 X 線では、尺骨が橈骨よりも長い尺骨突き上げ症候群を判断する。MRI は診断に有用である。また、関節造影検査の場合もある。

(3) 治療

1) 保存治療

　安静、非ステロイド系抗炎症剤 (NSAIDs)、注射、サポーター、ギプス

2) 手術治療

　三角線維軟骨複合体の修復、部分切除、尺骨短縮術

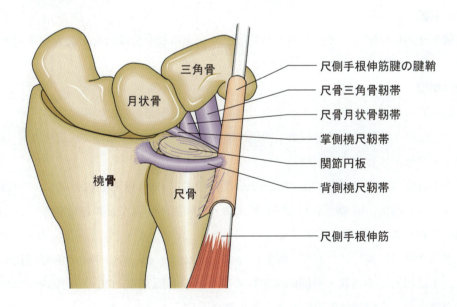

図 11.23　三角線維軟骨複合体 (triangular fibrocartilage complex：TFCC)

7 腕神経叢損傷（図11.24）

　腕神経叢は第5頚神経〜第1胸神経の前枝から構成されており、根と神経幹と神経束の3つからなる。第5、第6頚神経の前枝が合流し上神経幹、第7頚神経の前枝が中神経幹、第8頚神経と第1胸神経の前枝が合流し下神経幹を形成する。上・中神経幹からの枝（前部）が合流し外側神経束（C5〜C7）、上・中・下の神経幹からの枝（後部）が合流し後神経束（C5〜Th1）、下神経幹からの枝（前部）から内側神経束（C8、Th1）が形成される。

　外側神経束外側：筋皮神経（C5〜C7）
　外側神経束内側と内側神経束外側の合流部：正中神経（C5〜Th1）
　内側神経束内側：尺骨神経（C8、Th1）
　後神経束：橈骨神経（C6〜C8）、腋窩神経（C5、C6）
　鎖骨上枝：肩甲背神経（C4〜C6）、肩甲上神経（C5）、長胸神経（C5〜C7）、鎖骨下筋神経（C5）
　鎖骨下枝：胸背神経（C5〜C8）、外側胸筋神経（C5〜C7）、内側胸筋神経（C7〜Th1）、肩甲下神経（C5〜C7）、外側上腕皮神経、内側上腕皮神経、外側前腕皮神経、内側前腕皮神経

(1) 成因

　腕神経叢損傷は主にオートバイ事故などの交通事故と分娩時など過大な牽引力が腕神経叢にかかることにより発生する。

(2) 病型

　腕神経叢損傷の麻痺の型には全型、上位型、下位型がある。
　全型は第5頚髄神経根から第1胸髄神経根がすべて麻痺する型で、上肢は肩・肘・手首・手指がまったく動かない。
　上位麻痺（エルブ麻痺；Erb-Duchenne型）はC5、C6の麻痺症状を来す。三角筋、上腕二頭筋麻痺、肩関節挙上・肘関節屈曲・前腕回外障害などの運動麻痺、C5、C6領域の知覚異常を認める。
　下部麻痺（クルンプケ麻痺；Déjerine-Klumpke型）は、C8、Th1の麻痺症状を来す。手指屈筋・手内筋・手関節掌屈筋障害などの運動麻痺、C8、Th1領域の知覚異常を認める。交感神経の損傷でホルネル徴候を伴うこともある。
　腕神経叢麻痺が自然回復するか、手術を要するかは、神経が脊髄で引き抜かれているか、神経損傷の程度、麻痺の型によって異なる。脊髄から神経が引き抜けた引

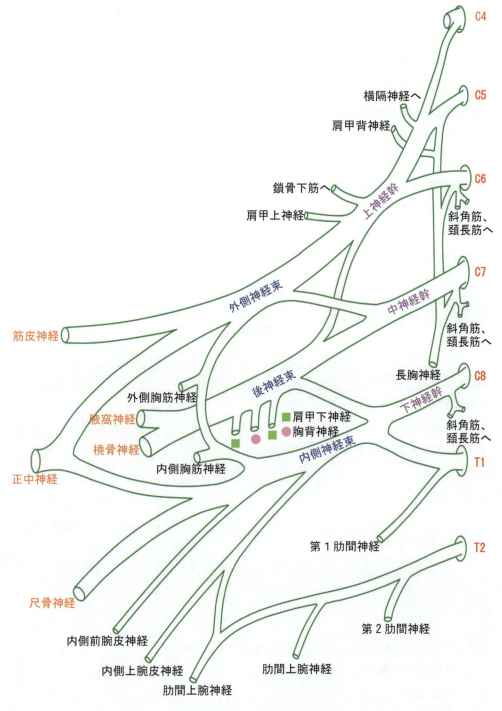

図 11.24　腕神経叢の模式図

き抜き損傷が最も重篤である。身体所見の他に脊髄造影、CT、MRI、電気生理学的検査を行い診断する。

(3) 治療

麻痺の型、損傷高位レベル、損傷程度、受傷直後なのか陳旧例かにより治療法が異なる。引き抜き損傷の場合、副神経や肋間神経などの神経を移行する。神経が脊髄より末梢で損傷された場合、神経移植を行う。腕神経損傷後6カ月以上経過し筋肉の萎縮が著明な場合は筋腱移行術を行う。全型麻痺の多くは引き抜き損傷で、予後は不良である。この場合、肋間神経を移行して肘屈曲を再建し、肩固定術を2次的に行う方法が主である。

○分娩麻痺（birth palsy）

多くの場合経過良好で、自然回復する。麻痺を残した場合、機能再建は術後訓練を容易にするため学童期に行われる。その間、関節拘縮、変形を予防する理学療法や生活指導を行う。

章末問題

1 外傷性肩関節脱臼について<u>誤っている</u>ものすべてマークしなさい。

1. 上腕骨外科頚骨折を合併しやすい。
2. 後方脱臼が多い。
3. 若年者では反復性脱臼となりやすい。
4. 陳旧例では徒手整復が困難である。
5. 大結節の剥離骨折を伴うことがある。

解説　上腕骨大結節骨折の合併を伴うことがある。大部分が前方脱臼である。

解答　1、2

2 外傷性肩関節脱臼について<u>誤っている</u>のはどれか。

1. 外傷性脱臼で指の次に頻度が高い。
2. 通常前方脱臼である。
3. 若年者では反復性脱臼となりやすい。
4. 関節包内脱臼である。
5. 大結節の剥離骨折を伴うことがある。

解説 外傷性脱臼で最も頻度が高い単一の関節は肩関節であるが、指全部の関節を合計すると指が最も多くなる。外傷性脱臼は、関節包の断裂を伴った関節包外脱臼である。関節包内脱臼は発育性股関節形成不全でみられる。　　　**解答**　4

3　上肢の外傷について正しいものをすべて選べ。
1. 分娩時に鎖骨骨折を合併することがある。
2. 鎖骨遠位端骨折は手術が必要なことが多い。
3. 肩鎖関節脱臼は肩峰の直接強打による。
4. 中年の肩関節脱臼は反復性に移行しやすい。
5. 腱板損傷では棘下筋断裂が最も多い。

解説　10〜30歳代の肩関節脱臼が反復性に移行しやすい。腱板損傷では棘上筋断裂が最も多い。　　　**解答**　1、2、3

4　回旋筋腱板（rotator cuff）を構成する筋群はどれか。
1. 三角筋、上腕二頭筋、棘上筋
2. 棘上筋、棘下筋、肩甲下筋、小円筋
3. 棘下筋、肩甲下筋、上腕三頭筋、三角筋
4. 上腕二頭筋、上腕三頭筋、三角筋、僧帽筋
5. 棘下筋、肩甲下筋、大円筋、小円筋

解説　腱板を構成するのは、棘上筋、棘下筋、肩甲下筋、小円筋で、腱板損傷では棘上筋断裂が最も多い。　　　**解答**　2

> **5** 腱板損傷について**誤っている**のはどれか。

1. 最も損傷されやすい腱は肩甲下筋である。
2. 腕落下徴候（drop arm sign）を示す。　　3. 肩関節の外転が困難となる。
4. MRI が診断に有用である。　　5. 手術が必要となることがある。

解説　腱板損傷で最も損傷されやすいのは棘上筋である。　　　　　　　**解答**　1

> **6** 上肢の骨折について**誤っている**のはどれか。

1. 上腕骨骨幹部骨折で下垂手になることがある。
2. 上腕骨顆上骨折はフォルクマン拘縮に注意する。
3. 上腕骨外科頚骨折は骨癒合が得られにくい。
4. 上腕骨外顆骨折で転位のあるのは手術が必要である。
5. 肘頭骨折は手術が必要なことが多い。

解説　上腕骨骨幹部骨折では、橈骨神経麻痺を合併し下垂手になることがある。上腕骨近位の外科頚骨折は骨癒合良好で偽関節はまれである。　　　　　**解答**　3

> **7** 上腕骨骨折について正しいのはどれか。

ア．顆上骨折は阻血性拘縮を合併しやすい。
イ．骨幹部骨折は正中神経麻痺を合併しやすい。
ウ．外科頚骨折は手術が必要である。
エ．外顆骨折は高齢者に多い。　　オ．外顆骨折は偽関節になりやすい。

1. ア、イ　　2. ア、オ　　3. イ、ウ　　4. ウ、エ　　5. エ、オ

解説　上腕骨顆上骨折では、阻血性拘縮（フォルクマン拘縮）を合併しやすい。上腕骨骨幹部骨折では、橈骨神経麻痺を合併しやすい。上腕骨外顆骨折は小児に多く、偽関節になりやすく、外反肘となり遅発性尺骨神経麻痺を起こすことがある。　**解答**　2

8 上腕骨骨幹部骨折の合併損傷で起こる神経損傷で、侵される筋は次のどれか。

1. 橈側手根屈筋　2. 長掌筋　3. 長母指屈筋　4. 円回内筋　5. 尺側手根伸筋

解説　上腕骨骨幹部骨折では、橈骨神経麻痺を合併しやすいため、橈骨神経支配の筋肉が麻痺する。　　　　　　　　　　　　　　　　　　　　　　　**解答**　5

9　65歳の女性。路上で右手掌をついて転倒した。右手関節部の腫脹と疼痛とが出現し、レントゲン単純写真で骨折がみられる。この骨折に関係するのはどれか。

ア．フォーク状変形　　イ．橈骨神経麻痺　　ウ．長母指伸筋腱断裂
エ．手舟状骨偽関節　　オ．手根管症候群

1. ア、イ　　2. ア、オ　　3. イ、ウ　　4. ウ、エ　　5. エ、オ

解説　コーレス（Colles）骨折が考えられる。フォーク状変形を呈し、骨片の圧迫により、正中神経損傷の手根管症候群を起こすことがある。　　　　　　**解答**　2

10　小児の上腕骨外顆骨折で起こりやすい合併症はどれか。

ア．Volkmann阻血性拘縮　　イ．内反肘　　ウ．外反肘　　エ．偽関節
オ．正中神経麻痺

1. ア、イ　　2. ア、オ　　3. イ、ウ　　4. ウ、エ　　5. エ、オ

解説　Volkmann阻血性拘縮、内反肘、正中神経麻痺は、小児の上腕骨顆上骨折でみられる。　　　　　　　　　　　　　　　　　　　　　　　　　　**解答**　4

第11章　上肢外傷と対応

11 次の骨折で転位がある場合、観血的治療の適応となるのはどれか。
ア．肩甲骨骨折
イ．鎖骨骨折
ウ．上腕骨外科頸骨折
エ．上腕骨外顆骨折
オ．肘頭骨折
1．ア、イ　　2．ア、オ　　3．イ、ウ　　4．ウ、エ　　5．エ、オ

解説　上腕骨外顆骨折、肘頭骨折では、骨片に付着する筋肉によって牽引され転位するため、手術が必要となる。　　　　　　　　　　　　　　　　**解答　5**

12 次のうち正しいのはどれか。
1．ガレアッチ（Galeazzi）骨折 － 橈骨遠位端骨折で末梢骨片の背側転位
2．モンテジア（Monteggia）骨折 － 尺骨骨幹部骨折と橈骨頭の脱臼の合併
3．コーレス（Colles）骨折 － 橈骨遠位端骨折で末梢骨片の掌側転位
4．スミス（Smith）骨折 － 橈骨遠位部の関節内骨折
5．バートン（Barton）骨折 － 母指中手骨基部骨折の関節内骨折

解説　ガレアッチ（Galeazzi）骨折は、橈骨骨幹部骨折と尺骨遠位端の背側脱臼である。コーレス（Colles）骨折は、橈骨遠位端骨折で末梢骨片は背側に転位する。スミス（Smith）骨折は、橈骨遠位端骨折で末梢骨片は掌側に転位する。バートン（Barton）骨折は、橈骨遠位部の関節内骨折である。母指中手骨基部骨折の関節内骨折には、ベネット（Bennett）骨折とローランド（Rolando）骨折がある。　**解答　2**

13 転位があれば通常手術が必要な骨折をすべて選べ。

1. 鎖骨骨折　　2. 上腕骨近位部骨折　　3. 肘頭骨折　　4. 上腕骨外顆骨折
5. 骨性マレット指

解説 転位があれば通常手術が必要な骨折は、骨片に付着する筋肉・腱によって骨片が牽引され転位するために手術が必要となる。　　　　　　　**解答** 3、4、5

14 42歳の男性。スキーの滑走中に転倒し、腕神経叢の図に示す部位を損傷した。前腕外側（橈側）と手の掌側の母指から環指に感覚鈍麻がある。筋力低下を来たす筋はどれか。2つ選べ。

1. 円回内筋　　2. 三角筋　　3. 小指外転筋　　4. 上腕三頭筋　　5. 上腕二頭筋

（第54回国家試験PT）

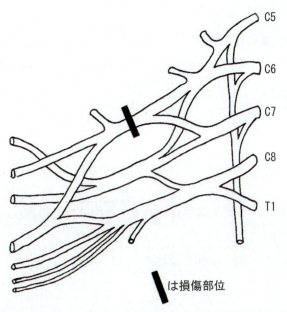

解説 腕神経叢の外側線維束の損傷である。筋皮神経と正中神経が障害される。

解答 1、5

15 尺骨骨幹部骨折と橈骨小頭の脱臼を生じるのはどれか。

1. Barton 骨折　2. Colles 骨折　3. Galeazzi 骨折　4. Monteggia 骨折
5. Smith 骨折　　　　　　　　　　　　　　　　　　（第54回国家試験PT）

解説　バートン（Barton）骨折は橈骨遠位部の関節内骨折である。コーレス（Colles）骨折は、橈骨遠位端骨折で末梢骨片は背側に転位する。ガレアッチ（Galeazzi）骨折は橈骨骨幹部骨折に尺骨遠位端の背側脱臼を伴う。スミス（Smith）骨折は、橈骨遠位端骨折で末梢骨片は掌側に転位する。　　　　　　　　　　　　　**解答**　4

16 小児でVolkmann拘縮を起こしやすいのはどれか。

1. 上腕骨顆上骨折　　2. 上腕骨外果骨折　　3. 上腕骨近位部骨折
4. 上腕骨骨幹部骨折　5. 上腕骨内側上顆骨折　（第54回国家試験PT）

解説　小児の上腕骨顆上骨折では、循環障害を来すことがある。腫脹が激しいときは、前腕屈筋群に生じる区画症候群のフォルクマン（Volkmann）拘縮に注意をする。　　　　　　　　　　　　　　　　　　　　　　　　　　　　**解答**　1

17 30歳の男性。単純X線写真を示す。この骨折で損傷されていると推測されるのはどれか。

1. 上腕三頭筋腱　2. 上腕二頭筋腱　3. 橈骨輪状靱帯　4. 方形回内筋
5. 長掌筋腱　　　　　　　　　　　　　　　　　　　（第54回国家試験OT）

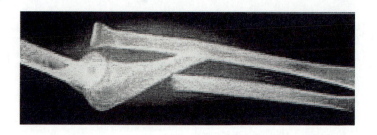

解説 尺骨骨幹部骨折と橈骨頭の脱臼を認め、モンテジア（Monteggia）骨折である。橈骨頭の脱臼により、橈骨輪状靱帯が損傷されている可能性がある。　　**解答**　3

18　解剖学的"嗅ぎタバコ入れ"で触診できるのはどれか。
1. 月状骨　　2. 三角骨　　3. 舟状骨　　4. 小菱形骨　　5. 有頭骨
（第53回国家試験PT・OT）

解説　手の舟状骨骨折では、スナッフボックス"嗅ぎタバコ入れ"（snuff box：手関節遠位で短母指伸筋腱と長母指伸筋腱の間）での圧痛を認める。　　**解答**　3

19　手関節背屈位で手をついて転倒した患者のX線単純写真を別に示す。この病態として正しいのはどれか。
1. Chauffeur's 骨折　　2. Colles 骨折　　3. Galeazzi 骨折
4. Monteggia 骨折　　5. Smith 骨折　　　　　　（第53回国家試験PT）

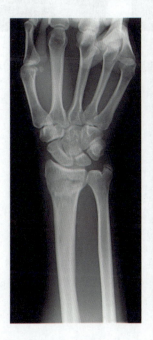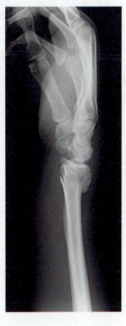

307

第11章 上肢外傷と対応

解説 橈骨遠位端骨折で末梢骨片は背側に転位しているので、コーレス（Colles）骨折である。

解答　2

---

20 36歳の男性。手にバスケットボールがあたって受傷した。来院時の手指の写真とX線単純写真とを示す。この病態として正しいのはどれか。

1. 槌指　2. ばね指　3. ボクサー骨折　4. ムチランス変形　5. Bennett骨折

（第53回国家試験 PT）

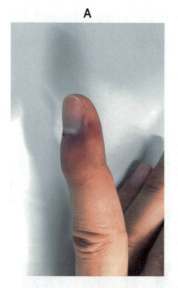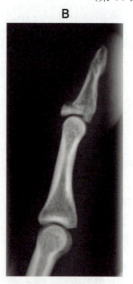

解説 写真Aで、DIP関節は屈曲し、腫脹している。単純X線では、末節骨背側に骨折を認めるため、骨性マレット指（槌指）である。

解答　1

---

21 腱板断裂損傷の徒手検査で陽性となる可能性が最も高いのはどれか。

1. anterior apprehension test　　2. Drop arm test
3. Morley test　　4. Thompson test　　5. Yargason test

（第53回国家試験 PT）

解説 腱板損傷では、腕落下徴候（drop arm sign）がみられる。他動的に肩を90度外転し、検査者が手を放すか、指1本程度の力で押し下げたとき、上肢が落下してしまう現象をいう。

解答 2

22 30歳の男性。スキーで転倒して受傷した。X線写真を別に示す。肩脱臼整復後に肩関節内転・内旋位で固定されたが、上腕の外側上部に感覚鈍麻を訴えた。合併症の神経麻痺はどれか。

1. 腋窩神経　2. 肩甲上神経　3. 肩甲下神経　4. 尺骨神経　5. 正中神経

（第52回国家試験PT）

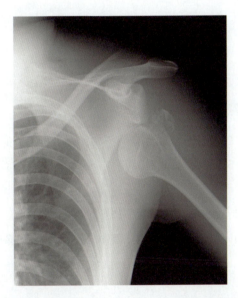

解説 肩関節脱臼に大結節の骨折を伴っている。腋窩神経損傷を伴うことがある。

解答 1

23 回旋筋腱板を構成する筋はどれか。2つ選べ。

1. 棘上筋　2. 肩甲挙筋　3. 広背筋　4. 小円筋　5. 前鋸筋

（第52回国家試験PT・OT）

解説 回旋筋腱板を構成するのは、棘上筋、棘下筋、肩甲下筋、小円筋で、腱板損傷では、棘上筋断裂が最も多い。　　　　　　　　　　　　　　　　**解答** 1、4

---

24 肘関節脱臼で多いのはどれか。

1. 外側　　　2. 後方　　　3. 前方　　　4. 内側　　　5. 分散

（第52回国家試験 PT）

解説 肩関節脱臼に次いで発生頻度が多い。後方脱臼が多く、尺骨神経麻痺を合併することがある。　　　　　　　　　　　　　　　　　　　　　　　　**解答** 2

---

25 Colles 骨折の合併症で起こりやすいのはどれか。

1. 肘関節脱臼　　　2. 腋窩神経麻痺　　　3. 橈骨神経麻痺
4. 正中神経麻痺　　5. 長母指屈筋腱断裂　　　　（第52回国家試験 OT）

解説 橈骨遠位端骨折で末梢骨片は背側に転位する。合併症として、尺骨突き上げ症候群によるTFCC損傷、正中神経損傷、腱断裂、反射性交感神経性ジストロフィーなどがある。　　　　　　　　　　　　　　　　　　　　　　　　　　　**解答** 4

---

26 上腕骨顆上骨折で正しいのはどれか。

1. 老年期に多い。
2. 原則として手術を行う。
3. 外反肘を生じることが多い。
4. 前腕の循環不全を生じやすい。
5. 肘関節屈曲位での受傷が多い。　　　　　　　（第52回国家試験 PT・OT）

解説 小児に好発する。手をついて倒れるので、肘伸展位での受傷が多い。前腕屈筋群に生じる区画症候群のフォルクマン（Volkmann）拘縮という循環障害に注意をする。整復不良により内反肘変形を来すことがある。神経損傷は正中神経麻痺、橈骨神経麻痺に注意する。骨片の転位が大きくなく整復位が保たれていれば、ギプス固定で治療できる。　　　　　　　　　　　　　　　　　　　　　**解答　4**

---

27 Functional brace が最も適応となる骨折はどれか。
1. 橈骨遠位端骨折　　2. 橈骨頭骨折　　3. 肘頭骨折　　4. 上腕骨顆上骨折
5. 上腕骨骨幹部骨折　　　　　　　　　　　　　　　（第50回国家試験 OT）

解説 上腕骨骨幹部骨折の保存治療として、ハンギングキャスト（hanging cast）、機能的装具（functional brace）を用いることがある。　　　　　　　　**解答　5**

---

28 27歳の男性。企業のラグビー選手として試合中に転倒し、左肩痛を訴えて受診した。来院時のX線単純写真を示す。この写真から判断できる所見はどれか。
1. 肩腱板断裂　　2. 肩甲上腕関節脱臼　　3. 肩鎖関節脱臼
4. 鎖骨骨折　　5. 上腕骨骨頭骨折　　　　　　　　　（第50回国家試験 PT）

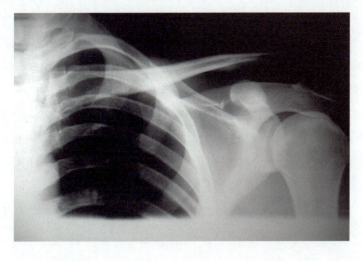

解説 鎖骨遠位端が上方に転位しており、肩鎖関節脱臼3度を呈している。肩鎖靱帯と烏口鎖骨靱帯の断裂が考えられる。肩鎖関節脱臼3度は手術適応がある。**解答　3**

---

29 上腕骨骨折について正しいのはどれか。

1. 顆上骨折は高齢者に多い。
2. 近位部骨折は小児に多い。
3. 近位部骨折では外転位固定を行う。
4. 骨幹部骨折では骨壊死が起こりやすい。
5. 骨幹部骨折では橈骨神経麻痺が起こりやすい。　　　（第50回国家試験PT）

解説 上腕骨顆上骨折は小児に多い。上腕骨近位部骨折は高齢者に多い。上腕骨近位部骨折では三角巾やバストバンドを用いて体幹に固定する。骨幹部骨折では骨壊死を起こすことはない。　　　　　　　　　　　　　　　　　　　　　**解答　5**

---

30 骨折の名称と部位の組み合わせで正しいのはどれか。

1. Monteggia 骨折 － 上腕骨
2. Cotton 骨折 － 橈骨
3. Malgaigne 骨折 － 骨盤
4. Jefferson 骨折 － 大腿骨
5. Bennett 骨折 － 脛骨　　　　　　　　　　　　（第50回国家試験PT・OT）

解説 モンテジア（Monteggia）骨折は、尺骨骨幹部骨折に橈骨頭の脱臼を伴う。コットン（Cotton）骨折は、足関節の三果骨折である。マルゲーニュ（Malgaigne）骨折は、前方の恥骨・坐骨骨折と後方の腸骨垂直骨折の合併である。ジェファーソン（Jefferson）骨折では、環椎（C1）に頭部からの軸圧が加わって、前弓と後弓が両側性に4カ所で折れて、外側塊が側方に転位する。ベネット（Bennett）骨折は、母指中手骨基部の関節内骨折である。　　　　　　　　　　　　　　　　　　　　　**解答　3**

31 引き寄せ締結法（tension band wiring）により手術直後から骨折部の運動が開始できるのはどれか。

1. 上腕骨骨幹部骨折　　2. 肘頭骨折　　3. 橈骨骨幹部骨折
4. Colles 骨折　　5. 舟状骨骨折　　　　　　　　　　（第50回国家試験OT）

解説　肘頭骨折や膝蓋骨骨折では、テンションバンドワイヤリング（引き寄せ鋼線締結法）にて手術を行うことで手術直後から骨折部の運動が開始できる。　**解答　2**

32 骨折の名称と部位の組み合わせで正しいのはどれか。

1. Barton 骨折 － 尺骨遠位端
2. Bennett 骨折 － 第2中手骨基部
3. Colles 骨折 － 上腕骨骨幹部
4. Monteggia 骨折 － 橈骨骨幹部
5. Smith 骨折 － 橈骨遠位端　　　　　　　　（第49回国家試験PT・OT）

解説　バートン（Barton）骨折は、橈骨遠位部の関節内骨折である。ベネット（Bennett）骨折は、母指中手骨基部の関節内骨折である。コーレス（Colles）骨折は、橈骨遠位端骨折で末梢骨片は背側に転位する。モンテジア（Monteggia）骨折は、尺骨骨幹部骨折に橈骨頭の脱臼を伴う。スミス（Smith）骨折は、橈骨遠位端骨折で末梢骨片は掌側に転位する。　**解答　5**

33 手指の拘縮・変形とその原因の組み合わせで正しいのはどれか。

1. Volkmann 拘縮 － 上腕の阻血
2. Dupuytren 拘縮 － 手掌腱膜の断裂
3. ボタンホール変形 － PIP関節の伸筋腱断裂
4. スワンネック変形 － DIP関節の屈筋腱断裂
5. 槌指変形 － MP関節の屈筋腱断裂　　　　　　（第49回国家試験PT）

解説 Volkmann拘縮は、前腕の阻血である。Dupuytren拘縮は、手掌腱膜の肥厚、線維化、収縮である。ボタンホール変形は関節リウマチでみられ、PIP関節での伸筋腱断裂によるDIP関節の過伸展、PIP関節の過屈曲である。スワンネック変形も関節リウマチでみられ、DIP関節での伸筋腱断裂によるDIP関節の過屈曲、PIP関節の過伸展である。槌指変形はDIP関節での伸筋腱断裂あるいは末節骨背側の骨折によるDIP関節の屈曲変形である。 **解答 3**

34 槌指（mallet finger）で自動運動が困難なのはどれか。

1. DIP関節屈曲　　2. DIP関節伸展　　3. PIP関節伸展
4. PIP関節屈曲　　5. MP関節屈曲
（第49回国家試験 OT）

解説 槌指変形はDIP関節での伸筋腱断裂あるいは末節骨背側の骨折によるDIP関節の屈曲変形である。そのため、DIP関節での伸展が困難である。 **解答 2**

35 15歳の男子。6歳時に転倒して左上腕骨外顆骨折の診断で骨接合術を受けた。最近左手のしびれを訴えるようになり受診した。両肘の伸展を行わせたところ、両側ともに完全伸展が可能であったが図のような変形を認めた。この患者で最も考えられるのはどれか。

1. 腋窩神経障害　　2. 筋皮神経障害　　3. 正中神経障害　　4. 尺骨神経障害
5. 橈骨神経障害
（第48回国家試験 PT）

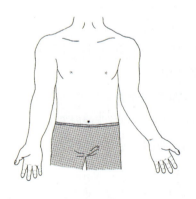

解説 左上腕骨外顆骨折後に外反肘となり遅発性尺骨神経麻痺を来したと考えられる。　　　　　　　　　　　　　　　　　　　　　　　**解答**　4

36　腕神経叢の後神経束に含まれる神経はどれか。2つ選べ。
1．腋窩神経　　2．筋皮神経　　3．橈骨神経　　4．正中神経　　5．尺骨神経
（第47回国家試験 PT・OT）

解説 腕神経叢の後神経束には、腋窩神経と橈骨神経が含まれる。外側線維束には、筋皮神経と正中神経が含まれる。内側神経束には、正中神経と尺骨神経が含まれる。

解答　1、3

37　徒手整復と外固定とによる保存治療後4週のX線写真を別に示す。肘関節の自動可動域は伸展−20度、屈曲80度であった。この時点の理学療法で誤っているのはどれか。
1．肩関節の振り子運動　　2．肘関節の温熱療法　　3．肘関節の自動屈曲伸展運動
4．肘関節の他動屈曲伸展運動　　5．握力の強化訓練　　（第46回国家試験 PT）

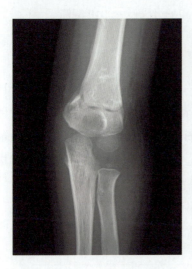 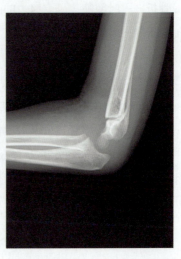

315

解説 小児の上腕骨顆上骨折の保存治療後4週で化骨形成を認める。可動域訓練は自動運動を行う。他動運動により、周囲組織の破壊や出血を招き、関節拘縮を来すことがある。
　　　　　　　　　　　　　　　　　　　　　　　　　　　　　　　　解答　4

38 疾患と徴候の組み合わせで正しいのはどれか。2つ選べ。
1. 腱板断裂 － drop arm sign　　2. 手根管症候群 － Froment sign
3. 大腿四頭筋麻痺 － Trendelenburg sign
4. 膝関節内側側副靱帯損傷 － anterior drawer sign
5. アキレス腱断裂 － Thompson sign　　　　　　　（第46回国家試験PT）

解説　Froment signは尺骨神経麻痺でみられる。Trendelenburg signは中殿筋の筋力低下でみられる。anterior drawer signは膝前十字靱帯損傷でみられる。
　　　　　　　　　　　　　　　　　　　　　　　　　　　　　　　解答　1、5

39 外傷と障害される関節との組み合わせで正しいのはどれか。
1. Monteggia骨折 － 肩関節　　2. Galeazzi骨折 － 遠位橈尺関節
3. Barton骨折 － 肘関節　　　　4. Bennett骨折 － DIP関節
5. Mallet骨折 － PIP関節　　　　　　　　　　　　　（第46回国家試験OT）

解説　モンテジア（Monteggia）骨折は、尺骨骨幹部骨折に橈骨頭の脱臼を伴う。ガレアッチ（Galeazzi）骨折は橈骨骨幹部骨折に尺骨遠位端の背側脱臼を伴う。バートン（Barton）骨折は、橈骨遠位部の関節内骨折である。ベネット（Bennett）骨折は、母指中手骨基部の関節内骨折である。マレット（Mallet）骨折（槌指）は末節骨背側の骨折である。
　　　　　　　　　　　　　　　　　　　　　　　　　　　　　　　解答　2

第12章 下肢外傷と対応

到達目標

下肢の外傷と対応の概略について述べることができる。

学習のポイント

- 骨盤骨折
- 股関節脱臼、股関節脱臼骨折、大腿骨近位部骨折（大腿骨頚部骨折、大腿骨転子部骨折）
- 大腿骨骨幹部骨折、大腿骨顆上骨折
- 膝蓋骨骨折、半月板損傷、前十字靱帯損傷、後十字靱帯損傷、内側側副靱帯損傷、脛骨顆部骨折、脛骨顆間隆起骨折
- 下腿骨骨幹部骨折
- 足関節脱臼骨折、足関節捻挫
- 踵骨骨折、距骨骨折

第12章 下肢外傷と対応

1 骨盤・股関節部の外傷

1.1 骨盤骨折
骨盤は仙骨・腸骨・恥骨結合に至る骨盤輪を形成している。骨盤輪の連続が保たれている骨盤の単独骨折と、骨盤輪の破綻に分類できる。

1.1.1 骨盤の単独骨折
(1) 裂離骨折（図 12.1）

筋起始部の骨端核が癒合する前の脆弱な時期に瞬発的な筋収縮が作用し裂離骨折を来す。局所の強い痛みと筋収縮による痛みがみられる。中高生の時期に好発する。

縫工筋の筋収縮による上前腸骨棘骨折、大腿直筋の筋収縮による下前腸骨棘骨折、大腿二頭筋の筋収縮による坐骨結節骨折などである。単純 X 線、CT により診断する。

○治療

手術の必要はなく 2〜3 週の安静のみで機能障害は残らない。

(2) 腸骨翼骨折

腸骨翼への直達外力により発生する骨折で、腸骨翼から下前腸骨棘までの骨折をデュベルネ（Duverney）骨折という。手術の必要はなく、疼痛がなくなるまで安静のみで機能障害は残らない。

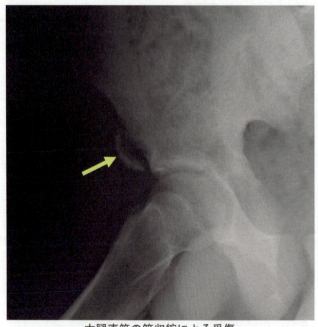

大腿直筋の筋収縮による受傷
図 12.1　下前腸骨棘骨折（矢印）の単純 X 線

(3) 単独の恥骨骨折、坐骨骨折

直達外力により発生する骨折で、手術の必要はなく安静のみで機能障害は残らない。

(4) 仙骨骨折、尾骨骨折

後下方からの直達外力により発生する骨折で、手術の必要はなく安静のみで治癒することが多い。

1.1.2 骨盤輪の破綻

交通事故、労働災害などの際の強い外力が作用したときに骨盤輪は破綻する。臼蓋部に及び股関節機能に影響する骨折かどうか、骨盤輪の不安定性を残すかどうかをCT、3DCTで確認する。骨折の程度にもよるが、侵襲はきわめて大きい。骨盤内臓器の損傷合併の危険もある。特に、膀胱・尿道などの尿路損傷は重要で血尿があるかどうかに注意する。骨盤内臓器の損傷がなくても出血量は多く 1,500〜2,000 mL ほど見込まれ、ショックに至り生命の危険がある。大量の輸血をしてもショックが改善しないときは動脈損傷の可能性があり血管造影検査と並行して経カテーテル動脈塞栓術を行って止血する。

〇治療

転位が少なく合併損傷がない場合は保存療法を行うことが多い。不安定な骨折や転位が大きいものは合併症との兼ね合いで、創外固定、プレートやスクリューによる内固定などの手術をすることもある（図 12.2 a、b）。

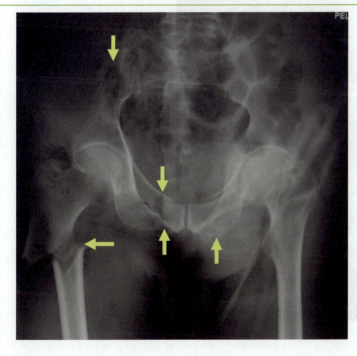

骨盤輪の破綻（矢印）と右大腿骨転子下骨折（矢印）を認める。

第12章 下肢外傷と対応

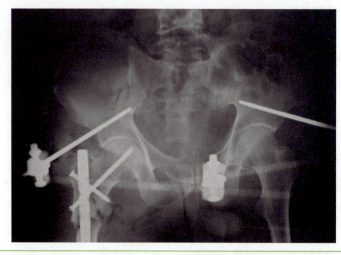

骨盤骨折に対して創外固定、右大腿骨転子下骨折に対して髄内釘固定を行った。

図 12.2 a　骨盤輪が破綻した骨盤骨折

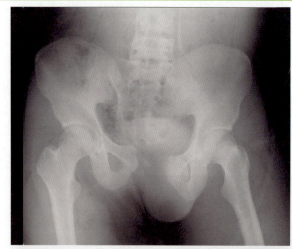

恥骨結合離解を認める。

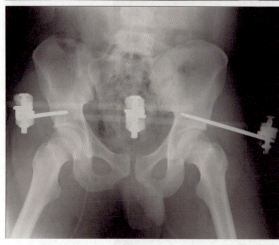

創外固定を行った。

図 12.2 b　骨盤輪が破綻した骨盤骨折

(1) 恥骨・坐骨骨折
骨盤骨折のなかで最多である。前方からの圧迫で恥坐骨を骨折する。

(2) 恥骨結合離解
前後方向の圧迫で恥骨結合が離解することがある。CTで後方の仙骨、仙腸関節、腸骨の骨折や脱臼を確認する。

(3) 骨盤輪二重骨折
骨盤輪が強い力で圧迫されたときに2カ所で骨折する。前方の恥骨・坐骨骨折と、後方の腸骨垂直骨折が合併した骨折をマルゲーニュ（Malgaigne）骨折という（図12.3）。

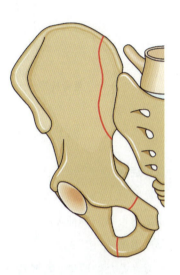

前方の恥骨・坐骨骨折と後方の腸骨垂直骨折が合併

図12.3 マルゲーニュ（Malgaigne）骨折

1.2 股関節脱臼・脱臼骨折
高所転落・交通事故などの高エネルギー損傷が多く、大部分は後方脱臼である。

1.2.1 後方脱臼（図12.4、5）
(1) 成因
ダッシュボード傷害により発生することが多い。これは、自動車の座席に座っていて正面衝突した際、膝がダッシュボードに打ちつけられ、大腿骨頭が関節包を破って後方に脱臼するものである。このとき、臼蓋縁の骨折を伴うことが多い。

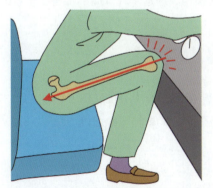
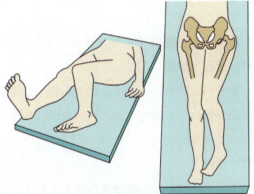

ダッシュボード傷害
自動車の助手席に座っていて正面衝突した際、膝がダッシュボードに打ちつけられ、大腿骨頭が関節包を破って後方に脱臼

脱臼姿位
見かけ上の下肢短縮、股関節の屈曲・内転・内旋位

図12.4 外傷性股関節後方脱臼

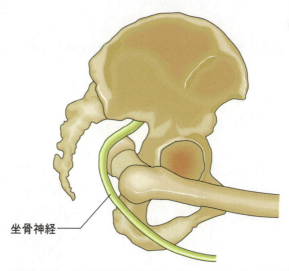

図 12.5　外傷性股関節後方脱臼による坐骨神経損傷

(2) 症状

見かけ上の下肢短縮、股関節の屈曲・内転・内旋位、弾発性固定といった特有の肢位をとる。単純 X 線だけでなく、骨折の確認のため CT を撮影する。

(3) 治療

できるだけ速やかな整復を行い、その後 2〜3 週間外転位での牽引を行う。脱臼骨折で関節不安定性の強い場合は、手術的に臼蓋縁の整復内固定術を行う。関節面の不適合がある場合は、2 次性の変形性股関節症に進展する可能性がある。

(4) 合併症

坐骨神経麻痺、大腿骨頭壊死がみられることがある。坐骨神経麻痺は整復後に自然治癒することが多いが、大腿骨頭壊死は整復操作が遅延すれは高率に発生するので注意が必要である。

1.2.2　中心性脱臼（図 12.6）

(1) 成因・診断

寛骨臼底部の骨折を伴った大腿骨頭の骨盤内への脱臼を中心性脱臼という。股関節外転位で大腿骨長軸に強い力が加わると発生する。単純 X 線だけでなく、CT、3DCT を撮影するとより明確になる。

(2) 治療

大腿骨顆部からの鋼線刺入による直達牽引を 6 週間程度行う。

1.3　大腿骨近位部骨折（図 12.7）

骨粗鬆症を有する高齢者の骨折の代表である。高齢者の転倒後、起立不能、疼痛、

1 骨盤・股関節部の外傷

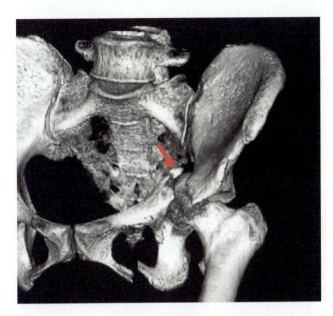

図12.6 外傷性股関節中心性脱臼の3DCT

変形、異常音を認めれば大腿骨近位部骨折を疑う。関節包の付着部で内側骨折（大腿骨骨頭骨折、大腿骨頸部骨折）と外側骨折（大腿骨頸基部骨折、大腿骨転子部骨折）に分ける。つまり、内側骨折は関節包内骨折であり、外側骨折は関節包外骨折である。両骨折ともに骨粗鬆症がみられるため、転倒といった小さな外力で生じやすい。高齢者はすでに全身的な合併症を有していることが多い。だからといって長期臥床は特に褥瘡、衰弱、肺炎、痴呆などの合併症を増悪させ、寝たきりになり、死を早めることにつながる。治療の原則は早期手術・早期離床をはかり早期に受傷前の生活レベルに戻すことにある。

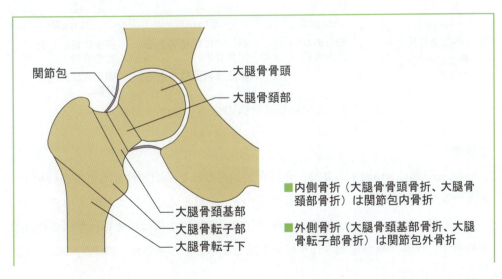

323

第12章 下肢外傷と対応

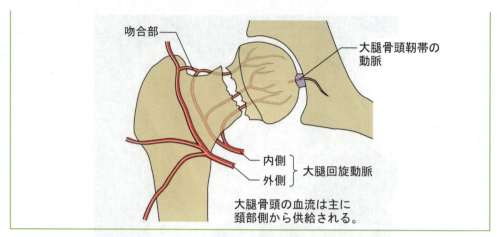

図12.7　大腿骨近位部骨折

1.3.1 大腿骨頸部骨折（図12.8、9）

大腿骨頭の血流は主に頸部側から供給される。そのため、骨折により血流が途絶えると骨癒合が得られにくく偽関節や遷延治癒、遅発性大腿骨頭壊死を発生することがある。

内側骨折は単純X線をもとにGarden分類で骨折の転位の程度を分類する。

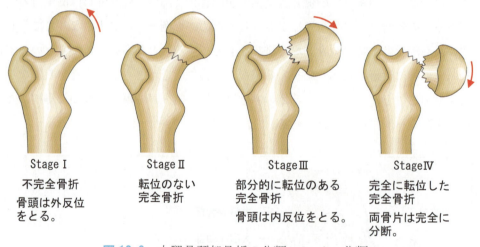

図12.8　大腿骨頸部骨折の分類　Garden分類

○治療

Garden分類のstageⅠとⅡは、骨接合術が行われる。固定性にもよるが術後1〜2週で歩行練習を開始する。Garden分類のstageⅢ、あるいは比較的若年者の場合は骨接合術を試みる場合がある。全身合併症の影響で手術に耐えられない場合は手術をせず、保存治療が選択され車椅子生活となることがあるが、原則的には、早期

に手術が行われる。

　Garden 分類の stageⅢとⅣは主に人工骨頭置換術が選択される。人工骨頭術後は問題がなければ翌日から全荷重で歩行訓練は可能である。人工骨頭の場合、設置不良、筋力低下、術後肢位によって、脱臼が発生することがある。脱臼肢位は、後方アプローチでは、股関節屈曲・内転・内旋位であり、前方アプローチでは、股関節伸展・内転・外旋位である。

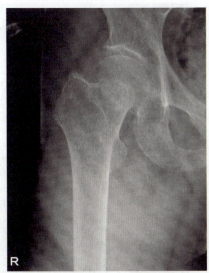

大腿骨頚部骨折
Garden 分類 stage Ⅰ を認めた。

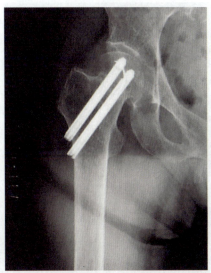

骨接合術を行った。

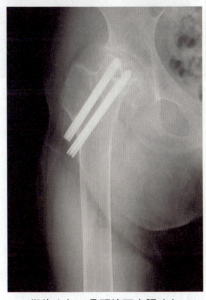

術後1年で骨頭壊死を認めた。

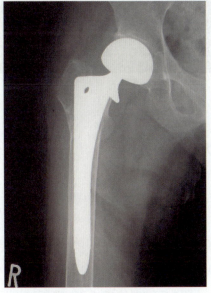

人工骨頭置換術を施行した。

図 12.9　大腿骨頚部骨折の症例

1.3.2 大腿骨転子部骨折（図 12.10）

外側骨折は血流がよく海綿骨が豊富なため、偽関節や壊死に至る可能性は低い。

○治療

原則的に早期離床を目指して骨接合術が行われる。髄内釘は粉砕の強い不安定型の骨折においても強固な初期固定性が得られる。固定性に問題がなければ翌日から全荷重で歩行訓練は可能である。

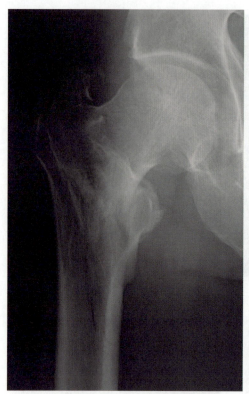 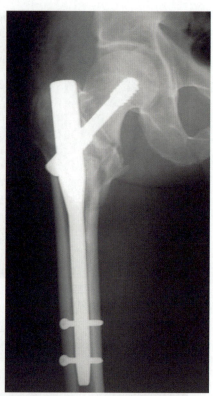

大腿骨転子部骨折を認める。　　　髄内釘を用いた骨接合術を行った。

図 12.10　大腿骨転子部骨折

2 大腿部の外傷

2.1 大腿骨骨幹部骨折（図 12.11、12、13）

(1) 成因・症状

交通事故や高所転落など、高エネルギーな外力が作用し受傷する。成人にも小児にも好発する。血流がよく骨癒合しやすい。受傷により、立位不能、疼痛が著明で、短縮と異常可動性を認める。骨折は、近位 1/3 部分での骨折では、近位骨片は外旋筋による外旋、腸腰筋による屈曲、中小殿筋による外転位をとる。中央 1/3 部分で

の骨折では、近位骨片は軽度屈曲、遠位骨片は短縮し近位骨片の後方に転位する。遠位1/3部分での骨折では、近位骨片は腸腰筋による屈曲、内転筋による内転位をとる。

(2) 治療

小児では、垂直介達牽引法、90-90牽引法、Weber牽引法による保存療法が行われる。6～8週で仮骨形成がみられる。

成人では髄内釘、金属プレートなどを用いた手術を行うことが多い。骨折の固定性に応じて荷重負荷をコントロールする。

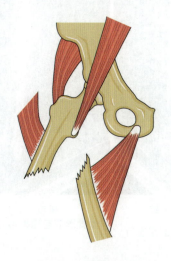

近位1/3部分での骨折
近位骨片は外旋筋による外旋、腸腰筋による屈曲、中小殿筋による外転位をとる。

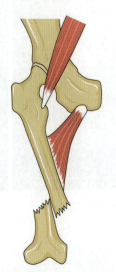

遠位1/3部分での骨折
近位骨片は腸腰筋による屈曲、内転筋による内転位をとる。

図12.11 大腿骨骨幹部骨折の転位

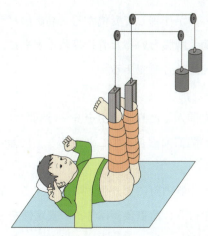

図12.12 小児大腿骨骨幹部骨折に対する垂直介達牽引法

第12章 下肢外傷と対応

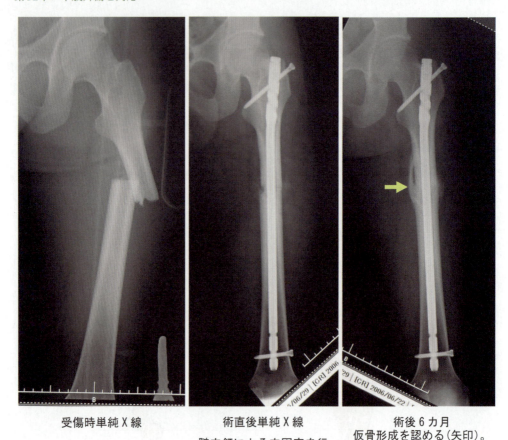

受傷時単純X線

術直後単純X線
髄内釘による内固定を行った。

術後6カ月
仮骨形成を認める（矢印）。

図12.13　成人の大腿骨骨幹部骨折

2.2 大腿骨顆上骨折（図12.14）

(1) 成因・症状

高所転落や強い直達外力が作用して受傷する。筋肉のバランスによる回転転位を認める。立位不能、疼痛、腫脹といった骨折症状とともに、膝窩動脈損傷や坐骨神経損傷の合併損傷にも注意が必要である。

(2) 治療

保存治療として鋼線を挿入した直達牽引を6～8週間行い、その後3～4週間ギプス固定を行う。膝関節の関節拘縮を来すことがあり、拘縮除去の理学療法が重要である。

手術は、金属プレートや髄内釘により強固に固定する。固定性がよければ術後翌日から関節可動域訓練を行う。荷重負荷は骨折の安定性をみながら考慮する。

2　大腿部の外傷

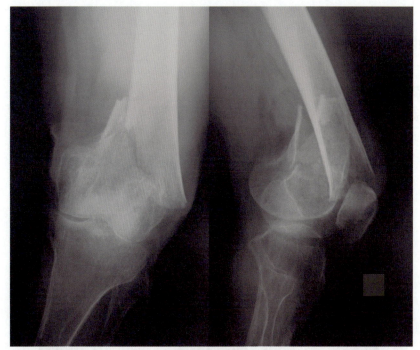

単純X線にて、大腿骨顆上骨折を認め内反、屈曲変形をきたしている。

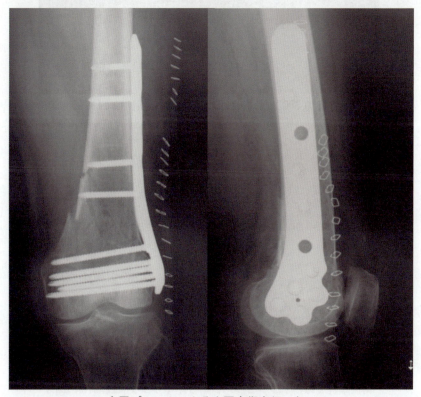

金属プレートによる内固定術を行った。

図12.14　大腿骨顆上骨折

3 膝関節部の外傷

3.1 膝蓋骨骨折（図12.15）
(1) 成因・症状

膝前方への直接外力が作用して受傷することが多い。膝伸展不可能となる。そのままでは大腿四頭筋により骨片は離開したままとなるため、多くの例で手術が必要となる。

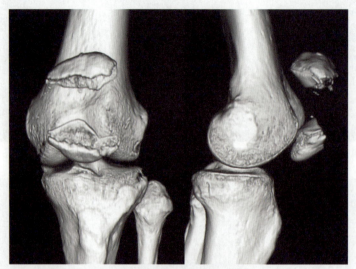

受傷時の3DCT：骨折片は上下に大きく転位している。

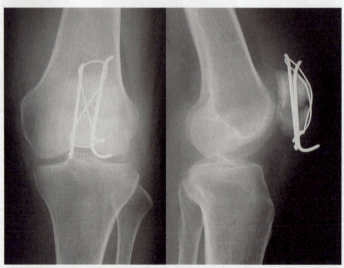

術後単純X線：テンションバンドワイヤリング（tension band wiring；引き寄せ鋼線締結法）により内固定術を行った。

図12.15 膝蓋骨骨折

(2) 治療

テンションバンドワイヤリング（tension band wiring；引き寄せ鋼線締結法）が一般的である。この手術により、大腿四頭筋の筋力は骨片同士の圧迫力として働くようになるため、早期からの筋力訓練、関節可動域訓練が可能となる。

3.2 半月板損傷（meniscus injury）（図 12.16、17、18、19）

(1) 成因

半月板は大腿骨と脛骨の間にある C 型をした軟骨の板で内側・外側に存在し、クッションと安定性に寄与している。体重が加わった状態でのひねりや衝撃によって損傷することが多い。半月板損傷は、スポーツや外傷から生じる場合と、加齢による変性により軽微な外力が加わって損傷する場合、その他に、先天性の円板状半月板によるものがある。外傷性の損傷では、前十字靱帯損傷と合併することが多くみられる。また、前十字靱帯損傷後の膝の不安定性のため 2 次的に起こる場合がある。損傷形態は、水平断裂、縦断裂、横断裂、変性断裂に分類され、損傷状態によっては、放置すると関節軟骨を損傷することもある。縦断裂は長くなるとバケツ柄状断裂（bucket-handle tear）という。40 歳以上にみられる変性断裂は内側半月板に多く、関節軟骨にも変性が多くみられる。また、円板状半月板損傷はほとんどが外側である。

(2) 症状

関節の内・外側の疼痛、完全伸展不能など関節可動域の制限、関節水腫、慢性期には大腿四頭筋萎縮などの症状がみられる。疼痛は慢性期になると運動時痛、歩行時痛、立ち上がり時などの痛みとしてみられる。疼痛・関節可動域の制限は半月板の嵌頓（ロッキング；locking）時にみられることが多い。嵌頓とは断裂した半月板の断裂片が顆間窩まで転位し、はさまりこんだ状態をいう。嵌頓はバケツ柄状損傷や円板状半月板で生じることが多い。

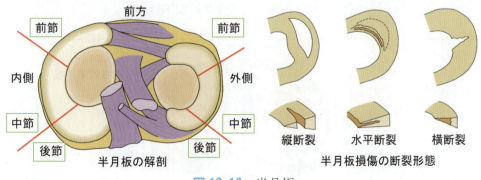

図 12.16　半月板

第12章 下肢外傷と対応

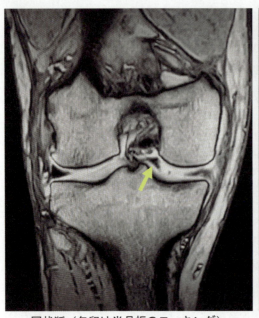

冠状断（矢印は半月板のロッキング）　　矢状断（矢印は半月板のロッキング）

図 12.17　内側半月板損傷の MRI 像

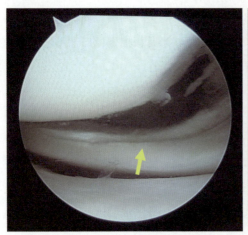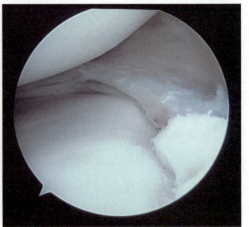

矢印は中節から後節の縦断裂部分　　　　　部分切除後

図 12.18　内側半月板損傷の関節鏡所見

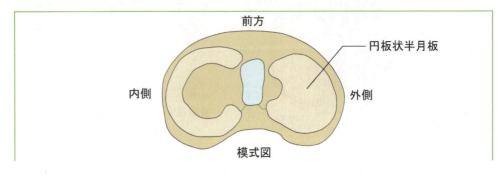

模式図

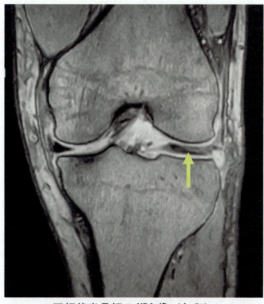

円板状半月板のMRI像（矢印）

図12.19　外側の円板状半月板

(3) 診断

　理学所見では、内側半月板損傷は内側関節裂隙に、外側半月板損傷は外側関節裂隙に自発痛、圧痛を認める。また、マクマレーテスト（McMurray test）による疼痛やクリック（click）の誘発、アプレイテスト（Apley test）による疼痛の誘発は有用である。マクマレーテストは、被検者を仰臥位とし、検者は片方の手指を内側関節裂隙に触れ、もう一方の手で足部を握り、下腿の回旋動作、膝最大屈曲から伸展動作を行う。外側半月板損傷では、下腿内旋で膝伸展時に、内側半月板損傷では、下腿外旋で膝伸展時に、疼痛の誘発、関節裂隙での半月板の動き、雑音を触れる。

　アプレイテストは、被験者は腹臥位で膝屈曲90度として、大腿部を検者の膝で固定し、下腿を引っ張り、あるいは、足部を押さえ圧迫を加えることで関節裂隙に疼痛を誘発させる。症状の経過や理学所見からも予測可能であるが、半月板損傷を疑えばMRI検査を行う。MRIは非侵襲性で半月板損傷の病態や合併する靱帯損傷の診断にも有用である。MRIの結果をみて、診断、治療を兼ねた関節鏡が行われ、診断が確定する。

(4) 治療

　大腿四頭筋強化訓練などのリハビリテーションや抗炎症薬の処方など保存治療で症状が改善する場合があるが、嵌頓症状や関節水症を繰り返す場合には手術を行う。手術には切除術と縫合術の2種類があり、通常、関節鏡を使った鏡視下手術を行う。

半月板欠損が変形性膝関節症の進行の原因となることが明らかであり、半月板はできるだけ温存する。半月板の辺縁部 1/3 には血行があるため、半月板縫合術の適応となる。また、前十字靱帯再建術と同時に半月板縫合を行う場合は、半月板の治癒がよい。半月板切除術は、部分的に行われることが多く、縫合不能な小損傷、複合損傷、変性断裂、円板状半月板損傷などで行われる。

3.3 膝靱帯損傷
3.3.1 前十字靱帯損傷（図 12.20）

　前十字靱帯（anterior cruciate ligament：ACL）は膝関節内にあり、大腿骨と脛骨を結ぶ強靱な紐で、下腿前方移動と下腿の内旋動揺性を防ぎ、軸足動作（ピボット）時の膝関節の安定性に寄与している。前十字靱帯は大腿骨外側顆の顆間窩面後方から脛骨顆間隆起前方に走行する。靱帯は伸展位で緊張する後外側線維束と屈曲位で緊張する前内側線維束の主に 2 本の線維束からなっている。前十字靱帯の機能はスポーツ活動において、ジャンプ、着地、ダッシュ、ストップ、カット、ピボットなどの動作で発揮される。前十字靱帯は膝関節内に存在するため、他部位からの側副血行が乏しく断裂すると自然治癒しにくい。そのため、靱帯再建手術を行うことが主流となっている。女性に好発する。

(1) 成因

　アメリカンフットボール、ラグビーなどのコンタクトスポーツにより外後方側からのタックル時などに発生しやすい。非接触性の受傷では特に女性のバスケットボールが多く、ピボット動作時などにニーイン・トーアウト、ニーアウト・トーインのような動作で、下腿と大腿骨のひねり動作の強制によって生じやすい。その他、スキー、スノーボード、柔道、バレーボールに多く発症する。

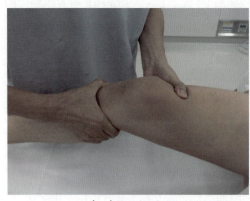
Lachman test

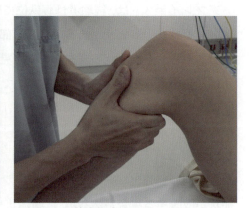
前方引き出しテスト

図 12.20　前十字靱帯損傷での徒手検査

(2) 症状

急性期は、外傷により発症する痛み、関節可動域制限、関節の腫張や血腫がみられる。受傷時には激痛とともに、「ブチッ」という断裂音を体感することが多い。前十字靱帯単独損傷の場合もあるが、半月板損傷や内側側副靱帯損傷を合併する場合も多い。前十字靱帯損傷を放置していると、膝くずれ現象（giving way）が出現し、スポーツ復帰時や階段下降時に自覚する。膝くずれや不安定感（apprehension）が続くと2次的な半月板損傷、関節軟骨損傷が発生し変形性関節症に発展する。

(3) 検査（図 2.21）

徒手検査では、前方引き出しテスト（anterior drawer test）、ラックマンテスト（Lachman test）、ピボットシフトテスト（pivot-shift test）が陽性になる。

1) 前方引き出しテスト（anterior drawer test）

患者を仰臥位として膝90度屈曲位で患者の足を検者の臀部で固定して、両手で脛骨近位を前方へ引く。断裂では脛骨は前方へ引き出される。

2) ラックマンテスト（Lachman test）

患者を仰臥位として膝軽度屈曲位で大腿遠位部を片手で把持し、もう一方の手で脛骨近位を前方に引く。断裂では脛骨は前方へ引き出される。

3) ピボットシフトテスト（pivot-shift test）

患者を仰臥位として膝を屈曲位から伸展させる際に膝外反・下腿内旋のストレスを加えると、陽性の場合、膝屈曲20度付近で脛骨外側関節面が前方へ亜脱臼し、患者は不安感や疼痛を訴える。

4) N-テスト

患者を仰臥位として、膝屈曲90度で、検者の母指で腓骨頭を前方に押し、さらに膝外反、下腿内旋のストレスを加え、膝を伸展していき、膝屈曲20度付近で、脛骨外側関節面が前方に亜脱臼すれば陽性である。N-テストも pivot-shift test と同様に外側脛骨プラトーの亜脱臼を再現するテストである。

画像検査では、MRI が最も有用であり、前十字靱帯、前十字靱帯以外の靱帯、半月板、血腫、骨挫傷（bone bruise）なども把握できる。単純X線では前十字靱帯損傷に合併する骨折の有無の確認に有用である。関節包の脛骨付着部外前方の裂離骨折であるスゴン（Segond）骨折を認めることがある。

関節鏡検査は最も確実な診断が得られ、治療を兼ねた関節鏡で診断が確定する。

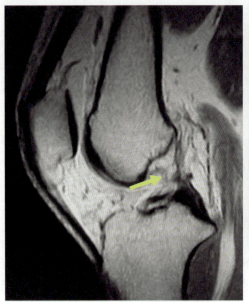

MRI プロトン強調画像
前十字靱帯は描出されておらず断裂と考えられる（矢印）。

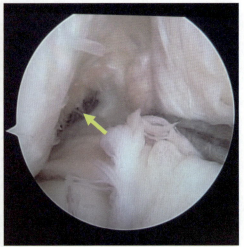

関節鏡
前十字靱帯は消失しており、顆間部は空虚である（矢印）

図 12.21　前十字靱帯損傷

(4) 治療（図 12.22、23）

　前十字靱帯は血流が非常に悪いので自然治癒することはほとんどないが、リハビリテーションにより、大腿四頭筋などの膝周囲の筋力訓練を行ったり、装具装着により日常生活やレクリエーション程度のスポーツであればこなすことができるようになる（保存療法）。しかし、将来的な変形性膝関節症への進行を防ぐ目的や、競技スポーツへの復帰を希望する場合は、前十字靱帯再建術が行われる（手術療法）。前十字靱帯再建術は受傷直後ではなく、関節可動域が確保されてから行う。

　前十字靱帯再建術では、自身の膝蓋腱、半腱様筋腱・薄筋腱を切除して靱帯の代わりとする（自家移植腱）。また、補強材料として人工靱帯を用いることもある。関節鏡を用いて、靱帯の断裂を最終確認し断裂した遺残靱帯は切除する。前十字靱帯の大腿骨、脛骨付着部に骨トンネルを掘り、移植腱を通して、ボタン、ステープル、スクリューなどで固定し、前十字靱帯を再建する。解剖学的に前十字靱帯を再建する場合、特に大腿骨の骨トンネル位置は重要である。

　再建方法には、1本の移植腱による1重束再建術と、前内側線維束・後外側線維束を再建する2重束再建術がある。2重束再建により、多様な方向へ関節の動きを制限することができるとされているが、臨床成績はいずれの方法も良好である。スポーツ競技復帰はさまざまではあるが、平均して6カ月から1年程度である。

3 膝関節部の外傷

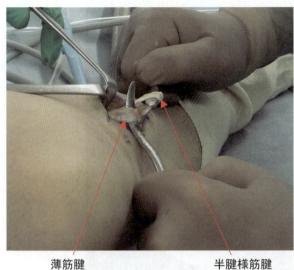

薄筋腱　　　　半腱様筋腱
半腱様筋腱・薄筋腱の同定

半腱様筋腱を使用した自家移植腱

図 12.22　前十字靱帯再建術　移植腱作成

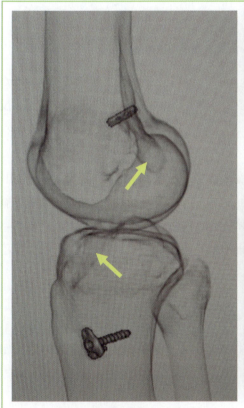

術後 3DCT
大腿骨骨トンネル（矢印）、
脛骨骨トンネル（矢印）

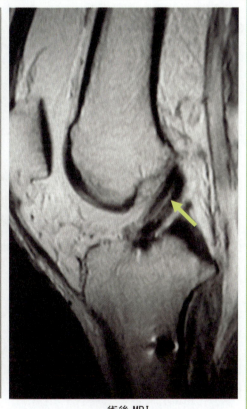

術後 MRI
移植腱（矢印）

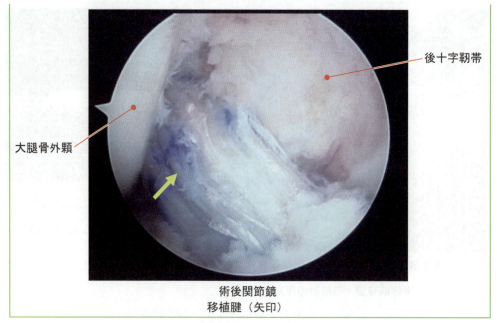

図 12.23　半腱様筋腱を使用した前十字靱帯再建術

3.3.2 内側側副靱帯損傷
(1) 成因
　内側側副靱帯（medial collateral ligament：tMCL）損傷は、膝靱帯損傷のなかで最も頻度が高い。ラグビーなどのコンタクトスポーツやスキーなどで、膝が外反ストレスにさらされた際に受傷する。
(2) 症状
　内側側副靱帯の大腿骨付着部に圧痛を認めることが多く、膝を外反すると疼痛が誘発される。外反不安定性の検査は、膝屈曲 30 度と完全伸展位で行われ、内側側副靱帯損傷単独の場合は、膝屈曲 30 度でのみ不安定性がみられる（外反ストレステスト）。内側側副靱帯損傷に前十字靱帯損傷が合併することがある。
(3) 検査
　MRI により靱帯損傷を同定できる。
(4) 治療
　内側側副靱帯の単独損傷の場合は、装具装着による保存治療で、6 週間程度で治癒する。前十字靱帯損傷など複合靱帯損傷の合併例では手術を行う場合がある。

3.3.3 後十字靱帯損傷（図 12.24）
(1) 成因
　後十字靱帯（posterior cruciate ligament：PCL）損傷は、膝屈曲 90 度で、前方

3　膝関節部の外傷

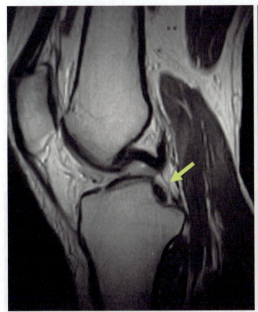
伸展位 MRI プロトン強調
脛骨付着部での断裂（矢印）

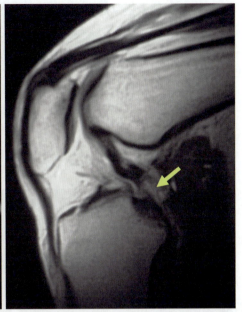
屈曲位 MRI プロトン強調
脛骨付着部での断裂（矢印）

図 12.24　後十字靱帯損傷

から脛骨粗面に直達外力を受けて受傷する場合が多い。スポーツ外傷や交通事故で受傷する。

(2) 症状

脛骨粗面部分の打撲症状、関節内血腫、脛骨の後方落ち込み（サギングサイン；sagging sign）がみられる。

(3) 検査

後方ストレス X 線撮影での脛骨後方移動を認める。屈曲位での MRI により靱帯損傷を同定できる。

(4) 治療

単独損傷では大腿四頭筋の筋力訓練などによる保存治療を行う。後方不安定性が著明で不自由な場合は靱帯再建術を行うことがある。

3.3.4　複合靱帯損傷

内側・外側側副靱帯（lateral collateral ligament：LCL）損傷に十字靱帯損傷が合併した高エネルギー外傷では、膝関節は脱臼し、骨折、神経・血管損傷を伴う場合がある。

3.4 脛骨顆部骨折（脛骨高原骨折）（図 12.25）

(1) 成因

膝の内側あるいは外側に外力が加わり、大腿骨顆部と脛骨顆部が衝突し脛骨側が骨折する。関節内骨折であり十字靱帯、側副靱帯、半月板の損傷を合併することがある。

(2) 症状

疼痛、腫脹、関節内血腫、皮下出血、側方異常動揺性、立位不能がみられる。

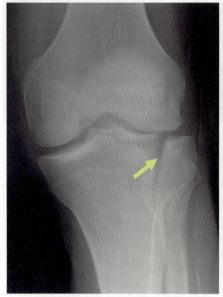

単純 X 線で脛骨外側顆部骨折を認める（矢印）。

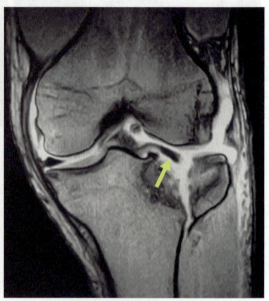

MRI で外側半月板の損傷（矢印）と外側顆部骨折を認める。

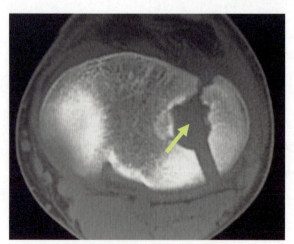

CT で骨折部は陥凹している（矢印）。

図 12.25　脛骨外側顆部骨折

(3) 検査

単純 X 線の他に、骨折部分の陥凹、分裂、転位、粉砕の程度の把握のため CT や 3DCT を撮影する。また、十字靱帯、側副靱帯、半月板の損傷を確認するため、MRI を行う。

(4) 治療

骨折の転位が少なければギプスによる保存治療を行う。骨折の陥凹、分裂、転位、粉砕の程度が強い場合は手術を行う。特に陥没骨折の場合には、関節面を解剖学的に正しい位置に持ち上げ、空洞になった部分に、腸骨からの骨移植や人工骨移植を行い、プレート固定を行う。手術の場合は解剖学的整復と強固な内固定を行い、早期からの膝関節可動域訓練を行う。骨折が関節面に達しているため、関節拘縮を起こしやすく、また、将来、変形性膝関節症に移行しやすいので注意が必要である。

3.5 脛骨顆間隆起骨折（図12.26、27）

(1) 成因

膝関節内にある脛骨顆間隆起の裂離骨折である。脛骨近位端の骨端形成が不完全な小学生ぐらいの時期に多く起こる骨折で、膝の捻挫や打撲の際に前十字靱帯が強く伸張され骨折を生じる。成人では顆間隆起骨折ではなく、前十字靱帯損傷となることが多い。

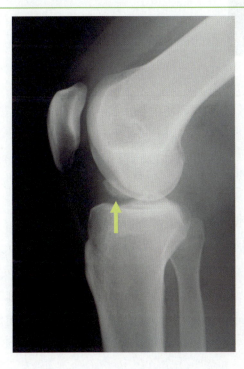

単純 X 線
脛骨顆間隆起に骨折を認め完全に転位している（矢印）。

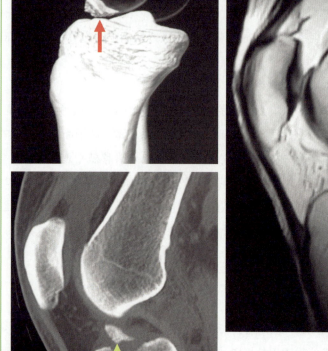
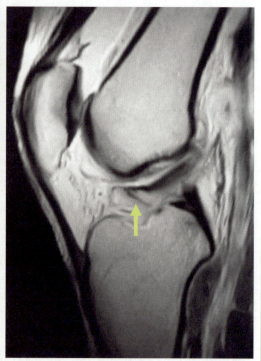

上 3DCT、下 CT
骨折片の転位を認める(矢印)。

MRI
前十字靭帯付着部の脛骨顆間隆起の骨折を認め、骨折片の転位を認める(矢印)。

図12.26 脛骨顆間隆起骨折

(2) 症状

膝関節の腫脹、疼痛、膝の伸展制限がみられる。

(3) 検査

単純X線の他に、骨片の大きさや立体的把握のためCTや3DCTが行われる。また、その他の靭帯損傷や半月板損傷、軟骨損傷の合併がないかどうかMRIを行う。

(4) 治療

骨折の転位が少なければギプスによる保存治療を行う。骨片が完全に剥離して、ギプスによる保存治療では、骨片の固定が不可能な場合は手術的に整復固定が行われる。

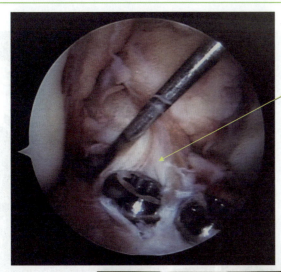

前十字靭帯

関節鏡
2本のスクリューで骨折片を固定した前十字靭帯の安定性は良好となった。

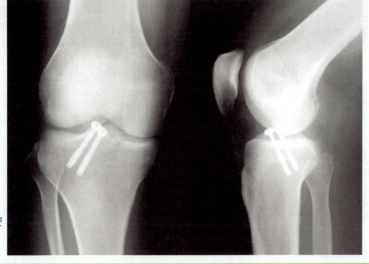

単純X線
2本のスクリューで骨折片を固定した。

図 12.27 脛骨顆間隆起骨折の手術後

4 下腿部の外傷

4.1 下腿骨骨幹部骨折（図 12.28）

(1) 成因

　下腿は外傷を受けやすく、軟部組織が少ないため、開放骨折になりやすく、また感染しやすい。交通事故による高エネルギーな直達外力による受傷や、スポーツによる捻転強制により受傷することが多い。下 1/3 の部位では、軟部組織や血流が少ないため、遷延治癒や偽関節の頻度が高い。開放骨折により感染を来した場合、慢性骨髄炎となり最終的に切断に至る場合もある。

第12章　下肢外傷と対応

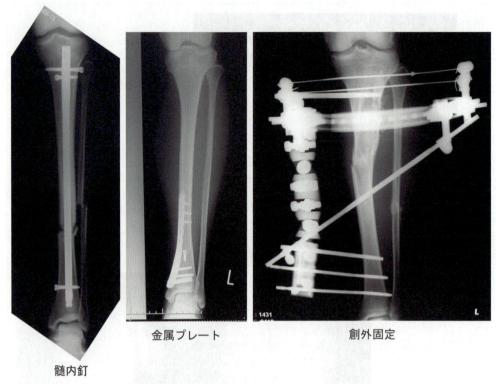

髄内釘　　　　金属プレート　　　　　創外固定

図12.28　下腿骨骨折の手術治療

(2) 症状

疼痛、腫脹、変形がみられ、立位不能となる。

(3) 検査

単純X線により脛骨、腓骨の骨折と骨折部分、骨折型を確認する。

(4) 治療

腓骨の骨折がなく、骨折部分に不安定性がない場合は、ギプス固定、PTBギプスによる保存治療を行う。骨折部分が不安定な場合は、金属プレート、髄内釘を使用した手術治療を行う。開放骨折の場合、骨折部分の感染、骨髄炎の発生の危険性が高くなるため、金属プレート、髄内釘などの内固定材料は使用せず、創外固定を使用する。

5 足関節・足部の外傷

5.1 足関節脱臼骨折（図12.29）

(1) 成因

転倒などにより足関節に過大な外力（捻り、内反、外反）が加わることで内果、

外果、両果を骨折する。靱帯の断裂が合併すれば距骨の脱臼を生じる。

(2) 症状
疼痛、腫脹、皮下出血、機能障害、内反・外反変形を認める。

(3) 治療
骨折の転位がなく、不安定性がなければ、徒手整復・ギプス固定による保存治療を行う。脱臼を伴う不安定な骨折には、正確な整復を行いスクリュー、金属プレート、ワイヤーを使用した手術治療を行う。遠位の脛腓関節離開が存在し、不安定性を認めるときは脛腓間をスクリューで固定し、6週後にスクリューを抜去して荷重を開始する。

(4) 予後
ごくわずかな転位の残存も2次性変形性足関節症に発展する。

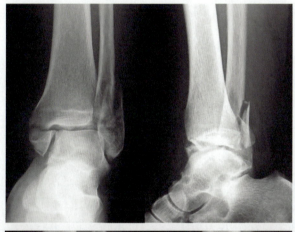

受傷後単純X線
内果・外果の骨折を認め、距骨の外側への亜脱臼を認める。

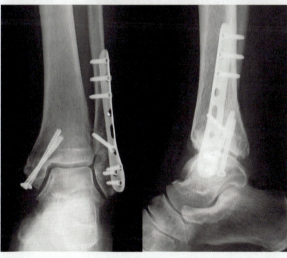

術後単純X線
骨折片を整復の後、内果をスクリュー、外果を金属プレートで固定した。

図12.29 足関節両果骨折

5.2 足関節捻挫

(1) 成因
　足関節の捻挫は、スポーツなどにより、関節が過度に内・外反を強制された場合、靱帯、関節包などが損傷される。

(2) 診断
　内反捻挫、外反捻挫があり、問診や局所所見により判断される。内側には三角靱帯、外側には前距腓靱帯、踵腓靱帯、後距腓靱帯があり圧痛により損傷部分を判断する。関節の不安定性は、内外反、前方引出し、ストレスX線撮影を行い判断する。

(3) 治療
　保存的治療として、まずRICE療法（安静、冷却、圧迫、拳上）を行い、疼痛・腫脹が残存する場合は、テーピング、サポーター、ギプスを3〜6週間行う。不安定性が強いものには、手術的治療を考慮する。新鮮例では、靱帯縫合術を行い、陳旧例では、靱帯再建術が行われる。

5.3 足部の骨折

5.3.1 踵骨骨折（図12.30、31）

(1) 成因
　高所からの転落・飛び降り、労災事故によって受傷する。

(2) 症状
　疼痛・腫脹・皮下出血などの骨折の症状と、荷重不能、変形がみられる。

(3) 治療
　転位が少ない関節外骨折の場合は保存療法を行う。患肢挙上し数日後から足関節の早期運動を行う。荷重は6〜8週後から行う。

　アキレス腱付着部の裂離骨折は、アキレス腱の牽引力で骨折片が転位し、骨癒合が得られないため整復し、スクリューで固定する。

　関節内骨折では、整復の後、キルシュナー鋼線、金属プレート、骨移植術を行う。荷重は足底板をつけて6〜8週後から行う。

(4) 予後
　扁平足、ズデック（Sudeck）骨萎縮がみられることがある。

5.3.2 距骨骨折

(1) 成因
　高所転落や、背屈位衝撃、剪断力によって距骨骨折を生じる。

(2) 治療

転位がなければギプスによる保存治療を行う。転位がある場合は、骨折の観血的整復、内固定が行われる。

(3) 予後

距骨体部に壊死の危険がある。体部壊死により荷重制限を認めるときは距踵関節固定術が行われることがある。

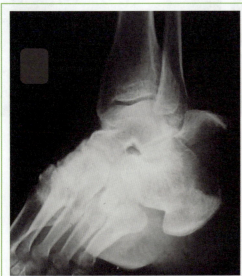

受傷時単純X線
アキレス腱付着部での踵骨骨折を認め、骨折片は転位している。

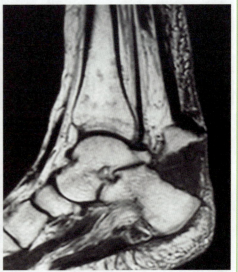

受傷時MRI
アキレス腱の牽引力によって骨折片は上方に転位している。

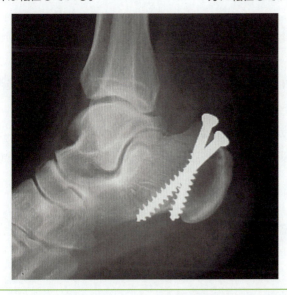

術後単純X線
骨折片を整復し2本のスクリューで内固定した。

図12.30　アキレス腱付着部での踵骨骨折

第12章 下肢外傷と対応

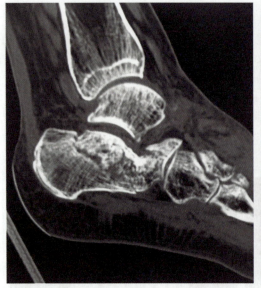
受傷時 CT
関節内陥没骨折を認める踵骨骨折。

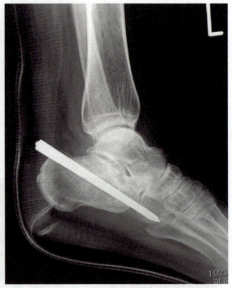
術後単純 X 線
整復の後、金属ピンで固定した。

図 12.31　踵骨骨折　関節内での陥没骨折

章末問題

1　誤っているのはどれか。

1. 鎖骨骨折では、胸を張り肩をできるだけ後上方に引くようにして整復を行い 8 字包帯をする。
2. 上腕骨顆上骨折は小児に多く、徒手整復・ギプス副子固定後に阻血性拘縮を起こすことがある。
3. 橈骨下端骨折は高齢者に多くフォーク背状の変形を示すが、徒手整復後ギプス固定により治癒するのが一般的である。
4. 手舟状骨骨折は海綿骨が多く骨癒合が得やすい。
5. 骨盤骨折では、骨盤内臓器の損傷や後腹膜腔への大量出血も合併して重篤な状態に陥ることがある。

解説　手舟状骨骨折は血流の影響で偽関節や無腐性壊死を来しやすい。　　**解答**　4

2 81歳の女性。2年前に脳梗塞による左片麻痺を来し、短下肢装具装着して1本杖歩行をしていた。本日、転倒し歩行不能となり搬送されてきた。X線像にて左大腿骨頸部骨折が認められ転位もみられた。最も適切な治療はどれか。

1．人工骨頭置換術　　2．持続直達牽引　　3．ギプス包帯固定
4．骨接合術　　5．長下肢装具

解説　高齢者の骨折の代表である大腿骨頸部骨折は、早期手術、早期離床が原則である。転位がみられた場合、骨接合術は困難で人工骨頭置換術を行う。　　**解答**　1

3 正しいのはどれか。

ア．捻挫は膝関節に最も多い。
イ．捻挫ではRICE療法が大切である。
ウ．膝関節脱臼では下腿壊死を来すことのある膝窩動脈損傷の可能性がある。
エ．外傷性脱臼で最も頻度が高いのは肘関節である。
オ．股関節脱臼は高齢者に多い。

1．ア、イ　　2．ア、オ　　3．イ、ウ　　4．ウ、エ　　5．エ、オ

解説　捻挫は足関節に最も多い。外傷性脱臼で単一の関節として最も頻度が高いのは肩関節である。股関節脱臼は交通外傷・高所転落などの高エネルギー損傷であり、高齢者ではなく、青壮年に多い。　　**解答**　3

4 大腿骨近位部骨折について誤っているのはどれか。

ア．寝たきりの原因になりやすい。　　イ．転子部骨折は骨癒合がよい。
ウ．全身状態が悪い場合はギプスで固定する。　　エ．若年者に多くみられる。
オ．早期離床が原則である。

1．ア、イ　　2．ア、オ　　3．イ、ウ　　4．ウ、エ　　5．エ、オ

349

解説 大腿骨近位部骨折は高齢者に多くみられ、早期手術、早期離床が原則である。全身的な合併症を有していても手術することを優先して考える。 **解答 4**

---

5 膝前十字靱帯損傷の診断に用いられる検査はどれか。

ア．前方引き出しテスト　　イ．MRI 検査　　ウ．CT 検査　　エ．筋電図検査
オ．超音波検査

1．ア、イ　　2．ア、オ　　3．イ、ウ　　4．ウ、エ　　5．エ、オ

解説 徒手検査では、前方引き出しテスト（anterior drawer test）、ラックマンテスト（Lachman test）、ピボットシフトテスト（pivot-shift test）が陽性になる。画像検査では、MRI が最も有用である。 **解答 1**

---

6 膝半月板について正しいのはどれか。

ア．半月板に血行はない。
イ．半月板損傷では膝関節のロッキング現象（嵌頓）がみられる。
ウ．半月板は膝関節の荷重分散に寄与している。
エ．半月板切除は取り残しのないように、確実に全摘することが重要である。
オ．半月板損傷ではピボットシフトテスト（pivot-shift test）が陽性になる。

1．ア、イ　　2．ア、オ　　3．イ、ウ　　4．ウ、エ　　5．エ、オ

解説 手術治療において半月板はできるだけ温存する。半月板の辺縁部 1/3（関節包に近い部分）には血行があるため、辺縁部損傷では、半月板縫合術の適応となる。

解答 3

7 下腿骨骨折の治療で誤っているのはどれか。

ア．ハンギングキャスト　　イ．PTB ギプス　　ウ．プレート固定
エ．髄内釘固定　　オ．短下肢装具
1．ア、イ　　2．ア、オ　　3．イ、ウ　　4．ウ、エ　　5．エ、オ

解説　ハンギングキャストは上腕骨骨幹部骨折で用いる治療法である。短下肢装具では骨折部分を固定できない。　　　　　　　　　　　　　　　　　　　**解答　2**

8 骨折について誤っているのはどれか。

ア．上腕骨外科頚骨折は老人に多い。　　　イ．上腕骨顆上骨折は小児に多い。
ウ．上腕骨骨幹部骨折は正中神経麻痺を合併することがある。
エ．大腿骨転子部骨折は人工骨頭になる率が高い。
オ．手舟状骨骨折は偽関節になりやすい。
1．ア、イ　　2．ア、オ　　3．イ、ウ　　4．ウ、エ　　5．エ、オ

解説　上腕骨骨幹部骨折は橈骨神経麻痺を合併することがある。大腿骨転子部骨折は血流がよいため、人工骨頭ではなく骨接合術が行われる。　　　　　　　**解答　4**

9 次の骨折で転位がある場合、観血的治療の適応となるのはどれか。

ア．鎖骨骨折　　イ．上腕骨外科頚骨折　　ウ．上腕骨外顆骨折
エ．大腿骨頚部骨折　　オ．第5中足骨骨折
1．ア、イ　　2．ア、オ　　3．イ、ウ　　4．ウ、エ　　5．エ、オ

解説　上腕骨外顆骨折は骨片が転位して偽関節になることがあるため、手術適応がある。大腿骨頚部骨折の治療の原則は手術である。　　　　　　　　　　　**解答　4**

第12章 下肢外傷と対応

10 手術が必要となることが多い骨折はどれか。
ア．鎖骨骨折　　イ．肩甲骨骨折　　ウ．コーレス骨折　　エ．肘頭骨折
オ．膝蓋骨骨折
1．ア、イ　　2．ア、オ　　3．イ、ウ　　4．ウ、エ　　5．エ、オ

解説　肘頭骨折は骨片が上腕三頭筋に、膝蓋骨骨折は骨片が大腿四頭筋に付着しており、筋肉に牽引され骨片の転位が大きくなるので、手術が必要となることが多い。

解答　5

11 手術が必要となる可能性の高い骨折はどれか。
ア．胸椎圧迫骨折　　イ．肩甲骨骨折　　ウ．足関節両果骨折
エ．鎖骨遠位端骨折　　オ．橈骨遠位端骨折（Colles 骨折）
1．ア、イ　　2．ア、オ　　3．イ、ウ　　4．ウ、エ　　5．エ、オ

解説　足関節両果骨折では、距腿関節の亜脱臼が合併し、不安定性を伴うので、手術が必要となる。鎖骨遠位端骨折は中枢骨片に付着する胸鎖乳突筋の作用で中枢骨片が上方に転位するため、手術が必要となる可能性の高い。同様に肩鎖関節脱臼Ⅲ度においても胸鎖乳突筋の作用で鎖骨が上方に転位するため、手術が必要となる可能性が高い。

解答　4

12 高齢者の転倒による骨折で少ないのはどれか。
1．上腕骨近位端骨折　　2．コーレス骨折　　3．椎体圧迫骨折
4．骨盤輪破綻を伴う骨盤骨折　　5．大腿骨頚部骨折

解説　骨盤輪破綻を伴う骨盤骨折は交通事故、労働災害など強い外力が作用したときに起きる。高齢者の骨折は骨粗鬆症がベースにあり、転倒などの低エネルギーで起きる。

解答　4

13 次の組み合わせで起こりにくいのはどれか。
1. 上腕骨骨幹部骨折 － 下垂手　　2. 手舟状骨骨折 － 骨壊死
3. 上腕骨顆上骨折 － 内反肘　　4. Malgaigne骨折 － 尿路損傷
5. 大腿骨転子部骨折 － 大腿骨頭壊死

解説　大腿骨転子部骨折は血流がよく偽関節・大腿骨頭壊死はまれである。大腿骨頸部骨折では偽関節・大腿骨頭壊死が起きることがある。　　　**解答**　5

14 骨折とその合併症で誤っている組み合わせはどれか。
ア．上腕骨顆上骨折 － 内反肘　　　イ．膝関節脱臼 － 膝窩動脈損傷
ウ．股関節脱臼骨折 － 坐骨神経麻痺　エ．上腕骨外顆骨折 － フォルクマン拘縮
オ．上腕骨骨幹部骨折 － 猿手
1. ア、イ　　2. ア、オ　　3. イ、ウ　　4. ウ、エ　　5. エ、オ

解説　フォルクマン拘縮を起こす可能性が高いのは上腕骨顆上骨折である。上腕骨骨幹部骨折では、橈骨神経麻痺を合併することがあり、下垂手を呈する。　**解答**　5

15 脱臼について誤っているのはどれか。
ア．肩関節脱臼は前方脱臼が多い。　　イ．胸鎖関節脱臼はまれである。
ウ．肩鎖関節脱臼第3度は保存治療が困難である。
エ．肘関節脱臼は前方脱臼が多い。
オ．股関節脱臼は前方脱臼が多い。
1. ア、イ　　2. ア、オ　　3. イ、ウ　　4. ウ、エ　　5. エ、オ

353

解説　肘関節脱臼は後方脱臼が多い。股関節脱臼も後方脱臼が多い。　　解答　5

16　足関節捻挫について誤っているのはどれか。

ア．脛腓関節離開を見逃すと動揺関節を起こす。
イ．受傷直後はRICE療法を行うのがよい。
ウ．ギプス固定を行うことはない。
エ．内反捻挫で障害されるのは三角靱帯である。
オ．捻挫より足関節果部骨折の方が予後がよい。

1．ア、イ　　　2．ア、オ　　　3．イ、ウ　　　4．ウ、エ　　　5．エ、オ

解説　テーピング、サポーター、ギプスなどで固定が行われる。内反捻挫で障害されるのは、主に前距腓靱帯である。　　解答　4

17　骨粗鬆症者の骨折の好発部位でないのはどれか。

1．上腕骨外科頚部　　　2．橈骨遠位端部　　　3．下腿骨骨幹部
4．下部胸椎椎体　　　5．大腿骨頚部

解説　下腿骨骨幹部は交通事故などの高エネルギー損傷で起きる。骨粗鬆症者の骨折は転倒などの低エネルギー損傷である。　　解答　3

18　82歳の女性。転倒して右股関節痛を訴えた。X線写真を示す。疑うべき疾患はどれか。

1．股関節脱臼　　　2．坐骨骨折　　　3．大腿骨近位部骨折
4．恥骨結合離開　　　5．恥骨骨折

（第54回国家試験PT）

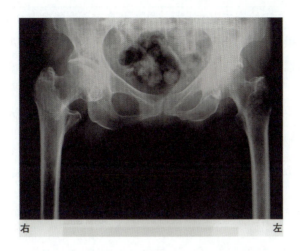

解説 右大腿骨の転子部での骨折を認める。転子部骨折は大腿骨近位部なので、大腿骨近位部骨折である。　　　　　　　　　　　　　　　　　　　　**解答**　3

19　20歳の男性。運動時に膝関節痛を訴える。実施した検査を図に示す。この検査はどれか。

1. 外反ストレステスト　　2. 前方引き出しテスト　　3. 内反ストレステスト
4. McMurrayテスト　　　5. Lachmanテスト　　　　（第54回国家試験PT）

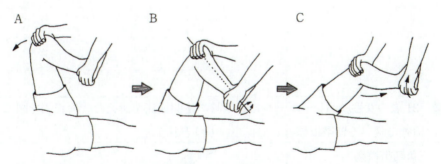

膝を最大屈曲位として　内旋または外旋しながら伸展し　疼痛やクリニックの有無を調べる

解説 検査はMcMurrayテストである。　　　　　　　　　　　　　　　　　　　　**解答**　4

20 (19の続き)．この検査で陽性となった．疑うべき病態はどれか．

1. 外側側副靱帯損傷　　2. 後十字靱帯損傷　　3. 前十字靱帯損傷
4. 内側側副靱帯損傷　　5. 半月板損傷
（第54回国家試験PT）

解説　マクマレーテスト（McMurray test）による疼痛やクリック（click）の誘発が出現すれば、半月板損傷の可能性が高い。　　　　　　　　　　　　　　　　**解答　5**

21　骨折の名称と部位との組み合わせで正しいのはどれか．

1. Bennett 骨折 － 脛骨　　2. Duverney 骨折 － 橈骨
3. Jefferson 骨折 － 大腿骨　　4. Malgaigne 骨折 － 骨盤
5. Smith 骨折 － 上腕骨
（第54回国家試験PT・OT）

解説　ベネット（Bennett）骨折は、母指中手骨基部の関節内骨折である。デュヴェルネ（Duverney）骨折は、腸骨翼骨折である。ジェファーソン（Jefferson）骨折では、環椎（C1）に頭部からの軸圧が加わって、前弓と後弓が両側性に4カ所で折れて、外側塊が側方に転位する。マルゲーニュ（Malgaigne）骨折は、前方の恥骨・坐骨骨折と後方の腸骨垂直骨折の合併である。スミス（Smith）骨折は、橈骨遠位端骨折で末梢骨片は掌側に転位する。　　　　　　　　　　　　　　　　**解答　4**

22　21歳の女性。バレーボールで着地時に足関節痛を訴えた。検査法を図に示す。この検査で調べる靱帯損傷として正しいのはどれか．

1. 三角靱帯損傷
2. 踵腓靱帯損傷
3. 前距腓靱帯損傷
4. 前脛腓靱帯損傷
5. 二分靱帯損傷

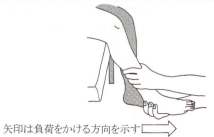

矢印は負荷をかける方向を示す⇨

（第53回国家試験PT）

解説 前方引き出しテストは前距腓靱帯損傷を調べるために用いる。　　　**解答** 3

---

23 膝前十字靱帯損傷と合併して損傷しやすい部位はどれか。

1．外側側副靱帯　　　2．後十字靱帯　　　3．後半月大腿靱帯
4．膝蓋腱　　　5．内側半月板　　　　　　　　　　　（第53回国家試験PT）

解説 半月板損傷や内側側副靱帯損傷を合併する場合が多い。前十字靱帯損傷に内側半月板損傷と内側側副靱帯損傷が合併したものをアンハッピー・トライアド（unhappy triad：不幸の三徴候）という。　　　**解答** 5

---

24 20歳の女性。1カ月前に転倒し、痛みは軽減したが膝関節の不安定感があり来院した。実施した検査を図に示す。矢印は力を加えた方向を示す。この検査で陽性となったとき、損傷されたのはどれか。

1．外側側副靱帯　　　2．後十字靱帯　　　3．前十字靱帯　　　4．腸脛靱帯
5．内側側副靱帯　　　　　　　　　　　　　　　　　　　　（第52回国家試験PT）

解説 脛骨後方引き出しテストを行って陽性となった場合、後十字靱帯損傷を考える。単独損傷では大腿四頭筋の筋力訓練などによる保存治療を行う。　　　**解答** 2

357

第12章 下肢外傷と対応

25 転位のない大腿骨転子部骨折に対する観血的整復固定術後の理学療法として優先度の低いのはどれか。

1. 早期からの歩行練習　　2. 脱臼予防肢位の指導　　3. 早期からのROM練習
4. 大腿四頭筋の等尺性運動　　5. 足関節の自動的底背屈運動

（第52回国家試験PT）

解説　大腿骨転子部骨折に対する観血的整復固定術では関節包は温存されているため、脱臼は起こらない。大腿骨頚部骨折に対して人工骨頭置換術を行った際は脱臼予防肢位の指導が必要となる。　　**解答**　2

26 骨粗鬆症性骨折が最も起こりやすいのはどれか。

1. 頚椎　　2. 鎖骨　　3. 尺骨　　4. 橈骨　　5. 距骨

（第51回国家試験PT）

解説　骨粗鬆症性骨折は橈骨遠位、胸腰椎、大腿骨近位部に好発する。　　**解答**　4

27 膝前十字靱帯断裂の評価で適切な検査法はどれか。2つ選べ。

1. 前方引き出しテスト　　2. Barlowテスト　　3. N-テスト
4. Ortolaniテスト　　5. Patrickテスト

（第50回国家試験PT）

解説　前十字靱帯断裂の評価として、前方引き出しテスト（anterior drawer test）、ラックマンテスト（Lachman test）、ピボットシフトテスト（pivot-shift test）がある。N-テストはピボットシフトテスト（pivot-shift test）と同様に外側脛骨プラトーの亜脱臼－整復を再現するテストである。　　**解答**　1、3

28 膝半月板断裂で陽性を示すのはどれか。

1. Jackson テスト　　2. Lachman テスト　　3. McMurray テスト
4. Ober テスト　　5. Roos テスト　　　　　　　　（第49回国家試験PT）

解説　Jackson テストは、頚椎の神経根症での誘発テストである。Lachman テストは膝前十字靱帯損傷で用いる。Ober テストは、大腿筋膜張筋や腸脛靱帯の短縮を評価する。Roos テストは、胸郭出口症候群で用いる。　　　　　　**解答　3**

29 足関節靱帯損傷で最も頻度が高いのはどれか。

1. 三角靱帯　2. 踵腓靱帯　3. 前距腓靱帯　4. 後距腓靱帯　5. 前脛腓靱帯
（第49回国家試験PT）

解説　足関節では、内側の三角靱帯、中央の前脛腓靱帯、外側の前距腓靱帯、踵腓靱帯、後距腓靱帯での損傷を認める。最も頻度が高いのは前距腓靱帯である。

解答　3

30 疾患と診断に有用な整形外科的検査法の組み合わせで正しいのはどれか。

1. アキレス腱断裂　─　Thompson テスト
2. 三角靱帯断裂　─　足関節内反ストレステスト
3. 前十字靱帯断裂　─　膝後方引き出しテスト
4. 半月板断裂　─　膝外反ストレステスト
5. 腓腹筋断裂　─　下肢伸展挙上テスト　　　　　　（第49回国家試験PT）

解説　アキレス腱断裂では、断裂部分に陥凹を認め、腹臥位で尖足位をとらず、下腿三頭筋の把握テスト（トンプソンテスト；Thompson test）で底屈しないことで診断する。　　　　　　**解答　1**

> **31** 75歳の男性。転倒した後の股関節X線写真正面像を示す。骨折部位はどれか。

1. 臼蓋部　　2. 大腿骨頸部　　3. 大腿骨転子部　　4. 大腿骨転子下
5. 大腿骨顆部　　　　　　　　　　　　　　　　　（第49回国家試験 OT）

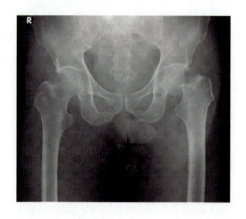

解説　左大腿骨頸部に骨折を認め、骨頭は内反し転位している。　　　　**解答**　2

> **32** 骨粗鬆症のある高齢者で起こりやすい骨折はどれか。

1. 橈骨骨幹部骨折　　2. 上腕骨顆上骨折　　3. 骨盤骨折
4. 大腿骨頸部骨折　　5. 脛骨骨幹部骨折　　　　　　　（第49回国家試験 OT）

解説　骨粗鬆症性骨折として、橈骨遠位端骨折、上腕骨近位部骨折、胸腰椎骨折、大腿骨近位部骨折（転子部、頸部）などがある。　　　　**解答**　4

> **33** 膝前十字靱帯損傷で異常所見がみられるのはどれか。2つ選べ。

1. Lachman test
2. McMurray test
3. Thompson test
4. 軸移動テスト（pivot shift test）
5. 後方引き出テスト（posterior drawer test）　　　（第48回国家試験 PT）

解説 膝前十字靭帯損傷では、Lachman test、軸移動テスト（pivot shift test）が陽性となる。McMurray test は半月板損傷、Thompson test はアキレス腱断裂、後方引き出しテスト（posterior drawer test）は膝後十字靭帯損傷で陽性となる。

解答 1、4

34 外傷と合併しやすい神経障害の組み合わせで正しいのはどれか。2つ選べ。

1. 肩関節前方脱臼 － 肩甲上神経麻痺
2. 上腕骨骨幹部骨折 － 橈骨神経麻痺
3. 橈骨遠位端骨折 － 尺骨神経麻痺
4. 股関節後方脱臼 － 坐骨神経麻痺
5. 脛骨骨折 － 脛骨神経麻痺

（第48回国家試験PT）

解説 肩関節前方脱臼では腋窩神経麻痺、橈骨遠位端骨折では正中神経麻痺の合併がある。脛骨骨折では骨折の場所によるが、腓骨神経麻痺の可能性がある。

解答 2、4

35 小児に多い骨折はどれか。

1. 上腕骨近位端骨折
2. 上腕骨顆上骨折
3. 腰椎圧迫骨折
4. 大腿骨頚部骨折
5. 脛骨骨幹部骨折

（第48回国家試験PT、OT共通）

解説 小児に多い骨折として、上腕骨顆上骨折、上腕骨外顆骨折がある。 **解答** 2

第12章 下肢外傷と対応

36 骨盤部のX線写真を示す。認められる所見はどれか。

1. 股関節の脱臼
2. 股関節の形成不全
3. 大腿骨頭の壊死
4. 大腿骨頸部の骨折
5. 大腿骨頭のすべり　　　　　　　　　　　　　　　（第47回国家試験PT）

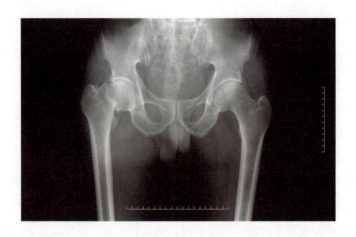

解説　右大腿骨頸部骨折を認め、骨頭は内反し転位している。　　　　**解答**　4

37 膝関節前十字靱帯損傷の検査はどれか。2つ選べ。

1. Apleyテスト
2. Lachmanテスト
3. 内反ストレステスト
4. 前方引き出しテスト
5. 後方引き出しテスト　　　（第47回国家試験PT・OT）

解説　膝前十字靱帯損傷の検査として、Lachman test、軸移動テスト（pivot shift test）、前方引き出しテストがある。　　　　　　　　　　　　**解答**　2、4

38 28歳の男性。野球のスライディングの際に右膝関節屈曲位で膝前面を強打し、疼痛が強く歩行不能になったため救急外来を受診した。治療開始から2週間後のMRIを示す。この患者で陽性となるのはどれか。

1. アプリヘンジョンサイン　　2. 外反ストレステスト　　3. 後方引き出し徴候
4. Lachmanテスト　　5. Jerkテスト　　　　　　　　　（第46回国家試験PT）

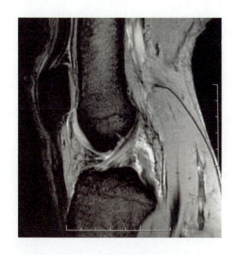
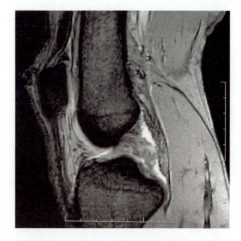

解説　後十字靱帯損傷を認める。よって、後方引き出しテストが陽性となる。

解答　3

39 前方脱臼より後方脱臼の頻度が高いのはどれか。2つ選べ。

1. 顎関節　　2. 環軸椎関節　　3. 肩関節　　4. 肘関節　　5. 股関節
（第46回国家試験PT・OT）

解説　顎関節、環軸椎関節、肩関節は前方脱臼が多い。　　**解答**　4、5

第13章

脊椎・脊髄損傷と対応

到達目標

脊椎損傷、脊髄損傷の対応の概略について述べることができる。

学習のポイント

・脊椎損傷
　上位脊椎損傷、中・下位脊椎損傷、胸・腰椎損傷
・脊髄損傷
　脊髄損傷の分類（完全麻痺、不全麻痺）
　麻痺の分類（Frankel分類、ASIA分類）
　診断（デルマトーム、Key Muscle、臨床的症候群）
　合併症（過高熱、呼吸器合併症、泌尿器合併症、褥瘡、消化器合併症、血栓・塞栓症、起立性低血圧、関節拘縮、自律神経過反射、痙縮、疼痛、外傷後脊髄空洞症、骨萎縮・骨折）リハビリテーション到達レベル
・二分脊椎　・脊髄係留症候群
・脊髄空洞症　・キアリ奇形

1 脊椎損傷（脊柱の損傷）

1.1 脊椎損傷と治療

常に脊髄損傷の合併に注意を要する。脊髄の障害がみられたら、脊髄損傷の病名となる。

(1) 原因

衝突・転落、重量物落下、交通事故、労災、スポーツなどの高エネルギーな外傷によって発生するものから、骨粗鬆症を有する高齢者が転倒などの比較的軽微な外力で発生するものがある。

(2) 症状

疼痛、運動制限を認める。

(3) 診断

高位別特殊型に注意を要する。単純X線、CT、MRIを行い骨折型を把握し、軟部組織損傷、脊髄損傷の合併に注意する。

(4) 部位別骨折型

1) 上位頸椎（C1、C2）

（ⅰ）ジェファーソン（Jefferson）骨折（環椎破裂骨折）

環椎（C1）に頭部からの軸圧が加わって発生する。前弓と後弓が両側性に抵抗が弱い4カ所で折れて、外側塊が側方に転位する（図13.1）。

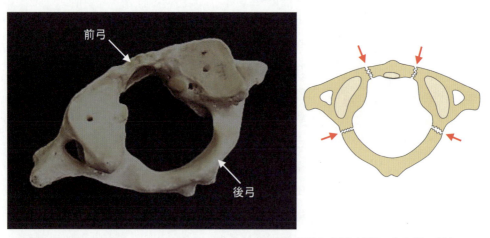

頭部からの軸圧が加わって発生する。前弓と後弓が両側性に抵抗が弱い4カ所で折れて、外側塊が側方に転位する。

図 13.1　環椎破裂骨折（Jefferson 骨折（C1））

（ⅱ）ハングマン（Hangman）骨折（軸椎関節突起間骨折）

軸椎（C2）に伸展圧迫力、屈曲圧迫力が加わって発生する。両側の椎弓根が骨折して椎体と椎弓が解離する（図13.2）。

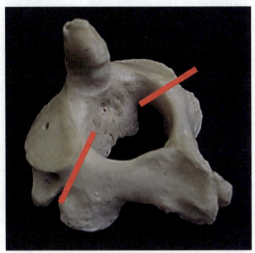
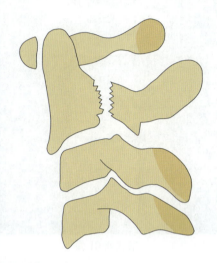

軸椎に伸展圧迫力、屈曲圧迫力が加わって発生する。両側の椎弓根が骨折して椎体と椎弓が解離する。

図13.2　軸椎関節突起間骨折（Hangman骨折（C2））

（ⅲ）歯突起骨折

軸椎（C2）の歯突起部分の骨折で、骨折部位によりⅠ型（歯突起上部の骨折）、Ⅱ型（歯突起基部の骨折）、Ⅲ型（軸椎椎体に及ぶ骨折）に分類される（図13.3）。Ⅱ型が多く、偽関節となりやすい（図13.4）。偽関節の際には、骨折部分の不安定性により疼痛、脊髄圧迫による麻痺症状が出現する。

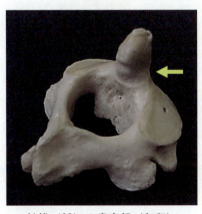

軸椎（C2）の歯突起（矢印）

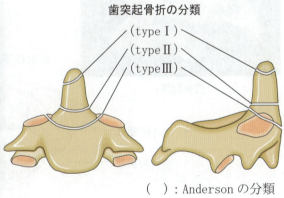

（　）：Andersonの分類

図13.3　歯突起骨折

第13章 脊椎・脊髄損傷と対応

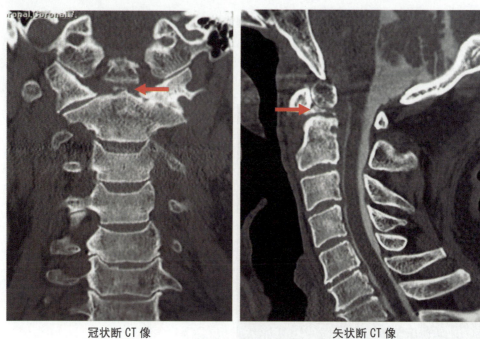

冠状断CT像　　　　　　　矢状断CT像

偽関節部を矢印で示す。

図13.4　歯突起骨折後の偽関節

（iv）環軸椎脱臼（横靭帯損傷）

過屈曲により発生する。環軸横靭帯が損傷し前方脱臼する（図13.5）。

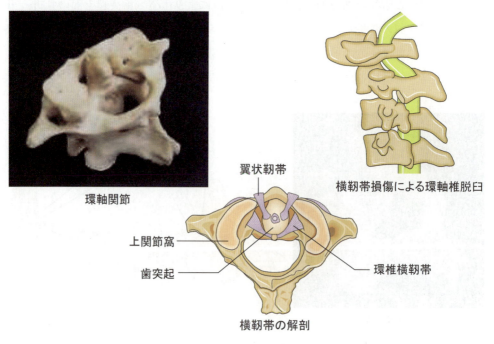

環軸関節

翼状靭帯
上関節窩
歯突起
環椎横靭帯

横靭帯の解剖

横靭帯損傷による環軸椎脱臼

図13.5　環軸椎脱臼（横靭帯損傷）

2）中・下位頸椎（C3〜7）

（i）頸椎前方脱臼（ファセットインターロッキング；facet interlocking）

頸椎の過屈曲により伸延力が働き、椎体が前方に脱臼し、上位椎の下関節突起が下位椎の上関節突起を越えてロッキングする。両側脱臼と片側脱臼があり、片側脱臼は回旋転位する（図 13.6）。

中・下位頸椎損傷では、その他、圧迫骨折、破裂骨折、脱臼骨折、棘突起骨折がある。追突事故に伴う頸椎過伸展からの屈曲で、骨傷・椎間板損傷・靱帯損傷を伴わない頸部軟部組織損傷はいわゆる"むち打ち損傷"といわれる。

3）胸椎・腰椎（図 13.7、8、9、10）

胸腰椎移行部（T11〜L2）は、後彎から前彎に移行する部分であり、また、強度的に弱いため、損傷の頻度が高い。損傷型には、圧迫骨折、破裂骨折、脱臼骨折、横突起骨折などがある。

圧迫骨折は屈曲外力による椎体の前方支柱の損傷、破裂骨折は軸圧による椎体の前方支柱と中央支柱の損傷、脱臼骨折は屈曲・伸展・回旋・剪断の外力による椎体の前方支柱・中央支柱・後方支柱のすべての損傷をいう。破裂骨折、脱臼骨折では、脊髄損傷・馬尾損傷を合併することが多い。

図 13.7 の解説：
（a）前方支柱での骨折は圧迫骨折、（a）前方支柱と（b）中央支柱での骨折は破裂骨折、（a）前方支柱から（c）後方支柱までの骨折は脱臼骨折となり、この順に脊椎の不安定性が増す。

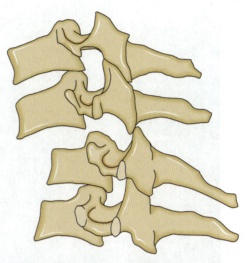

椎体が前方に脱臼し、上位椎の下関節突起が下位椎の上関節突起を越えてロッキングする。

図 13.6　頸椎前方脱臼（ファセットロッキング；facet locking）

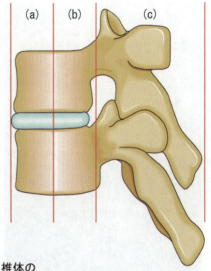

椎体の
(a) 前方支柱：椎体と椎間板の前半分と前縦靱帯
(b) 中央支柱：椎体と椎間板の後半分と後縦靱帯
(c) 後方支柱：椎弓と椎間関節と後部靱帯

図 13.7　Denis の three-column theory

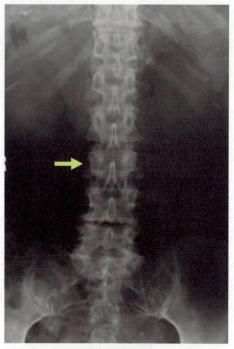

単純X線正面像　　　　　単純X線側面像

図13.8　第3腰椎圧迫骨折（矢印）

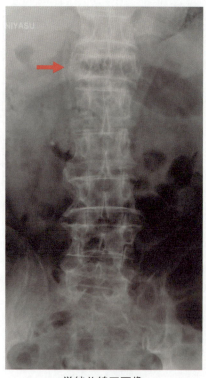 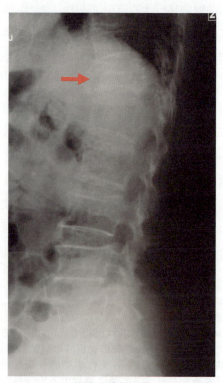

単純X線正面像　　　　　単純X線側面像

図13.9　第12胸椎破裂骨折（矢印）

1　脊椎損傷（脊柱の損傷）

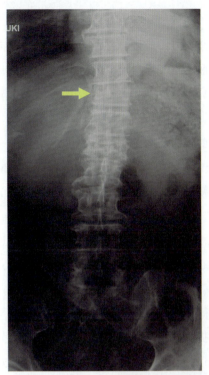

単純 X 線正面像

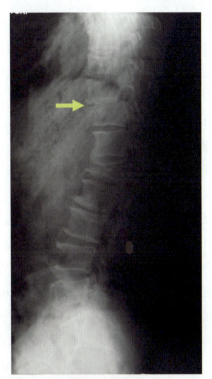

単純 X 線側面像

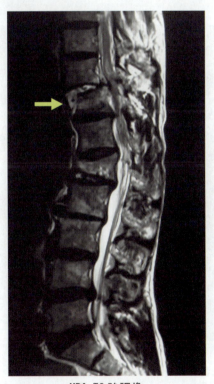

MRI T2 強調像

図 13.10　第 10/11 胸椎脱臼骨折（矢印）

(5) 治療

　骨折・脱臼の整復、整復位の固定が基本であり、脊髄障害を防止する。保存治療として牽引、外固定を行う。手術により観血的整復、内固定が行われる。

　環軸椎亜脱臼に対しては、ワイヤーあるいはスクリューによる環軸椎固定術が行われることが多い。

　歯突起骨折に対して、ハロー (halo) 装具による固定を行うことがあるが、固定期間は3〜4カ月と長期化する。スクリューによる内固定を行うこともある。偽関節による環軸間に不安定性を認めるときは環軸椎固定術が行われる（図13.11）。

　頚椎脱臼骨折（facet interlocking）に対しては、クラッチフィール（Crutch-field）あるいは、ハロー（halo）を装着した後、重錘負荷を漸増しつつ牽引し、脱臼を整復する（図13.12）。手術においては、後方法、あるいは、前方法による整復固定を行う。その際、MRIで椎間板ヘルニアの有無を確認する。

　頚椎破裂骨折に対しては、前方固定術を行うことが多い（図13.13）。

　胸椎・腰椎脱臼骨折、胸椎・腰椎破裂骨折に対しては、後方法として、椎弓根スクリュー（ペディクルスクリュー；Pedicle Screw）法と、前方法として、前方固定術がある（図13.14、15）。

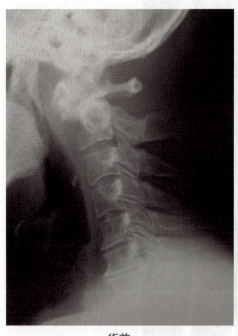
術前
環軸椎の不安定性を認める。

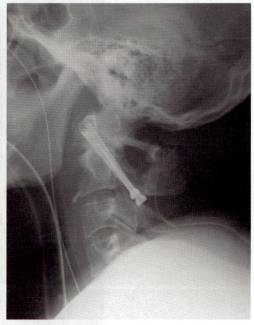
環軸関節をスクリューで固定した。

図13.11　環軸椎亜脱臼に対する環軸椎固定術（Magerl法）

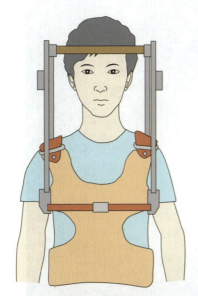
halo装具による整復固定

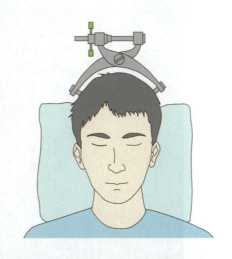
Crutchfield牽引による整復

図13.12　頚椎整復

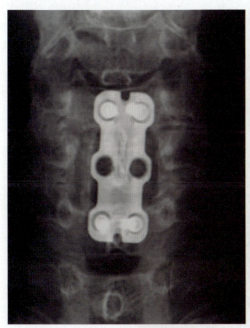
単純X線正面像

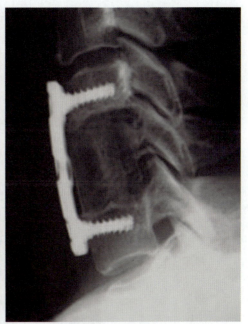
単純X線側面像

図13.13　頚椎前方固定術

第13章　脊椎・脊髄損傷と対応

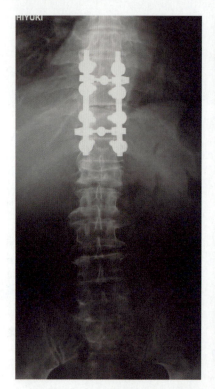
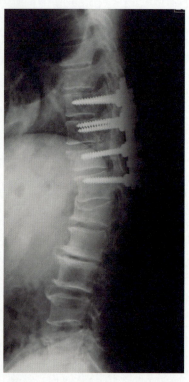

図 13.14　第 10/11 胸椎脱臼骨折に対する後方固定術

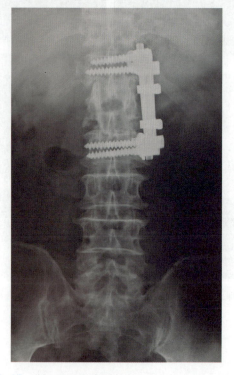

図 13.15　第 1 腰椎破裂骨折に対する前方固定術

2 脊髄損傷(spinal cord injury)

　脊髄損傷とは、何らかの原因によって脊髄が損傷された状態をいう。原因として、脊椎の骨折・脱臼、脊柱管狭窄症者の転倒、脊椎硬膜外血腫、脊髄梗塞、脊髄腫瘍、脊椎腫瘍、癌転移、脊椎炎などがある（図13.16）。

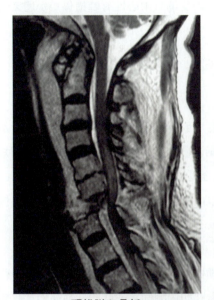
頚椎脱臼骨折

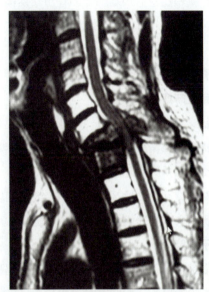
癌転移

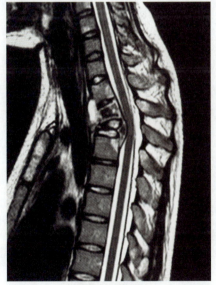
結核性脊椎炎

図13.16　脊髄損傷　MRI T2強調像

外傷性の脊髄損傷に限ってみると、原因は、交通事故が最も多く、高所転落が次に続く。この両者で約75%を占める。その次に、近年増加傾向である高齢者の転倒などの軽微な外傷での受傷、さらに、スポーツ外傷へと続く。

高位別では、頚髄損傷が約75%、胸・腰・仙髄損傷が約25%である。

年齢別では、若年層と高齢層にピークがある2峰性を示し、若年層では頚髄損傷と胸・腰・仙髄損傷が同等であるが、高齢層では、頚髄損傷が多い。これは、頚椎脊柱管狭窄症をもつ高齢者の軽微な外傷での受傷（中心性脊髄損傷）が増えていることが考えられる。

2.1 脊髄損傷の分類
(1) 完全麻痺

脊髄ショック（spinal shock）を離脱しても、感覚・運動機能、深部反射が完全かつ持続的に消失しているものを完全麻痺という。完全麻痺では、肛門周囲知覚脱失かつ肛門括約筋随意収縮も不能である。頚髄損傷のうち完全麻痺は約20%に認める。脊髄ショックは24時間から48時間以内に離脱するといわれているが損傷部位や症状によって差異が大きい。脊髄ショックの期間は弛緩性麻痺を呈する。

(2) 不全麻痺

損傷髄節以下の髄節支配域に感覚・運動機能、深部反射に部分的な機能が残っているものをいう。四肢完全麻痺であっても肛門周囲知覚や肛門括約筋随意収縮がみられれば、不全麻痺である。

2.2 麻痺の分類

臨床現場では、Frankel分類とASIA分類（米国脊髄損傷学会（American Spinal Injury Association：ASIA））が用いられることが多い。ASIA分類はFrankel分類を改変した機能障害の重症度スケールであり、より具体的である。

(1) Frankel分類

A. Complete：運動・感覚完全喪失。
B. Sensory only：運動完全喪失、仙髄域など感覚が残存。
C. Motor useless：運動機能はあるも実用的ではない。
D. Motor useful：実用的運動機能残存。
E. Recovery：神経学的に回復。運動・感覚・直腸機能障害なし。深部反射の亢進は存在していてよい。

(2) ASIA 分類（ASIA Impairment Scale）

A. Complete：S4〜S5（肛門周囲）の運動・感覚完全消失。
B. Incomplete：高位レベル以下の運動機能完全麻痺。感覚はS4〜S5（肛門周囲）のみ残存。
C. Incomplete：高位レベル下位の運動機能麻痺域の過半数のkey muscleが3未満。
D. Incomplete：高位レベル下位の運動機能麻痺域の過半数のkey muscleが3以上。
E. Normal：運動・知覚ともに正常。

2.3 診断

知覚、運動、反射、膀胱直腸障害を評価し、神経学的所見により高位診断を行う。この際、ASIA/国際脊髄学会（International Spinal Cord Society：ISCoS）の分類表を用いることが多い（表13.1a）。機能残存高位は、感覚レベルは触・痛覚ともに正常な最下位皮膚髄節を表示する。運動レベルはKey Muscle筋力が3以上（その直上髄節筋力が5）である最下位髄節である。また、Zancolliは上肢機能再建の適応、術式決定のために、上肢筋24種類を髄節支配の高い順に並べて、脊髄損傷者の残存機能に従って機能分類を示した（表13.1b）。

(1) 感覚機能スコア：デルマトーム（皮膚髄節）

C2〜S4、5までの28髄節の触・痛覚を脱失0点・異常1点・正常2点の合計満112点で評価する。

C5：上腕外側、C6：前腕外側・母指・示指、C7：中指・手中央、C8：環指・小指・手の尺側、Th4：乳頭線、Th7：胸骨剣状突起、Th10：臍部、Th12：鼠径部、L2：大腿近位前面、L4：下腿内側、L5：下腿外側・足背内側、S1：足背外側・下腿後面、S3〜5：肛門周囲

(2) Key Muscleを用いた運動機能スコア：徒手筋力検査（MMT）

10筋群のMMT合計満100点で評価する。

C5：肘屈筋、C6：手首伸筋、C7：肘伸筋、C8：指屈筋、T1：指外転筋
L2：股屈筋、L3：膝伸筋、L4：足関節背屈筋、L5：長趾伸筋、S1：足底屈筋
その他、S3〜5：肛門の随意的収縮

○ **Beevor 徴候**：仰臥位の状態で頭を挙上させると、臍が上方へ移動する神経徴候。

臍を境にその上下で筋トーヌスが異なるため、頭を持ち上げるといった負荷をかけると、筋トーヌスの高い上方へ臍が移動する。下部腹直筋は第10〜12胸髄レベルで支配されていることから、この部位の病変では陽性になることがある。

第13章　脊椎・脊髄損傷と対応

表 13.1a　ASIA/ISCoS 分類表

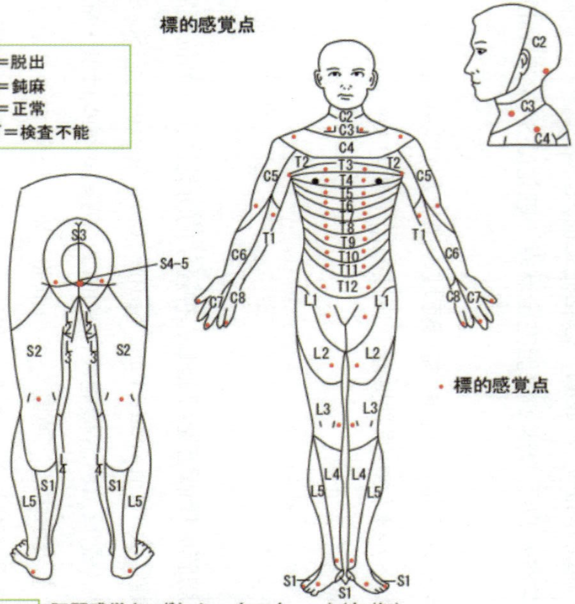

表 13.1 b　Zancolli の分類

C髄節（下限）	基本となる機能筋	機能	部分群			
C5	上腕二頭筋 上腕筋	肘関節屈曲	A	腕橈骨筋は作用しない			
			B	腕橈骨筋は作用する			
C6	長橈側手根伸筋 短橈側手根伸筋	手関節背屈	A	手関節背屈が弱い		
			B	手関節背屈が強い	1	円回内筋と橈側手根屈筋は作用しない
					2	円回内筋は作用するが、橈側手根屈筋は作用しない
					3	円回内筋・橈側手根屈筋・上腕三頭筋とも作用する
C7	総指伸筋 小指伸筋 尺側手根伸筋	手外筋による手指伸展	A	尺側の手指の伸展は完全であるが、母指と橈側の手指は麻痺している			
			B	手指の伸展は完全だが、母指の伸展は弱い			
C8	深指屈筋 固有示指伸筋 長母指伸筋	手外筋による手指屈曲と母指伸展	A	尺側の手指の屈曲は完全で、橈側の手指と母指の屈曲は麻痺している 母指の伸展は完全である			
			B	手指の屈曲は完全だが、母指の屈曲は弱い 手掌の筋は弱く、手指の手内筋は麻痺している 浅指屈筋は作用しているかあるいはしていない			

(3) 反射

上下肢深部腱反射、病的反射（ホフマン反射（Hoffmann's reflex）、トレムナー反射（Tromner's reflex）、ワルテンベルグ反射（Wartenberg's reflex）、バビンスキー反射（Babinski reflex）など）、肛門反射、球海綿体反射を診察する。

肛門反射、球海綿体反射が陽性となれば脊髄ショックから離脱したことを意味する。

(4) 補助診断法

単純 X 線、CT を行い、骨折・脱臼を評価する。MRI を行い、脊髄の形態変化や脊髄の信号強度変化、圧迫因子の評価を行う。

(5) 臨床的症候群

1) 中心性脊髄症候群

高齢者に多い。転倒、階段転落などの軽微な外力で受傷する頚椎過伸展での損傷。骨傷がない。麻痺は上肢に強く出るといった特徴がある。（図 13.17）

2) ブラウン・セカール症候群（Brown-Sequard 型、半側脊髄傷害）

同側の運動麻痺と深部知覚障害、反対側の温痛覚障害を生じる（図 13.18）。

3) 前脊髄症候群

運動障害と温痛覚障害を呈し、深部感覚が保たれる。

第13章 脊椎・脊髄損傷と対応

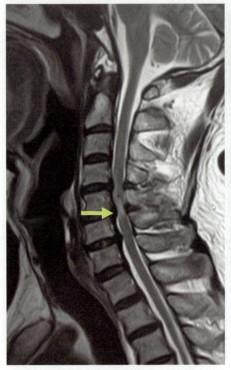

矢状断
C4/5、5/6、6/7で脊柱管の狭窄を認め、
C5/6では脊髄の輝度が上昇している（矢印）。

C5/6での横断像
輝度が上昇している部分は、脊髄の中心部分
である（矢印）。

図13.17　中心性脊髄損傷　MRI T2強調像

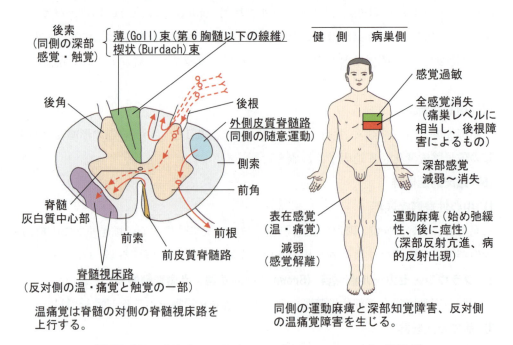

温痛覚は脊髄の対側の脊髄視床路を
上行する。

同側の運動麻痺と深部知覚障害、反対側
の温痛覚障害を生じる。

図13.18　ブラウン・セカール（Brown-Sequard）症候群

380

4) 脊髄円錐症候群

仙髄と腰神経根が障害される。弛緩性の膀胱直腸障害と下肢麻痺を呈するものと、仙髄節機能が保たれるものがある。

5) 馬尾症候群

馬尾の損傷で弛緩性の膀胱直腸障害下肢麻痺を呈する。

2.4 脊髄損傷の合併症の治療

(1) 患者の搬送

麻痺の有無を確認する。神経症状がある場合、脊柱の不安定性が示唆されるため、脊柱の保護が大切である。

(2) 全身管理

バイタルサインをチェックする。頚髄や胸髄の上位を損傷した場合、交感神経が遮断され、受傷直後は副交感神経が優位になり、自律神経のバランスが崩れる。除脈、低血圧といった症状がみられる。

(3) 脊髄浮腫

受傷後の脊髄浮腫により、さらなる神経組織の損傷が起きて、神経症状の悪化を来すことがある。これを防止するために、ステロイド大量投与療法を行う。

(4) 過高熱

頚髄損傷・高位胸髄損傷の急性期に、体温が40℃以上に急激に上昇することがある。自律神経のバランスが崩れ、麻痺部位の皮膚の発汗が止まってしまう。持続する高体温は、生命予後を不良とする要因となるので注意しなければならない。

(5) 呼吸器合併症

C4より上位の高位頚損では横隔膜神経支配の呼吸筋が麻痺するため、人工呼吸器が必要となる。その際、気管切開が必要となる。喀痰の吸引、タッピング、肺炎・無気肺の予防が重要である。

(6) 泌尿器合併症

脊髄ショック期では、尿閉となるため、排尿管理としては、①無菌的間欠的導尿、②無菌的持続留置カテーテル、③膀胱瘻（高位頚損で自己導尿が期待できない）、④単純留置カテーテルなどを考慮する。

排尿には、下腹神経（交感神経　T10～L2髄節）：α、β受容体：蓄尿の働き、骨盤神経（副交感神経　S2～4髄節）：コリン受容体：膀胱の収縮、陰部神経（体性神経　S2～4髄節）：外尿道括約筋が作用している（図13.19）。

留置カテーテルの抜去時期は、①脊髄ショックを離脱したと考えられる球海綿体

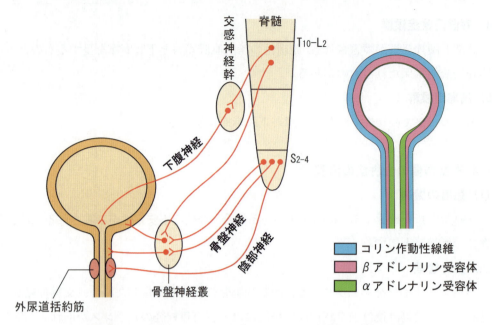

下腹神経（交感神経　T10−L2 髄節）：α、β受容体：蓄尿の働き
骨盤神経（副交感神経　S2−4 髄節）：コリン受容体：膀胱の収縮
陰部神経（体性神経　　S2−4 髄節）：外尿道括約筋の作用

図 13.19　排尿に関する神経支配

反射陽性、②膀胱内圧測定で膀胱緊張ありならカテーテル抜去する。

　排尿訓練は、随意的排尿（＋）なら、残尿を測定し経過をみていく。随意的排尿（−）なら、トリガーポイントを利用した排尿反射を探す。尿道抵抗を下げるためαブロッカー投与、膀胱の収縮を高めるためコリン作動薬を投与する。

　排尿方法のゴールは、C5 以上であれば、排尿放置、介助排尿、カテーテル留置を考える。C6 以下であれば、自己導尿を考慮する。目標は、残尿 100 mL 以下、排尿間隔 2 時間以上である。残尿が多いと感染の原因になるので注意する。

(7) 褥瘡

　仙骨部、坐骨部、大転子部、足部に好発する。受傷早期では仙骨部に好発する。初期より予防が重要である。2 時間ごとの体位交換、マットやクッションなどの予防具の使用が行われる。また、車椅子移乗や日常の ADL が自立したからといっても褥瘡の危険性はある。移乗の際のズレ動作が皮下組織に水疱をつくり空洞化し、その後に表面化し感染する。表面化したときには既に皮下に大きな褥瘡を形成していることが多く、この場合の褥瘡は予防が重要である。この時期の褥瘡は坐骨部に好発する。プッシュアップの励行が重要である。視診のみでは判定できないことが多く、触診、超音波エコー、MRI などを定期的に行うことも重要である（図 13.20、21）。

2 脊髄損傷

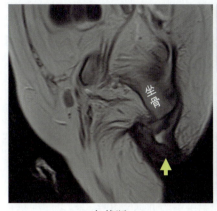
矢状断

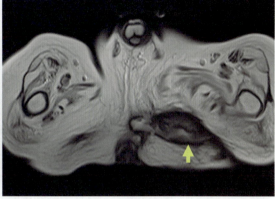
横断

褥瘡は内部に大きく坐骨表面まで達している（矢印）。

図 13.20　坐骨部の褥瘡　MRI T2 強調像

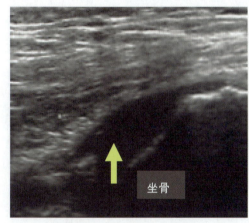
坐骨部の超音波エコー像
坐骨表面に低エコー領域を認め、深部の褥瘡が示唆される。

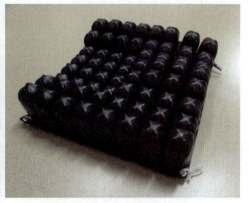
座圧を分散するロホクッション

図 13.21　褥瘡

(8) 消化器合併症

交感神経の遮断、迷走神経機能不全、骨盤神経遮断などにより、消化管運動、分泌機能障害を来し、麻痺性イレウス、胃十二指腸潰瘍、排便障害を来す。

排便には、下腹神経（交感神経　T10〜L2髄節）：腸蠕動低下、内肛門括約筋収縮、骨盤神経（副交感神経　S2〜4髄節）：腸蠕動亢進、内肛門括約筋弛緩、陰部神経（体性神経　S2〜4髄節）：外肛門括約筋が作用している。

排便に関する一般的注意事項は、排便を定期的にしないと腸蠕動運動が低下するため、緩下剤を常用、排便予定日の前日から少し強めの下剤を内服、左下腹部まで便が降りていれば、坐薬や浣腸を施行する。腹筋力の低下による腹圧不足には、腹

部圧迫の併用、胃大腸反射（食事後の便意）、大腸肛門反射（直腸内容物増加による肛門括約筋弛緩）の利用、規則正しい食事や内服時刻と適切な食事内容や水分の量である。

(9) 静脈血栓症・肺梗塞

下肢に好発する。腫脹や熱感を認めた際は注意を要する。静脈血栓症を認めた場合、下肢他動運動を行うと肺塞栓に発展し、呼吸困難となりショックに至ることがある。予防として、弾性ストッキング、フットポンプなどの間欠的空気圧迫法を行う。血液検査で D-ダイマー値が高値の場合は本症を疑い、診断には、静脈エコー、造影 CT を行う。治療としては、抗凝固剤投与が行われ、リハビリテーションは一旦中止する。

(10) 起立性低血圧

頚髄損傷・高位胸髄損傷者に多い。自律神経障害により血管の収縮が不十分となり、急に上体を起こしたときなどに立ちくらみに似た症状が出る。冷や汗、動悸が出ることもある。対処法は、体を前に倒して頭を低くする、腹帯を巻く、昇圧剤を処方するなどがある。

(11) 関節拘縮

肩内転・内旋拘縮、股関節屈曲・内転拘縮、尖足、母指内転屈曲拘縮、足趾屈曲位拘縮などを起こす。予防として、全可動域に及ぶ他動運動、良肢位保持などが重要である。

(12) 異所性骨化

麻痺域の大関節（股関節、膝関節）周囲に好発する。肘関節にもみられることがある。受傷後数カ月から 1 年以内に多く発生する。初期症状は、疼痛・腫脹・発赤を伴った可動域制限で、この時点では単純 X 線で診断されないことが多い。初期の段階での画像診断は骨シンチグラムが有用である。また、初期において、血中アルカリフォスファターゼ値が上昇することがある。治療は、炎症が強い時期は安静を促し、EHDP（etidoronate disodium）や消炎剤などの薬剤を投与する。炎症所見が軽減したら、愛護的な関節可動域訓練を始める。骨化の増大が停止したと判断されれば、骨化巣を切除することがある。（図 13.22）

(13) 自律神経過反射

第 5・6 胸髄損傷以上の高位脊髄損傷者にみられる。カテーテルのつまり、便秘などの膀胱・直腸への刺激や、骨折、褥瘡などの麻痺域への刺激が脊髄後索・脊髄視床路を損傷部位まで上行し、途中で各髄節の反射（交感神経反射、腹部内蔵血管の収縮）が起きて、全身性の血圧を上昇させる。全身性の血圧上昇は、大動脈弓や

頚動脈洞の圧受容器により感知され、非麻痺域の血管を拡張させ、頭痛、発汗、紅潮、鼻閉といった症状を引き起こし、また、迷走神経を介して除脈を起こす。放置すれば脳出血を起こすことがある。治療は、原因となる膀胱・直腸の処置、薬剤投与を考える。（図 13.23）

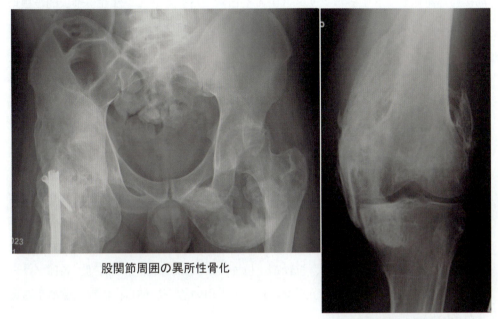

股関節周囲の異所性骨化

膝関節周囲の異所性骨化

図 13.22　頚髄損傷後の異所性骨化

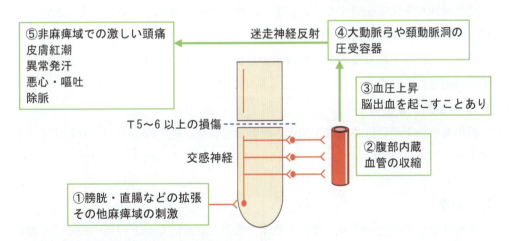

第 5・6 胸髄損傷以上の高位脊髄損傷者にみられる。
膀胱・直腸やその他の麻痺域への刺激が損傷部位まで上行し、交感神経反射、腹部内臓血管の収縮が起き、全身性の血圧を上昇させる。
血圧上昇は、大動脈弓や頚動脈洞の圧受容器により感知され、非麻痺域の血管を拡張させ、頭痛、発汗、紅潮、鼻閉といった症状を引き起こし、また、迷走神経を介して除脈を起こす。

図 13.23　自律神経過反射のメカニズム

(14) 痙縮

　損傷高位以下の筋トーヌスが亢進した状態である。関節拘縮、褥瘡、尿路結石、便秘などの刺激が原因となる。治療は、内服薬（バクロフェン、ダントリウムナトリウムなど）、伸張運動、電気刺激、神経経路を破壊するフェノールブロック、神経筋接合部をブロックするボツリヌス菌A型毒素、バクロフェン髄注、選択的後根切除、腱延長術などがある。これらの治療のうち、全身性・可逆性のものとして、内服薬、バクロフェン髄注がある。全身性・不可逆性のものとして、選択的後根切除がある。限局性・可逆性のものとして、フェノールブロック、ボツリヌス菌A型毒素がある。ボツリヌス菌A型毒素の効果はおおよそ3カ月である。限局性・不可逆性のものとして、腱延長術などがある。病気の経過や治療過程で組み合わせて使用する。

(15) 疼痛

　疼痛としては、麻痺境界域の痛み、知覚残存型不全麻痺に伴う痛み、無知覚域疼痛、自律神経過反射に伴う頭痛、肋間神経刺激症状による胸部痛・下腹部痛などがある。疾患による疼痛か、神経性の疼痛か判別困難なことがある。痛みに対する治療として、鎮痛剤、抗うつ剤、抗躁剤、抗てんかん剤、麻薬性鎮痛剤、各種ブロック（くも膜下フェノールブロックなど）などを用いる。しかし、治療に難渋する場合が多い。

(16) 外傷後脊髄空洞症

　受傷後数年を経て発症することが多い。発生頻度は数％である。初発症状は、疼痛、次いで、知覚障害、運動障害がみられる。知覚障害は、温痛覚が優位に障害される、いわゆる宙吊り型の知覚解離現象が出現しやすい。完全損傷、不完全損傷いずれの場合にも起こる。

(17) 骨萎縮、骨折

　損傷高位以下の骨は骨粗鬆化が進み骨萎縮を来す。軽微な外力でも骨折することがある。

2.5 治療

　手術は脊髄の圧迫の除去、脊椎の整復・矯正と脊椎固定など脊柱の安定性を獲得する。しかし、損傷された脊髄を治すものでない。麻痺を回復させる治療法は現状ではない。頚部脊柱管狭窄症がベースに存在する中心型脊髄損傷では、頚椎椎弓拡大形成術などの手術が行われる場合がある（図13.24）。

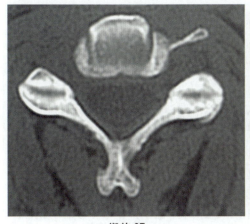 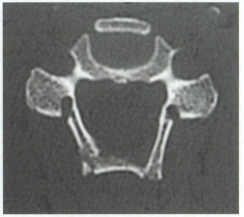

術前CT　　　　　　　　　　　術後CT
術前に比べ術後は脊柱管が拡大している。
図 13.24　中心性脊髄損傷に対する頚椎椎弓拡大形成術

2.6 リハビリテーション

　早期に脊柱の安定性を獲得し、早期にリハビリテーションを開始する。褥瘡をつくらないことが重要である。症状の悪化時は脊髄空洞症を念頭に入れておく。

　損傷レベルにおいて、到達目標を決め、座位・立位保持、移乗動作、ADL 動作、車椅子操作、歩行動作を行っていく。受傷後 3 カ月でほぼ機能的予後は決まってしまう。6 カ月以降に機能改善がみられることはほとんどない。損傷レベルにおいて機能的予後はある程度決まっている（表 13.2 a、b）。

○損傷高位別のリハビリテーション到達レベル

C4：横隔膜は効いているため、呼吸は自立する。環境制御装置の使用、チンコントロール電動車椅子を用いる（図 13.25）。

C5：三角筋、上腕二頭筋が使用できるため、肩の動き、肘の屈曲が可能となる。電動車椅子の使用、BFO・自助具で食事摂取可能となる（図 13.26）。

C6：手関節背屈が可能である。テノデーシスによる上肢機能訓練により、更衣・書字・自己導尿が可能となる。車椅子駆動・移乗、寝返り、起き上がりが自立する（図 13.27）。

C7：肘の伸展が可能である。車椅子での ADL はほぼ自立する。プッシュアップ、ズボンの更衣、自動車運転が可能となる（図 13.27）。

C8：指の屈曲が可能である。

T1：指のすべての動きが可能である。

C8、T1 は、車椅子での ADL は完全に自立する。

表 13.2 a　頚髄損傷レベルと機能的予後

機能レベル	キーとなる動作筋	可能となる運動	ADL 訓練	使用する装具・自助具など
C₁–C₃	顔面筋・舌 胸鎖乳突筋 僧帽筋	頚部屈曲・回旋・肩甲骨挙上	頭・下顎、舌、口唇、肩を用いて環境制御装置、電動車椅子の操作訓練	レスピレーター マウススティック 環境制御装置 特殊電動車椅子
C₄	上記に加えて横隔膜	上記に加えて呼吸		上記に加えてポケットつき手背側副子、BFO、スプリングバランサー
C₅	三角筋 上腕二頭筋	肩関節屈曲・伸展・外転 肘関節屈曲	自助具を用いて食事、整容動作、ワープロ、パソコンなど、平地での普通型車椅子、電動車椅子駆動	ポケットつき手背側副子、BFO、スプリングバランサー、普通型車椅子（ハンドリムの工夫）、電動車椅子
C₆	橈側手根伸筋	手関節背屈	dynamic tenodesis ation による把持動作訓練 寝返り、起き上がり、プッシュアップ、ベッドと車椅子の移乗、書字、更衣、自己導尿、平地での車椅子操作	フレキサーヒンジスプリント、RIC スプリント、短対立装具、ユニバーサルカフ、C クリップ型ホルダー、普通型車椅子（ゴム巻きハンドリム）
C₇	上腕三頭筋 橈側手根屈筋 指伸筋	肘関節伸展 手関節掌屈 MP 関節伸展	上記に加えてプッシュアップの強化、さまざまな場所での車椅子移乗、段差坂道での車椅子操作	
C₈–T₁	指屈筋群 手内筋	指の屈曲 指の巧緻運動	普通型車椅子でのあらゆる ADL、手指巧緻訓練	普通型車椅子 上肢装具不要

出典）原　行弘、永田雅章:「頚髄損傷－早期アプローチの実際/ベッドサイドから訓練室へのリハプログラム」臨床リハ 1:126-131, 1992)

レベル	電動車椅子	車椅子駆動	寝返り	起き上がり	トランスファー ベッド	トイレ	自動車	側方	床車椅子	車椅子積み込み
C₄	B	E	E	E	E	E	E	E	E	E
C₅A	A	C	E	E	E	E	E	E	E	E
C₅B	A	B	C	D	E	E	E	E	E	E
C₆A		A	C	C	C	E	E	E	E	E
C₆B1		A	A	A	B	C	C	D	C	D
C₆B2		A	A	A	B	B	B	C	E	C
C₆B3		A	A	A	A	B	B	C	C	B
C₇A		A	A	A	A	A	A	C	C	B
C₇B		A	A	A	A	A	A	B	C	B
C₈A		A	A	A	A	A	A	B	C	B
C₈B		A	A	A	A	A	A	B	B	A

E：(0%) まず不可能であろう、D：(〜20%) かなり困難、C：(〜60%) 可能性あり、トライすべき、B：(〜90%) 可能性高い、A：(90%〜) ほぼまちがいなく可能

機能レベルは Zancolli の分類に対応している

出典）水上昌文：頚髄損傷四肢麻痺における機能レベルと移動・移乗能力の関係. 理学療法ジャーナル 25(5):359-364.1991

表13.2b 胸・腰髄損傷レベルと機能的予後

損傷レベル	主な動作筋	運動機能	機能的予後（ADL）	
			移動	自立度など
T_6	上部肋間筋 上部背筋	呼吸予備力増大 上部体幹の安定性	・骨盤帯付長下肢装具・松葉杖にて歩行可能 ・実用的には車椅子	介助はほとんど不要
T_{12}	腹筋 胸椎部背筋	骨盤帯挙上	・長下肢装具・松葉杖にて歩行可能（階段昇降可能） ・実用的には車椅子	同上
L_4	大腿四頭筋	膝関節伸展	・短下肢装具・一本杖にて歩行可能 ・車椅子は必ずしも必要としない	同上

出典）緒方 甫・他:「脊髄損傷のリハビリテーション 標準リハビリテーション（津山直一監修）」第1版. 医学書院. 1988. pp222-232

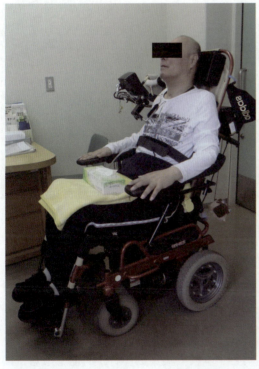

図13.25 チンコントロール電動車椅子 C4

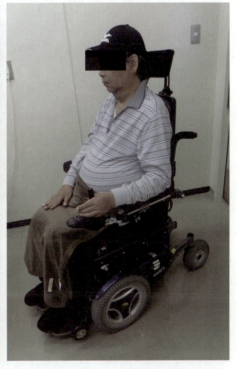

図13.26 電動車椅子 C5

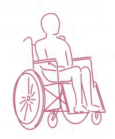

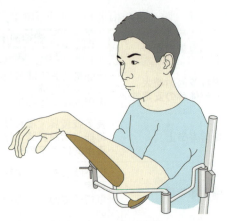

図 13.26　BFO　C5

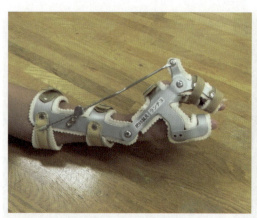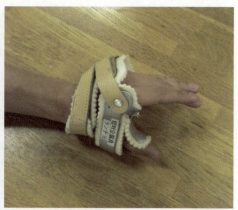

図 13.27　テノデーシススプリント（左）、短対立装具（右）　C6

T6：上部体幹が安定する。骨盤帯付長下肢装具と松葉杖歩行を行うことができるが、実用的には車椅子である（図 13.28）。

T12〜L3：骨盤帯拳上が可能である。長下肢装具と松葉杖で歩行可能となる（図 13.28）。

L4：膝伸展が可能である。短下肢装具と 1 本杖で実用的歩行が可能となる（図 13.29）。

L5：足関節背屈が可能である。踵立ちが可能となる。

S1：足関節底屈が可能である。つま先立ちが可能となる。

　最近では、身体障害者や高齢者の運動補助のために開発されたロボットスーツ HAL（Hybrid Assistive Limb）を用いた機能訓練も行われている。HAL は装着者の皮膚表面に貼り付けられたセンサで微弱な生体電位信号を読み取り、身体機能を補助・増幅・拡張することができるとされている（図 13.30）。

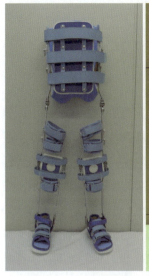
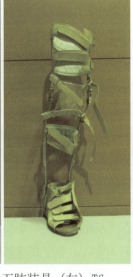

図 13.28　骨盤帯付長下肢装具（左）T6、長下肢装具（右）T12～L3

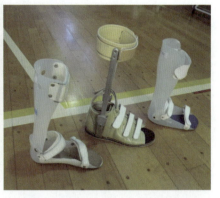

図 13.29　短下肢装具各種　L4

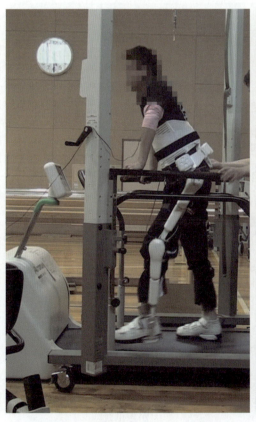
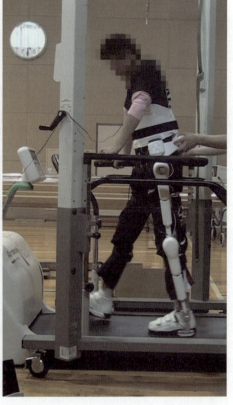

図 13.30　胸髄損傷　両下肢不全麻痺の患者に対し、HAL（Hybrid Assistive Limb、CYBERDYNE、つくば）を用いて歩行訓練を行っている。

3 脊髄の奇形・形態異常

3.1 二分脊椎（spina bifida）

椎弓に生じた左右の骨核が癒合しておらず、単純Ｘ線前後像では、椎弓正中に裂け目がみられる。脊髄髄膜瘤、水頭症、キアリ奇形、脊髄空洞症の合併により、運動麻痺、感覚障害、膀胱直腸障害、知能認知障害、痙攣発作がみられる。脊柱後彎、脊柱側彎、骨盤傾斜、股関節脱臼、股関節屈曲拘縮、内反尖足、外反足、踵足、凹足、鉤爪足などの変形がみられる。その他、重症な症例では、口蓋破裂・心臓奇形・消化管奇形などの合併奇形がみられる。温痛覚障害のため、足部に難治性の褥瘡がみられることがある。表13.3にSharrardによる下肢麻痺症状、発生頻度、歩行能力を示す。

表13.3 Sharrardによる下肢麻痺症状、発生頻度、歩行能力

麻痺レベル		発生頻度	下肢の残存筋	変形 股関節	変形 膝関節	変形 足関節および足	歩行能力
Ⅰ群	Th		下肢筋はすべて麻痺				車椅子移動が実用的、骨盤帯付長下肢装具で歩行可能
Ⅱ	L1	3%	腸腰筋、縫工筋	屈曲外旋位	動きなし	同左	車椅子と杖歩行の併用
	L2	2.5%	股関節屈筋、内転筋、大腿直筋は中等度残存	中等度の屈曲内転	中等度の屈曲	動きなし	
Ⅲ	L3	5%	股関節屈筋、内転筋、大腿四頭筋	屈曲内転外旋	屈曲少々	自動運動なし内反または外反	長下肢装具と杖で非実用歩行（高位例）
	L4	15%	股関節屈筋、内転筋、大腿四頭筋、前脛骨筋	屈曲拘縮内転外旋	反張	踵足内反	短下肢装具と杖で実用歩行（低位例）
Ⅳ	L5	12%	股関節屈筋、内転筋、大腿四頭筋 medial hamstring は正常。股外転筋、足関節低屈筋、足指伸筋は中等度残存	やや屈曲外転少々	屈曲	中等度の踵足	短下肢装具で自立歩行 装具なしでも歩行可能
Ⅴ	S1	7.5%	股・膝関節正常、足関節は前脛骨筋、腓骨筋強く、腓腹筋と長母趾屈筋は少し効いている	やや屈曲	変形なし	凹足外反槌趾	装具不要
	S2	12%	股・膝・足関節正常	正常	正常	小足筋麻痺 かぎ爪趾	
Ⅵ	S3		麻痺筋なし		なし		健常児と変りなし

出典）岩谷　力「二分脊椎のリハビリテーション/二分脊椎の包括的治療の考え方」臨床リハ 2：969-971, 1993

(1) 潜在性二分脊椎 (spina bifida occulta) (図13.31)

　第5腰椎、第1仙椎の椎弓に多発する。成人の約10％にみられる。髄膜、神経線維の脱出は伴わない。治療の対象にはならない。椎弓欠損部に脂肪腫があり、膨隆していることがある。

(2) 顕在性二分脊椎 (spina bifida aperta)

1) 髄膜瘤 (meningocele) (図13.32)

　披裂部を通って髄膜が背部に向かって膨隆している。脊髄や馬尾は正常な位置にある。半数は無症状である。水頭症の合併がみられる。

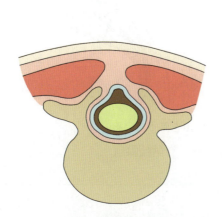
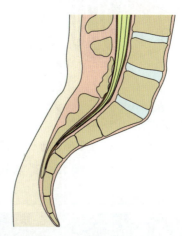

髄膜、神経線維の脱出は伴わない。椎弓欠損部に脂肪腫があり、膨隆していることがある。

図13.31　潜在性二分脊椎

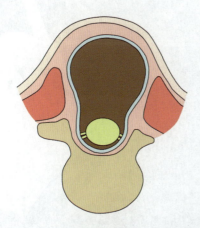
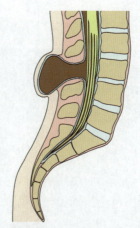

披裂部を通って髄膜が背部に向かって膨隆している。脊髄や馬尾は正常な位置にある。

図13.32　顕在性二分脊椎　髄膜瘤

2) 脊髄髄膜瘤 (myelomeningocele)（図13.33、34、35）

披裂部を通って脊髄や馬尾の脱出を伴っている。水頭症、キアリ奇形Ⅱ型の合併がみられる。足・股関節・脊椎などの変形、膀胱直腸障害や口蓋破裂・心臓奇形・消化管奇形など他の器官の奇形を伴う。

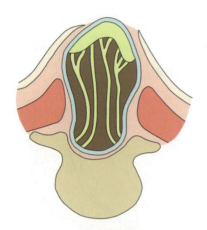
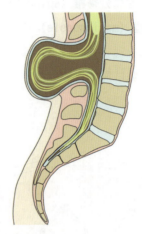

披裂部を通って脊髄や馬尾の脱出を伴っている。

図 13.33 顕在性二分脊椎　脊髄髄膜瘤

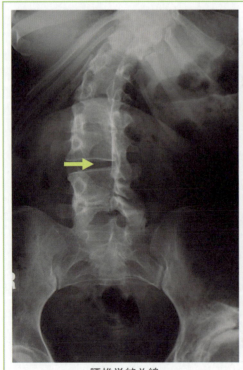

腰椎単純X線
二分脊椎（矢印）と脊柱側彎を認める。

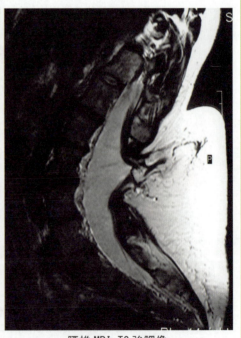

腰椎MRI T2強調像
脊髄髄膜瘤を認める。

3 脊髄の奇形・形態異常

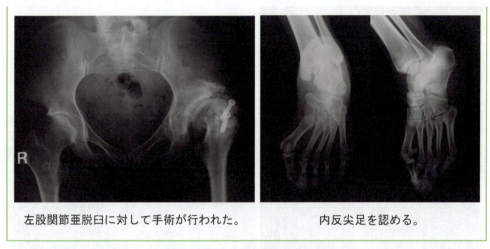

左股関節亜脱臼に対して手術が行われた。　　内反尖足を認める。

図 13.34　脊髄髄膜瘤の症例

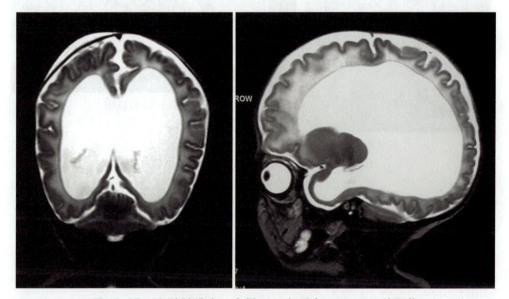

図 13.35　脊髄髄膜瘤に合併した水頭症の MRI T2 強調像

3) 脊髄髄膜瘤（開放性）

脊髄髄膜瘤が皮膚欠損を伴っている。放置すると、感染性脊髄髄膜炎を併発し、死に至る。出生直後に緊急で外科的閉鎖術を行う。

3.2 脊髄係留症候群（tethered cord syndrome）（図 13.36）

円錐や馬尾が係留され、成長に伴う脊髄の正常な上昇が妨げられている。

(1) 原因

脂肪腫、肥厚した終糸、先天性皮膚洞に伴う線維性組織、脊髄正中離解などがある。

395

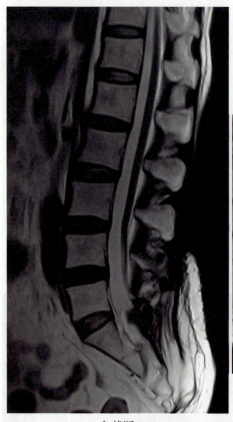
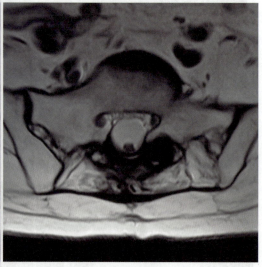

L5/S1 の横断

矢状断
仙骨レベルにおいても馬尾がみられていない。

図 13.36　脊髄係留症候群　MRI T2強調像

(2) 症状
足趾の変形、内反足、足関節の運動障害、膀胱直腸障害、腰痛などがみられる。

(3) 診断
MRI を行う。

(4) 治療
手術によって牽引されて緊張した脊髄の係留を解除する。あるいは、椎体を切除し、短縮した後に椎体固定することで、脊髄・馬尾の緊張を取るなどの手術方法がある。

3.3 脊髄空洞症（syringomyelia）（図 13.37）
脊髄実質内に水分を満たした空洞が生じた状態である。

(1) 原因
先天性のものとして、キアリ奇形Ⅰ型、キアリ奇形Ⅱ型などがある。後天性のも

3 脊髄の奇形・形態異常

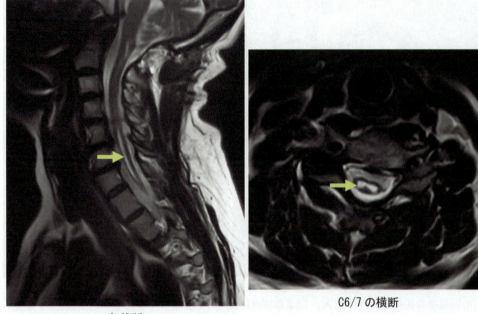

矢状断　　　　C6/7の横断

矢印の部分が空洞

図 13.37　キアリ奇形 I 型と脊髄空洞症の合併　MRI T2 強調像

のとして、脊髄損傷、脊髄腫瘍、癒着性くも膜炎、脊柱側彎症、脊髄動静脈奇形、圧迫脊髄症などがある。

(2) 症状

上肢筋委縮、深部腱反射消失、頸部・肩・腕の解離性感覚障害（温痛覚消失と触覚残存）を来す。自律神経症状として、C8〜T5 の側覚障害によるホルネル（Horner）症候群、後期に起こり排尿困難が多い膀胱直腸障害などが認められる。進行すれば腱反射亢進、下肢痙性麻痺を呈する。進行する例が多い。

(3) 手術

シャント、大後頭孔拡大、硬膜形成術などを行う。

3.4 キアリ奇形（Arnold-Chiari malformation）（図 13.38）

小脳、延髄および橋の発生異常を基盤とする奇形で、小脳・脳幹の一部が大後頭孔を越えて脊柱管内に陥入する形態を呈する疾患である。

I 型：小脳扁桃の頸椎管内へ嵌入し、しばしば脊髄空洞症を伴う。
II 型：小脳扁桃に加えて小脳虫部、第 4 脳室、延髄などが頸椎管内へ嵌入し、脊髄髄膜瘤、水頭症を伴う。
III 型：小脳が頸椎二分脊椎から脱出している後頭部髄膜瘤を認める。

第13章　脊椎・脊髄損傷と対応

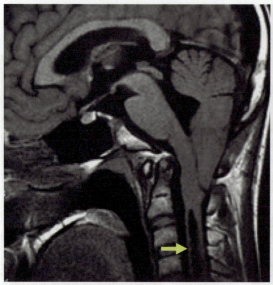
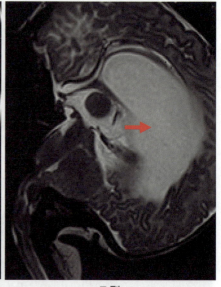

Ⅰ型
小脳扁桃の頚椎管内への嵌入、しばしば脊髄空洞症（矢印）を伴う。

Ⅱ型
小脳扁桃に加えて小脳虫部、第4脳室、延髄などが頚椎管内へ嵌入し、脊髄髄膜瘤、水頭症（矢印）を伴う。

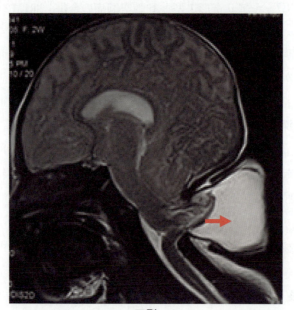

Ⅲ型
小脳が頚椎二分脊椎から脱出している後頭部髄膜瘤（矢印）を伴う。

出典）社団法人　日本脳神経外科学会　日本脳神経外科コングレス脳神経外科疾患情報ページ

図 13.38　キアリ奇形　MRI 像

章末問題

<u>1</u> 脊椎損傷について<u>誤っている</u>のはどれか。
1．ジェファーソン骨折 － C1　　2．ハングマン骨折 － C1　　3．歯突起骨折 － C2
4．環軸椎脱臼 － C1/2　　5．ファセットインターロッキング － C3～7

解説　ハングマン（Hangman）骨折は、軸椎（C2）に伸展圧迫力、屈曲圧迫力が加わって発生する。両側の椎弓根が骨折して椎体と椎弓が解離する。　　　**解答　2**

<u>2</u> 脊椎脱臼骨折の好発部位は次のうちどれか。
ア．下部頸椎　　イ．上部胸椎　　ウ．下部腰椎　　エ．仙椎　　オ．胸腰椎移行部
1．ア、イ　　2．ア、オ　　3．イ、ウ　　4．ウ、エ　　5．エ、オ

解説　脊椎脱臼骨折は、中・下位頸椎（C3-7）で起きる頸椎前方脱臼（ファセットインターロッキング：facet interlocking）と胸腰椎移行部でみられる。　**解答　2**

<u>3</u> 脊髄損傷について正しいのはどれか。2つ選べ。
1．フランケルBは完全損傷である。
2．ブラウン・セカール（Brown-Sequard）症候群は脊髄半側損傷により起こる。
3．頸髄損傷では異常な体温上昇をみることがある。
4．臍部の知覚は第12胸髄レベルで支配される。　　5．麻痺域の発汗は増加する。

解説　フランケル（Frankel）Aが完全損傷、フランケルBは運動完全喪失、仙髄域など感覚が残存である。頸髄損傷・高位胸髄損傷の急性期に、体温が急激に上昇することがある。自律神経のバランスが崩れ、麻痺域の発汗は止まってしまう。臍部の知覚は第10胸髄レベルである。　　　　　　　　　　　　　　　　　　**解答　2**

4　外傷性脊髄損傷について誤っているのはどれか。

1. 脊髄ショックの期間は弛緩性麻痺を呈する。
2. 下肢に静脈血栓を発生しやすい。
3. 異所性骨化は股関節と膝関節に圧倒的に多い。
4. 急性期には坐骨結節に褥瘡をつくりやすい。
5. 麻痺域の骨粗鬆症を生じる。

解説　褥瘡は、仙骨部、坐骨部、大転子部、足部に好発する。受傷早期では、床上なので、仙骨部に好発する。　　　　　　　　　　　　　　　　　　　　　　　**解答　4**

5　22歳の男性。交通事故による頚椎脱臼骨折で脊髄障害を呈する。意識は明瞭、下肢反射は両側消失、腹壁反射も両側消失、自尿がない。肘関節の自動屈曲はMMTで両側5、手関節背屈の自動運動はMMTで両側3であった。上腕三頭筋の自動運動は両側とも不能である。両側前腕尺側の知覚は脱失するが、橈側は保たれている。脊髄損傷の機能残存最下位髄節高位として最も考えられるのはどこか。

1. C4　　2. C5　　3. C6　　4. C7　　5. C8

解説　機能残存高位は、感覚レベルは触・痛覚ともに正常な最下位皮膚髄節を表示する。運動レベルはKey Muscle筋力が3以上（その直上髄節筋力が5）である最下位髄節である。この場合、C6のKey Muscleが3、また、感覚機能もC6が保たれているため機能残存最下位髄節高位はC6である。　　　　　　　　　**解答　3**

6 C7頚髄損傷の機能的予後で正しいのはどれか。

ア．短下肢装具で1本杖歩行が可能である。
イ．長下肢装具で松葉杖歩行が可能である。　　ウ．電動車椅子が必要である。
エ．車椅子駆動が可能である。　　　　オ．車椅子移乗が可能である。
1．ア、イ　　　2．ア、オ　　　3．イ、ウ　　　4．ウ、エ　　　5．エ、オ

解説　C7では肘伸展が可能であるため、車椅子でのADLはほぼ自立する。**解答**　5

---

7 表在感覚の支配髄節で誤っている組み合わせはどれか。

ア．母指 － 第6頚髄節　　イ．小指 － 第8頚髄節　　ウ．乳頭 － 第6胸髄節
エ．鼠径部 － 第10胸髄節　　オ．足背 － 第5腰髄節
1．ア、イ　　　2．ア、オ　　　3．イ、ウ　　　4．ウ、エ　　　5．エ、オ

解説　乳頭は第4胸髄節、鼠径部は第12胸髄節である。第10胸髄節は臍部である。
解答　4

---

8 第5胸髄損傷患者の急性期に起こる随伴症・合併症として誤っているのはどれか。

1．膀胱直腸障害　　　2．褥瘡　　　3．麻痺性イレウス　　　4．血栓性静脈炎
5．呼吸障害

解説　C4より上位の高位頚損では横隔膜神経支配の呼吸筋が麻痺するため、呼吸障害が出現するが、胸髄損傷ではみられない。**解答**　5

401

9 第10胸髄損傷（第10胸髄節まで機能残存）の症状について誤っているのはどれか。

ア．脊髄ショック期では膝蓋腱反射・アキレス腱反射ともに消失している。
イ．膀胱直腸障害がみられる。
ウ．腹筋の筋力評価を実施するとビーバー徴候（Beevor sign）が陽性となる。
エ．臍周辺部の表在知覚は脱失している。
オ．装具を用いても歩行は不能である。

1．ア、イ　　2．ア、オ　　3．イ、ウ　　4．ウ、エ　　5．エ、オ

解説　第10胸髄節まで機能残存していれば、臍周辺部の表在知覚は保たれている。骨盤帯付長下肢装具にて松葉杖歩行を行うことができるが、実用的には車椅子である。

解答　5

10 第12胸髄完全損傷で、急性期を過ぎてから行うべきリハビリテーションで不適当なものはどれか。

ア．呼吸訓練　　イ．プッシュアップ訓練　　ウ．移動動作訓練
エ．下肢関節拘縮予防訓練　　オ．短下肢装具歩行訓練

1．ア、イ　　2．ア、オ　　3．イ、ウ　　4．ウ、エ　　5．エ、オ

解説　呼吸筋は保たれている。長下肢装具での歩行訓練は可能になるかも知れない。

解答　2

11 高齢者頸髄損傷の特徴で誤っているのはどれか。

1．比較的軽微な外力でも発生し得る。　　2．頸部の過屈曲を受傷機転とする。
3．不全麻痺を呈することが多い。
4．不全麻痺でも運動回復の予後不良例がある。
5．頸椎の単純X線上、骨傷が明らかでない症例が多い。

解説　中心性脊髄損傷である。高齢者に多く、転倒・階段転落などの軽微な外力で受傷する。頚椎過伸展で損傷し、骨傷がない。麻痺は上肢に強く出るといった特徴がある。　　　　　　　　　　　　　　　　　　　　　　　　　　　　解答　2

12　中心性頚髄損傷の特徴で正しいのはどれか。

1. 小児に多い。
2. 頚部過屈曲によって生じる。
3. 頚椎の脱臼骨折を伴う。
4. 運動障害は上肢よりも下肢の方が著しい。
5. 会陰部の感覚は残存する。

解説　高齢者に多く、頚椎過伸展で損傷し、骨傷がない。運動障害は下肢より上肢に強く出るといった特徴がある。会陰部の感覚は残存する。　　　　　　解答　5

13　痙縮について誤っているのはどれか。

1. 関節拘縮、褥瘡、尿路結石、便秘などの刺激が原因となる。
2. バクロフェン、ダントリウムナトリウムなどの内服薬を処方する。
3. 神経経路を破壊するため、ボツリヌス菌A型毒素を用いる。
4. バクロフェン髄注を行うことがある。
5. 手術的に神経根切離、腱延長を行うことがある。

解説　ボツリヌス菌A型毒素は、神経筋接合部をブロックする。通常3カ月程度でもとの状態に戻るため、3カ月おきに継続する場合がある。　　　　　　解答　3

14 二分脊椎について誤っているのはどれか。

1. 脊髄髄膜瘤、水頭症、キアリ奇形、脊髄空洞症の合併をみることがある。
2. 運動・感覚障害、膀胱直腸障害、知能認知障害、痙攣発作がみられることがある。
3. 脊柱側彎、股関節脱臼、内反尖足、踵足などの変形がみられる。
4. 髄膜瘤は、披裂部を通って脊髄や馬尾の脱出を伴っている。
5. 開放性脊髄髄膜瘤は、緊急で外科的閉鎖術を行う。

解説 髄膜瘤は、披裂部を通って髄膜が背部に向かって膨隆しているもので、脊髄や馬尾は正常な位置にある。脊髄や馬尾の脱出を伴っているのは、脊髄髄膜瘤である。　　　　　　　　　　　　　　　　　　　　　　　　　　　**解答　4**

15 次のうち誤っているのはどれか。

1. 脊髄係留症候群は成長に伴う脊髄の正常な下降が妨げられている。
2. 脊髄空洞症では、頸部・肩・腕の解離性感覚障害を来す。
3. キアリ奇形Ⅰ型では、小脳扁桃が頸椎管内へ嵌入する。
4. キアリ奇形Ⅱ型では、脊髄髄膜瘤、水頭症を伴う。
5. キアリ奇形Ⅲ型では、後頭部髄膜瘤を認める。

解説 脊髄係留症候群では、円錐や馬尾が係留され、成長に伴う脊髄の正常な上昇が妨げられている。　　　　　　　　　　　　　　　　　　　　　**解答　1**

16 ボツリヌス毒素を用いた治療で、効果の一般的な持続期間はどれか。

1. 1～2日間
2. 1～2週間
3. 3～4カ月間
4. 2～3年間
5. 4年以上

(第54回国家試験 OT)

解説　筋トーヌスが亢進した痙縮に対して行う治療である。限局性・可逆性な治療であり、神経終末でアセチルコリンの放出を阻害する効果がある。ボツリヌス菌A型毒素の効果はおおよそ3カ月である。　　　　　　　　　　　　　　**解答**　3

17　ASIAの評価法における脊髄の髄節とそのkey muscleの組み合わせで正しいのはどれか。

1. C6 － 上腕二頭筋　　2. C8 － 上腕三頭筋　　3. T1 － 小指外転筋
4. L1 － 大腿四頭筋　　5. L5 － 前脛骨筋　　　　（第54回国家試験PT・OT）

解説　key muscleとして、以下の10個がある。C5：肘屈筋（上腕二頭筋）、C6：手首伸筋、C7：肘伸筋（上腕三頭筋）、C8：指屈筋、T1：指外転筋、L2：股屈筋、L3：膝伸筋（大腿四頭筋）、L4：足関節背屈筋（前脛骨筋）、L5：長趾伸筋、S1：足底屈筋。　　　　　　　　　　　　　　　　　　　　　　　　　　　　　　　　**解答**　3

18　ASIAの評価法における脊髄の髄節とその感覚支配領域検査ポイントの組み合わせで正しいのはどれか。

1. C5 － 鎖骨上窩
2. T7 － 臍
3. T12 － 鼠径靱帯の中点
4. L5 － 足関節内果
5. S4 － 膝窩　　　　　　　　　　　　　　　　　　（第54回国家試験PT・OT）

解説　C5：上腕外側、C7：中指・手中央、L5：下腿外側・足背内側、S3-5：肛門周囲である。T7は胸骨剣状突起、膝窩はS2である。　　　　　　　　　　**解答**　3

19 検査の写真を示す。ASIA における T1 の key muscle の検査はどれか。
1. ①   2. ②   3. ③   4. ④   5. ⑤

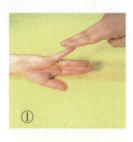
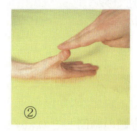
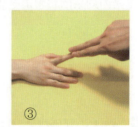
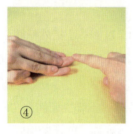
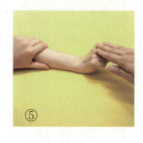

（第 53 回国家試験 OT）

解説　T1 は指外転筋なので、①である。　　　　　　　　　　　　　　解答　1

20 デルマトームと支配髄節の組み合わせで正しいのはどれか。
1. 母指 － 第 3 頸髄節　　2. 乳頭 － 第 4 胸髄節　　3. 臍 － 第 8 胸髄節
4. 膝 － 第 1 腰髄節　　5. 肛門 － 第 1 仙髄節　　（第 53 回国家試験 PT・OT）

解説　母指は C6、臍は T10、膝は L3、肛門は S4-5 である。　　　　　解答　2

21 78 歳の女性。布団を持ち上げようとした際、背部から腹部への強い帯状痛を生じ、寝返りも困難となったため入院となった。入院時の X 線写真と MRI とを別に示す。この患者の病態はどれか。2 つ選べ。
1. 骨粗鬆症　　2. 脊椎分離症　　3. 脊柱管狭窄症　　4. 椎間板ヘルニア
5. 脊椎椎体圧迫骨折　　　　　　　　　　　　　　　（第 52 回国家試験 PT）

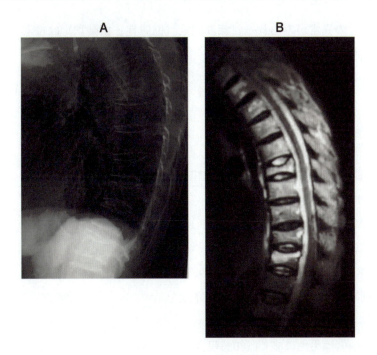

解説 左の単純X線で、椎体の骨粗鬆化と椎体の多発圧迫骨折を認める。右のMRI像においても圧迫骨折は明らかである。一方、脊髄の圧迫はないので、脊柱管狭窄症や椎間板ヘルニアは認めない。脊椎分離症は本来単純X線斜位像にて診断する。

解答 1、5

22 図1の検査で異常がみられた場合、図2の脊髄横断面の模式図において損傷が考えられる部位はどれか。

1. ①   2. ②   3. ③   4. ④   5. ⑤   （第52回国家試験PT）

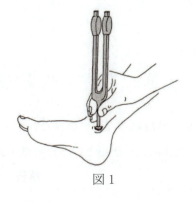

図1

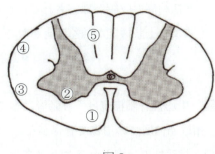

図2

解説　振動覚の異常がみられる。深部感覚（位置覚、振動覚）は後索系に存在するので、⑤である。　　　　　　　　　　　　　　　　　　　　　　　　　　解答　5

23　わが国の脊髄損傷の疫学について正しいのはどれか。
1. 男性よりも女性が多い。
2. 不全損傷よりも完全損傷が多い。
3. 頚髄損傷よりも胸腰髄損傷が多い。
4. 原因はスポーツ事故よりも転倒が多い。
5. 受傷年齢は20代をピークとした一峰性を示す。　　　　（第52回国家試験OT）

解説　脊髄損傷は男性に多く（80％程度）、不全損傷が多い。年齢別では、若年層と高齢層にピークがある2峰性を示し、若年層では頚髄損傷と胸・腰・仙髄損傷が同等であるが、高齢層では、頚髄損傷が多い。トータルでは頚髄損傷が70％以上を占める。損傷原因は、交通事故、高所転落で約75％を占める。この次に、高齢者の転倒などの軽微な外傷、スポーツ外傷と続く。　　　　　　　　　　　　　　　　　解答　4

24　中心性脊髄損傷について正しいのはどれか。2つ選べ。
1. 高齢者に多い。
2. 骨傷に伴って生じることが多い。
3. 頚椎の過屈曲によって発生することが多い。
4. 肛門括約筋の収縮が障害されることが多い。
5. 下肢より上肢機能が強く障害されることが多い。
　　　　　　　　　　　（第52回国家試験PT・OT）（第48回国家試験OT　類似問題）

解説　中心性脊髄損傷は、高齢者に多く、転倒、階段転落などの軽微な外力で受傷し、頚椎過伸展での損傷で骨傷がない。麻痺は上肢に強く出るといった特徴がある。排便・排尿機能は保たれることが多い。　　　　　　　　　　　　　　　解答　1、5

25 脊髄損傷の自律神経過反射でみられるのはどれか。2つ選べ。
1. 頻脈　　2. 高血圧　　3. 低血糖　　4. 顔面紅潮
5. 損傷レベルより下の発汗
　　　　　　　　　（第52回国家試験PT・OT）（第46回国家試験PT　類似問題）

解説　自律神経過反射は第5・6胸髄損傷以上の高位脊髄損傷者にみられる。便秘や尿の溜まり、褥瘡など麻痺域での刺激が原因となり、血圧上昇、頭痛、発汗、紅潮、鼻閉、徐脈を引き起こす。　　　　　　　　　　　　　　**解答**　2、4

26 75歳の男性。交通事故による第5頚髄レベルの脊髄損傷で四肢不全麻痺。受傷後6カ月経過。端座位の保持と手すりを使用した立ち上がり動作は可能。食事は太柄のフォークで自立。トイレ動作は見守りが必要。衣服の着脱は介助があれば行える。自宅内は手すり歩行で移動し、屋外は車椅子移動。Frankel分類はどれか。
1. A　　2. B　　3. C　　4. D　　5. E
　　　　　　　　　　　（第51回国家試験PT）（第46回国家試験PT　類似問題）

解説　実用的運動機能が残存していると考えられるので、Frankel分類Dである。
　　　　　　　　　　　　　　　　　　　　　　　　　　　　　解答　4

27 脊髄損傷患者（第5頚髄節まで機能残存）が可能な動作はどれか。2つ選べ。
1. 肩関節外転　　2. 肘関節伸展　　3. 前腕回外　　4. 手関節背屈
5. 指伸展　　　　　　　　　　　　　　　　　（第51回国家試験PT）

解説 C5まで残存している。Key muscleで、肘関節伸展はC7、手関節背屈はC6である。指伸展はC7、8領域である。　　　　　　　　　　　　　　**解答　1、3**

28 ASIAによる脊髄損傷の神経学的・機能的国際評価表の感覚機能の髄節領域を図に示す。番号の標的感覚点を含む領域と脊髄のレベルとの組み合わせで正しいのはどれか。

1. ① C4　　2. ② C7　　3. ③ T10　　4. ④ L1　　5. ⑤ S1

(第51回国家試験OT)

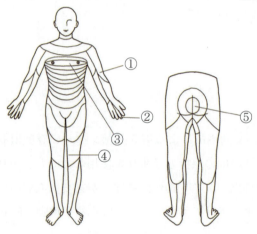

解説 ①はC5、③はT4、④はL3、⑤はS4-5である。　　　　　　　　　**解答　2**

29 38歳の男性。オートバイ運転中に転倒し腰背部を強打して、脊髄損傷と診断された。T12以下の感覚鈍麻を認める。筋力はMMTで上肢はすべて5、下肢はすべて0である。肛門周囲の感覚は残存している。この患者のASIA機能障害尺度はどれか。

1. A　　2. B　　3. C　　4. D　　5. E　　(第50回国家試験OT)

解説 高位レベル以下の運動機能完全麻痺で、感覚はS4〜S5（肛門周囲）のみ残存なので、B (Incomplete) である。　　　　　　　　　　　　　　　　　　**解答　2**

30 脊髄損傷の感覚障害について正しいのはどれか。
1. 馬尾神経症候群ではみられない。　2. 中心性頚髄損傷では上肢より下肢に強い。
3. 脊髄円錐症候群では肛門周囲が障害される。
4. 前脊髄動脈症候群では位置覚が障害される。
5. Brown-Séquard 症候群では病巣の反対側の位置覚が障害される。

(第50回国家試験 PT・OT)

解説　馬尾症候群では、馬尾の損傷で弛緩性の膀胱直腸障害下肢麻痺を認める。中心性頚髄損傷では下肢より上肢に麻痺が強い。脊髄円錐症候群では、仙髄と腰神経根が障害されるので、弛緩性の膀胱直腸障害と下肢麻痺を呈するものと、仙髄節機能が保たれるものがある。前脊髄症候群では、運動障害と温痛覚障害を呈し、深部感覚が保たれる。Brown-Séquard 症候群では、同側の運動麻痺と深部知覚障害、反対側の温痛覚障害を生じる。　　　　　　　　　　　　　　　　　　　**解答　3**

31 68歳の男性。歩行中に転倒して歩けなくなり救急搬送された。上下肢に麻痺を認めたが骨傷はみられず、中心性頚髄損傷の診断を受けた。受傷5日後のADLは全介助であった。6カ月後にFIMでADLを評価したときに、最も自立度が低いと予想される項目はどれか。
1. 更衣（上半身）　　2. 排尿管理　　3. トイレ移乗　　4. 歩行
5. 階段昇降　　　　　　　　　　　　　　　　　　　(第49回国家試験 PT)

解説　中心性頚髄損傷では、麻痺は下肢より上肢に強く出る特徴があるので、更衣（上半身）の自立は低い可能性がある。　　　　　　　　　　　　　　　　　　**解答　1**

411

32 脊髄損傷患者で異所性骨化の好発部位はどれか。

1. 肘関節　　2. 手関節　　3. 手指MP関節　　4. 股関節　　5. 足関節

(第48回国家試験PT)

解説　脊髄損傷患者での異所性骨化は麻痺域の大関節（股関節、膝関節）周囲に好発する。肘関節にもみられることがある。　　　　　　　　　　　　　　　**解答**　4

33 脊髄損傷患者にみられる自律神経過反射について正しいのはどれか。

1. 第5胸髄よりも高位の損傷に発生する。
2. 下肢挙上で症状は軽減する。
3. 起立負荷で生じる。
4. 低血圧を呈する。
5. 頻脈を呈する。　　　　　　　　　　　　　　　　　　　　(第47回国家試験PT)

解説　自律神経過反射は第5・6胸髄損傷以上の高位脊髄損傷者にみられる。血圧上昇、頭痛、発汗、紅潮、鼻閉、除脈を認める。選択肢の2〜4は起立性低血圧でみられる。　　　　　　　　　　　　　　　　　　　　　　　　　　　　　　**解答**　1

34 脊髄後索の損傷によって生じるのはどれか。2つ選べ。

1. 部位覚障害　　2. 位置覚障害　　3. 温痛覚解離　　4. 振動覚障害
5. Babinski徴候　　　　　　　　　　　　　　　　　(第47回国家試験PT・OT)

解説　後索には深部感覚（位置覚、振動覚）を伝える伝導路が存在する。

解答　2、4

35 68歳の男性。体操中に頚部を急激に後方へ反らした際に受傷し、骨傷のない頚髄損傷と診断された。独歩は可能だが、上肢に強い運動障害を認める。損傷型として最も考えられるのはどれか。ただし、図の斜線部は頚髄横断面における損傷部位を示す。　　　　　　　　　　　　　　　　　　　　　（第47回国家試験 OT）

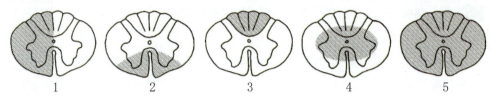

解説　中心性脊髄損傷と考えられるので、模式図で頚髄中心部が損傷された4である。　　　　　　　　　　　　　　　　　　　　　　　　　　　　解答　4

36 頚髄完全損傷者における残存髄節レベルと感覚残存部位の組み合わせで正しいのはどれか。2つ選べ。

1．C4 － 肩峰　　　2．C5 － 腋窩　　　3．C6 － 母指球　　　4．C7 － 乳頭
5．C8 － 胸骨剣状突起　　　　　　　　　　　　　　　　（第47回国家試験 OT）

解説　C5：上腕外側、C7：中指・手中央、C8：環指・小指・手の尺側。乳頭はT4、胸骨剣状突起はT7である。　　　　　　　　　　　　　　　　　　解答　1、3

37 AISA（American Spinal Injury Association）の運動評価における脊髄レベルとkey muscles（検査筋）との組み合わせで誤っているのはどれか。

1．C5 － 肘屈筋群　　　2．C6 － 手背屈筋群　　　3．C7 － 肘伸筋群
4．C8 － 指伸筋群　　　5．T1 － 小指外転筋　　　　（第46回国家試験 PT）

解説　上肢のkey musclesは、C5：肘屈筋、C6：手首伸筋、C7：肘伸筋、C8：指屈筋、T1：指外転筋である。　　　　　　　　　　　　　　　　　　解答　4

38　第5胸髄レベルの脊髄横断面の模式図に損傷部位を斜線で示す。右下肢にみられる症状はどれか。

1. 運動麻痺　　2. 痛覚鈍麻　　3. 位置覚異常　　4. 振動覚低下
5. 腱反射亢進　　　　　　　　　　　　　　　（第46回国家試験 PT・OT）

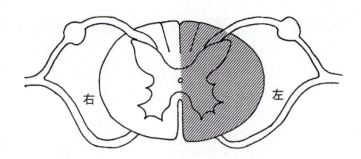

解説　ブラウン・セカール症候群（Brown-Sequard 型、半側脊髄傷害）で左脊髄を損傷している。右にみられる症状は、温痛覚障害である。同側の左にみられる症状は、運動麻痺と深部知覚障害である。　　　　　　　　　　　**解答**　2

第14章

神経・筋疾患と対応

到達目標

神経疾患、筋疾患の対応の概略について述べることができる。

学習のポイント

- 進行性筋ジストロフィー(デュシェンヌ型、ベッカー型、肢帯型、顔面肩甲上腕型、福山型)
- 筋緊張性ジストロフィー
- 脳性麻痺(痙直型、アテトーゼ型、失調型、固縮型、混合型)
- パーキンソン病
- 筋萎縮性側索硬化症

1 筋ジストロフィー (muscular dystrophy)

筋線維の破壊・変性と再生を繰り返しながら、筋萎縮と筋力低下が進行していく遺伝性筋疾患をいう。進行性筋ジストロフィーと筋緊張性ジストロフィーに分類される。

1.1 進行性筋ジストロフィー

(1) デュシェンヌ (Duchenne) 型筋ジストロフィー

進行性筋ジストロフィーで最も多く、重症である。伴性劣性遺伝で男性に発病する。

1) 症状

初期に腰帯筋、次第に大殿筋、肩甲帯筋の筋力低下を来す。筋力低下によって処女歩行遅滞、易転倒、登攀性起立（ガワーズ（Gowers）兆候）、腰椎の前彎強、動揺性歩行（あひる歩行）などを来す。腓腹筋や三角筋では、筋組織が崩壊した後に脂肪組織が置き換わることによる仮性肥大がみられる。進行とともに近位から遠位へ筋の萎縮を認め、関節拘縮、アキレス腱短縮なども加わり、起立・歩行不能となる。手内筋、頸伸筋、後脛骨筋は遅くまで温存される。10歳代で車椅子生活、20歳前後で心不全・呼吸不全のため死亡する。最近では生命予後が5年から10年延びているが、根本的な治療法が確立していない難病である。

2) 検査

血清CK値の著明な上昇、尿中クレアチニン低下、尿中クレアチン上昇を認める。筋電図で筋原性変化、筋生検にてジストロフィンタンパク欠損を認める。

3) 治療

根本的治療法はない。機能訓練や関節拘縮予防のためのストレッチの他、心不全・呼吸障害に対する対症療法が行われる。

(2) ベッカー (Becker) 型筋ジストロフィー

病態はデュシェンヌ型と同様だが、発症時期が遅く、症状の進行も緩徐で関節拘縮も少なく、一般に予後はよい。天寿を全うすることが多い。デュシェンヌ型同様、ジストロフィンタンパクに異常を認めるが、デュシェンヌ型ではジストロフィンタンパクがほとんど発現していないのに対し、ベッカー型では異常なジストロフィンタンパクが産生されたり、発現量が少ない。

(3) 肢帯型筋ジストロフィー

常染色体劣性遺伝で、発症年齢は10～20歳頃である。罹患筋は腰臀部、ときに肩甲帯の筋にみられる。20～30年の経過で歩行不能となる。

(4) 顔面肩甲上腕型筋ジストロフィー

常染色体優性遺伝で、発症年齢は20～30歳頃である。罹患筋は顔面、肩甲帯、上腕が中心で、進行すると腰や下肢の障害も生じ歩行困難となることもある。顔面筋の障害により閉眼力低下、口輪筋障害などを来し、独特の顔貌（ミオパチー顔貌）を呈する。肩や上腕の筋萎縮が高度なのに比し前腕部は比較的保たれるので、ポパイの腕と形容される。血清CK上昇は軽度である。比較的良好な経過をとり天寿を全うすることが多い。筋症状以外では、感音性難聴、網膜血管異常の合併が高率であり、まれに精神遅滞やてんかんの合併がある。

(5) 福山型筋ジストロフィー

常染色体劣性遺伝で、発症年齢は1歳未満である。四肢近位筋、顔面筋が罹患され、早期の関節拘縮を認める。仮性肥大を伴うことがある。著明な知能障害を合併し、痙攣や頭蓋変形を伴うことがある。運動機能障害が高度で、起立歩行機能を獲得することはほとんどない。

1.2 筋緊張性ジストロフィー

常染色体優性遺伝で、発症年齢は15～35歳頃である。筋電図上、筋原性病変を示唆する短持続、低振幅、多相性運動単位電位が検出される。電極の刺入時に特徴的な筋強直性放電を認める（急降下爆撃音）。顔筋、舌筋、手内在筋のミオトニア（筋強直、筋の収縮が異常に長く続き、弛緩が起こりにくい現象）や、咬筋・胸鎖乳突筋の筋萎縮（西洋斧顔貌）、側頭筋の筋萎縮（白鳥の頚）、四肢遠位筋の筋萎縮がみられる。その他、白内障、糖尿病、性腺萎縮、甲状腺機能低下、精神薄弱、循環器障害、呼吸器障害、消化器障害、前頭部の脱毛などの全身症状を伴う。

2 脳性麻痺 (Cerebral palsy : CP)

脳損傷児にみられる主として運動機能障害を示す疾患である。1,000人に2～3人の割合で起こるとされている。1968年に厚生省（現厚生労働省）旧脳性麻痺研究班が発表した定義によると「受胎から新生児（生後4週以内）までの間に生じた、脳の非進行性病変に基づく、永続的な、しかし変化し得る運動および姿勢の異常である。その症状は満2歳までに発現し、進行性疾患や一過性運動障害、または将来正

常化するであろうと思われる運動発達遅延は除外する」となっている。

脳性麻痺の原因は、胎生期・周産期・出生後に分けられる。胎生期の原因として、脳の発育過程で問題が生じる脳形成異常、脳出血、虚血性脳障害などがある。周産期の原因として、胎児仮死、新生児仮死、核黄疸、脳室周囲白質軟化症などがある。出生後の原因として、脳炎・髄膜炎、脳血管障害などがある。アテトーゼ型では核黄疸、周生期仮死によることが多い。以前は、アテトーゼ型も多かったが、医療技術の進歩により、低出生体重児の生存が可能になり、近年では、早産、低出生体重児の低酸素性虚血能病変による脳室周囲白質軟化症による痙直型が主体である。

2.1 痙直型

上位運動ニューロンが損傷されたケースで、四肢の筋緊張の亢進を認め随意運動が障害される。折りたたみナイフ現象がみられる。深部腱反射亢進、病的反射の出現がみられる。障害が現れる部位によって片麻痺、対麻痺、四肢麻痺、両麻痺などに分類される。上肢では、肩内転・内旋、肘屈曲、前腕回内、手指の関節の屈曲、母指内転がみられる。下肢では、股関節屈曲・内転・内旋、膝屈曲、足部の内反尖足がみられ、歩行時にはさみ歩行となる。変形に対して手術を行うことがある。その他、精神発達遅滞、てんかんを合併することが多い。

2.2 アテトーゼ型

大脳基底核が損傷され錐体外路系の筋緊張異常で不随意運動を特徴とする。腱反射の亢進、病的反射は出現しない。原始反射・姿勢反射の消失異常を認める。一般的に関節拘縮は起こらないが、筋緊張から拘縮が起こる場合がある。言語障害が著明で、発語、発声の運動障害・筋緊張の過度な動揺による運動の不安定性・協調性の困難さを認める。痙直型に比べると知的発達の遅れは少ない。感音性難聴を合併することが多い。30歳以降で頸髄症の発症をみることがある。

2.3 失調型

小脳もしくはその伝導路が損傷されたケースで四肢麻痺、運動不安定性などを特徴とする。

2.4 固縮型

錐体外路の障害があり、四肢麻痺が出現する。強固かつ持続的な筋緊張のため、関節の動きは歯車様となる。

2.5 混合型
強直と不随意運動を併せ持つ。

3 パーキンソン病

　50歳以降に発症することが多く、有病率は、人口10万人に対し100人程度である。原因は不明であるが、脳の病理学的変化では、中脳の黒質ドーパミン性神経細胞の変性が確認され、ドーパミン性神経細胞の変性により、神経伝達物質であるドーパミンの産生が減少し、特徴的な症状が現れる。

　初発症状は、安静時振戦、前かがみで小きざみ歩行がみられる。歯車様固縮や手足の振戦は片側から、進行すると両側にみられる。1歩めが出にくく（すくみ足）、歩幅も小さく（小きざみ歩行）、全体に動作が遅くなり（動作緩慢）、方向転換や寝返りが困難になる。歩行中に突進現象がみられ、姿勢反射障害もみられるため前傾姿勢を立て直せずに転倒することがある。また、表情が乏しく（仮面様顔貌）、便秘や起立性低血圧うつ状態がみられることがある。知能は一般に正常に保たれる。

　診断は抗パーキンソン病薬の効果が認められれば、まずパーキンソン病と考えられるが、脳血管性パーキンソニズム、薬物性パーキンソニズム、多系統萎縮症を除外する必要がある。治療の基本は、抗パーキンソン病薬の内服治療である。リハビリテーションとして、筋固縮による関節可動域制限を予防・改善するための関節可動域訓練、呼吸運動障害の改善のための深呼吸・発声訓練、視覚的リズム改善のために障害物をまたぐ訓練、姿勢バランス訓練、リズム感のある運動などが適している。

4 筋萎縮性側索硬化症（amyotrophic lateral sclerosis：ALS）

　運動ニューロン疾患の代表で、緩徐進行性の運動麻痺を来す原因不明の変性疾患である。20歳以上で発症し、上位・下位ニューロン徴候を認める。その他、舌下神経核、副神経核、迷走神経核にも変性が生じる。眼球運動核の障害はみられない。感覚・知覚障害、膀胱直腸障害は認めない。運動障害は、一側上肢遠位の筋委縮から始まり、徐々に下肢、体幹、顔面に進行する。呼吸筋麻痺や誤嚥性肺炎で死に至る。治療は対症療法が主である。リハビリテーションに関しては、自動運動訓練、関節可動域訓練を行い、状態に応じて装具、車椅子を処方する。

第14章 神経・筋疾患と対応

章末問題

1 デュシェンヌ型筋ジストロフィーについて誤っているのはどれか。

ア．手内筋の機能は末期でも残っている。
イ．動揺性歩行を認める。
ウ．伴性劣性遺伝である。
エ．精神遅滞やてんかんの合併がある。
オ．腎不全で死に至ることが多い。

1．ア、イ　　2．ア、オ　　3．イ、ウ　　4．ウ、エ　　5．エ、オ

解説 10歳代で車椅子生活、20歳前後で心不全・呼吸不全のため死亡する。精神遅滞やてんかんの合併はみられない。　　　　　　　　　　　　　**解答** 5

2 筋緊張性ジストロフィーについて正しいのはどれか。

ア．常染色体優性遺伝である。
イ．多彩な全身症状が合併する。
ウ．仮性肥大を認める。
エ．筋生検にてジストロフィンタンパク欠損を認める。
オ．ミオパチー顔貌を呈する。

1．ア、イ　　2．ア、オ　　3．イ、ウ　　4．ウ、エ　　5．エ、オ

解説 仮性肥大や筋生検でのジストロフィンタンパク欠損は進行性筋ジストロフィーでをみられる。ミオパチー顔貌は顔面肩甲上腕型筋ジストロフィーでみられる。

解答 1

3 脳性麻痺で正しいのはどれか。

ア．すべて精神発達の遅れを伴う。
イ．低出生体重児から多く発生する。
ウ．痙直型は精神発達遅滞やてんかんの合併率が高い。
エ．痙直型は成人期で頚髄症を起こしやすい。
オ．アテトーゼ型では変形を来すことが多く、痙直型よりも手術適応が多い。

1．ア、イ　　　2．ア、オ　　　3．イ、ウ　　　4．ウ、エ　　　5．エ、オ

解説　全例ではないが、精神発達遅滞、てんかんを合併することがある。アテトーゼ型で30歳以降に頚髄症の発症をみることがある。痙直型で、股関節屈曲・内転・内旋、膝屈曲、足部の内反尖足がみられ、変形に対して手術を行うことがある。

解答　3

4 脳性麻痺について正しいのはどれか。

ア．発生頻度は出生100人に1人である。
イ．胎生期の原因が最も多い。
ウ．麻痺は成長とともに進行する。
エ．運動訓練の開始は早いほど有効である。
オ．年長児では痙直型が最も多い。

1．ア、イ　　　2．ア、オ　　　3．イ、ウ　　　4．ウ、エ　　　5．エ、オ

解説　発生頻度は1,000人に2〜3人の割合である。脳性麻痺の原因は、胎生期・周産期・出生後で、胎生期は少なく、多くは、早産、低出生体重児の低酸素性虚血能病変による脳室周囲白質軟化症による痙直型である。脳性麻痺の定義によると、受胎から新生児（生後4週以内）までの間に生じた、脳の非進行性病変に基づく、永続的な、しかし変化し得る運動および姿勢の異常であるとされているので、麻痺は進行性とはいえない。

解答　5

421

第14章　神経・筋疾患と対応

5　痙直型脳性麻痺の変形でまれなのはどれか。

1. 股関節内転変形　　2. 内反尖足変形　　3. 膝屈曲変形
4. 肩内転変形　　5. 踵足

解説　上肢では、肩内転・内旋、肘屈曲、前腕回内、手指の関節の屈曲、母指内転がみられ、下肢では、股関節屈曲・内転・内旋、膝屈曲、足部の内反尖足がみられる。

解答　5

6　パーキンソン病の症状で誤っているのはどれか。

1. 仮面様顔貌　　2. 企図振戦　　3. 姿勢異常　　4. すくみ足
5. 小きざみ歩行

解説　パーキンソン病の症状として、安静時振戦、前かがみで小きざみ歩行、歯車様固縮、動作緩慢、歩行中に突進現象、仮面様顔貌がみられる。企図振戦は、脊髄性小脳変性症、小脳や中枢の梗塞・出血、小脳腫瘍、多発性硬化症などでみられる。

解答　2

7　パーキンソン病の運動療法で誤っているのはどれか。

1. 関節可動域訓練　　2. 深呼吸訓練　　3. 発声練習
4. リズム感のある運動　　5. 後から押して歩行させる

解説　運動療法として、関節可動域訓練、深呼吸・発声訓練、障害物をまたぐ訓練、姿勢バランス訓練、リズム感のある運動などが適している。後から押しての歩行は転倒の危険がある。

解答　5

8　筋萎縮性側索硬化症について正しいのはどれか。

1. 一般に20歳以上での発病はまれである。
2. 下位ニューロンの徴候は認められない。
3. 膀胱直腸障害を認める。
4. 感覚障害を認める。
5. 眼球運動は正常である。

解説　運動ニューロン疾患である。上位・下位ニューロン徴候を認める。舌下神経核、副神経核、迷走神経核にも変性が生じる。眼球運動の障害はみられない。感覚・知覚障害、膀胱直腸障害は認めない。　　　　　　　　　　　　　　　**解答　5**

総合問題

1　次のうち誤っているのはどれか。

1. 関節リウマチは小児にも発症する。
2. 特発性側彎症は幼児期から思春期に発生することが多い。
3. 痛風は男性に多くみられる。
4. オスグッド病は膝関節内の離断性骨軟骨炎である。
5. 外反母趾は足アーチの低下がみられることが多い。

解説　オスグッド病は、スポーツによる使い過ぎの結果10～15歳の男子に好発する。大腿四頭筋の強い収縮の繰り返しにより、脛骨粗面に強い牽引力が作用し、脛骨粗面の隆起の運動時痛、圧痛を生じる。　　　　　　　　　　　　　　　**解答　4**

第14章　神経・筋疾患と対応

2　次の組み合わせのうち起こりにくいのはどれか。

ア．発育性股関節形成不全 － 歩行不能
イ．若年者の肩関節脱臼 － 反復性肩関節脱臼
ウ．関節リウマチ － 環軸椎亜脱臼
エ．変形性股関節症 － Brandenburg 歩行
オ．胸椎圧迫骨折 － 対麻痺

1．ア、イ　　2．ア、オ　　3．イ、ウ　　4．ウ、エ　　5．エ、オ

解説　発育性股関節形成不全では、処女歩行は遅れるが、歩行は可能である。前方支柱のみの損傷である胸椎圧迫骨折では、麻痺はみられないが、後方支柱が損傷されている破裂骨折では麻痺を認めることがある。

解答　2

3　次のうち正しいのはどれか。

ア．深指屈筋は末節骨掌側基底部に停止する。
イ．大腿二頭筋は股関節屈曲に関与する。
ウ．大臀筋の機能不全は Trendelenburg 徴候を引き起こす。
エ．開放骨折は24時間以内に創傷処置をしなければならない。
オ．DIP関節の伸筋腱断裂は槌指になる。

1．ア、イ　　2．ア、オ　　3．イ、ウ　　4．ウ、エ　　5．エ、オ

解説　大腿二頭筋は股関節伸展・膝屈曲に関与する。Trendelenburg 徴候を引き起こすのは中臀筋の機能不全である。開放骨折は6時間以内に創傷処置をしなければならない。

解答　2

4　誤っている組み合わせはどれか。

1．Lasegue 徴候（SLRテスト） － 腰椎椎間板ヘルニア
2．Spurling テスト － 後縦靱帯骨化症

3. 誓いの手 ー 正中神経麻痺
4. Trendelenburg 徴候 ー 変形性股関節症
5. Wright テスト ー 胸郭出口症候群

解説　Spurling テストは頚椎症性神経根症で、神経根刺激症状があるときに陽性になる。　　　　　　　　　　　　　　　　　　　　　　　　　　解答　2

5　次のうち誤っているのはどれか。

1. 深部静脈血栓症は発生頻度が増えている。
2. 閉塞性血栓性血管炎（TAO）は側副血行が形成されていることが多い。
3. 肘内障は橈骨頭の輪状靱帯からの亜脱臼である。
4. 脊椎カリエスは脊柱の緑膿菌感染症である。
5. 外反母趾は足アーチの低下がみられることが多い。

解説　脊椎カリエスは脊柱の結核菌感染症である。　　　　解答　4

6　間欠性跛行が現れる疾患はどれか。

ア．特発性側彎症　　イ．関節リウマチ　　ウ．下肢の閉塞性動脈硬化症
エ．腰部脊柱管狭窄症　　オ．偽痛風

1. ア、イ　　2. ア、オ　　3. イ、ウ　　4. ウ、エ　　5. エ、オ

解説　歩行により出現し、腰部前屈により軽快する神経性間欠跛行は腰部脊柱管狭窄症にみられ、血管性間欠跛行は閉塞性動脈硬化症でみられる。　　解答　4

第14章　神経・筋疾患と対応

7 画像診断について正しいのはどれか。

ア．特に小児では被曝の危険からレントゲンは患側に限るべきである。
イ．骨関節において、レントゲン2方向といえば正面像、側面像を意味する。
ウ．ストレス撮影は関節動揺性を評価する方法である。
エ．CTスキャンは軟部組織の解像度に優れている。
オ．神経伝導速度は脊髄誘発電位のひとつである。

1．ア、イ　　　2．ア、オ　　　3．イ、ウ　　　4．ウ、エ　　　5．エ、オ

解説　小児の場合、比較のため健側と患側を撮影することがある。軟部組織の解像度に優れているのはMRIである。神経伝導速度は、末梢神経を皮膚上で電気刺激し、誘発された電位を記録し、伝導速度、振幅などを測定することによって末梢神経疾患、脊髄疾患の診断、病態の把握に活用する。　　　　　　　　　　　　**解答**　3

参考文献

[1] 標準整形外科学（第 11 版），監修：内田淳正，編集：中村利孝／松野丈夫／井樋栄二／馬場久敏，医学書院，2011．

[2] 標準整形外科学（第 8 版），監修：石井 清一／平澤泰介，編集：鳥巣岳彦／国分正一／中村利孝／松野丈夫，医学書院，2002．

[3] 標準リハビリテーション医学（第 3 版），監修：上田敏，編集：伊藤利之／大橋正洋／千田富義／永田雅章，医学書院，2012．

[4] スポーツ科学・医学大事典 スポーツ整形外科学－理論と実践－ 著：ギャレット／スピーア／カーケンダル，監訳：福林徹／渡邊好博，西村書店，2010．

[5] 図説 手の臨床，編集：石井 清一，メジカルビュー社，1998．

[6] 図説 足の臨床，監修：増原建二，編集：高倉義典／北田力，メジカルビュー社，1996．

[7] Gustilo BB.: Orthopaedic infection、 Diagnosis and Treatment、 W.B. Saunders Co、Philadelphia、 1989．

[8] 人工膝関節置換術 基礎と臨床，編集：松野誠夫、龍順之助、勝呂徹、秋月章、星野明穂、王寺享弘，文光堂，2005．

[9] Koopman WJ. (ed.): Arthritis and Allied Conditions、 14th. ed.、 Lippincott-Raven、Williams & Wilkins、 New York、 2001．

[10] Utsinger PU et al. (ed.): Rheumatoid Arthritis、 J.B. Lippincott Co.、 Philadelphia、1985．

[11] アメリカ関節炎財団編：リウマチ入門，第 11 版，日本リウマチ学会，1999．

[12] Vascular Lab 2010 年増刊 血管診療テキスト，監修：松尾汎，メディカ出版，2010．

[13] Cole FL and Favus MJ. (ed.): Disorders of Bone and Mineral Metabolism、 Raven Press、 New York、 1991．

[14] Campanacci M.: Bone and Soft Tissue Tumors、 Springer-Verlag、 Wien、 1990．

[15] Simon MA and Springfield D.: Surgery for Bone and Soft-tissue Tumors、Lippincott-Raven、 Philadelphia、 1998．

[16] Neer CS II.: Shoulder Reconstruction、 W.B. Saunders Co、 Philadelphia、 1990．

[17] Rockwood CAJr、 Matsen FA III (eds): The Shoulder、 Second edition、 W.B. Saunders Co、 Philadelphia、 1998．

[18] Morrey BF.: The Elbow and its Disorders、 Second ed.、 W.B. Saunders Co、Philadelphia、 1993．

参考文献

[19] Green DP、Hotchkiss RN and Pederson WC.: Operative Hand Surgery、4th ed.、Churchill Livingstone、Philadelphia、1999.

[20] Lichman DM. and Alexander AH.: The Wrist and Its Disorders、2nd ed.、W.B. Saunders Co、Philadelphia、1997.

[21] 津下健哉：手の外科の実際，第6版，南江堂，東京，1985.

[22] Hoppenfeld S.: Orthopaedic Neurology、J.B. Lippincott Co.、Philadelphia、1977.

[23] Sherk H. (ed.): The Cervical Spine、3rd. ed.、J.B. Lippincott Co.、Philadelphia、1998.

[24] Callaghan JJ、Rosenberg AG and Rubash HE. (ed.): The Adult Hip、Lippincott-Raven、Philadelphia、1998.

[25] Tönnis D.: Congenital Dysplasia and Dislocation of the Hip in Children and Adults、Springer-Verlag、Berlin、Heidelberg、1987.

[26] Insall JN and Scott WN. ed.: Surgery of the Knee、4th ed.、Churchill Livingstone、New York、2006.

[27] EBMスポーツ医学 エビデンスに基づく診断・治療・予防，総監訳：宮永豊，監訳：宮川俊平/石田浩之，西村書店，2011.

[28] Helal B and Wilson D.: The Foot、Churchill Livingstone、London、1988.

[29] Mann RA and Coughlin MJ.: Surgery of the Foot and Ankle、Mosby、St. Louis、1992.

[30] Browner BD. et al. (ed.): Skeletal Trauma、W.B. Saunders Co、Philadelphia、1992.

[31] Heppenstall RB.: Fracture Treatment and Healing、W.B. Saunders Co、Philadelphia、1980.

[32] Rockwood CAJr. et al.: Fractures、4th ed.、J.B. Lippincott Co.、Philadelphia、Vol. 1、2: In Adults.、Vol. 3: In Children.、1996.

[33] ACLSプロバイダーマニュアル（日本語版）AHAガイドライン2005準拠，American Heart Association（著），2007.

[34] 赤津隆，新宮彦助，井形高明：脊髄損傷の実際，病態から管理まで，南江堂，東京，1991.

[35] Lundborg G.（生田義和監訳、越智光夫訳）：末梢神経の損傷と修復，廣川書店，東京，1993.

[36] Sunderland S.: Nerve and Nerve Injuries. Williams and Wilkins、Baltiomore、1968.

[37] Mackinnon SE and Dellon AL.（平澤泰介監訳）：末梢神経の外科，金芳堂，東京，1992.

索　引

数字索引
1次救命処置 …………………… 225
1次性股関節症 ………………… 110
1次性変形性関節症 …………… 169
1重束再建術 …………………… 336
2次救命処置 …………………… 225
2次性股関節症 ………………… 110
2次性変形性関節症 ……… 150,169
2次性変形性股関節症 ………… 110
2次性変形性足関節症 ………… 345
2重束再建術 …………………… 336
3分間挙上負荷テスト ………… 67
5徴候 ……………………… 258,286
8字バンド ……………………… 276
90-90牽引法 …………………… 327

和文索引

あ
アイロン体操 …………………… 68
アキレス腱 ……………………… 262
アキレス腱周囲炎 ……………… 124
アキレス腱症 …………………… 124
アキレス腱断裂 ………………… 263
アキレス腱付着部症 …………… 124
悪性骨腫瘍 ………………… 212,214
悪性腫瘍 ………………………… 210
アクチンフィラメント …… 14,15,16
朝のこわばり …………………… 162
アセチルコリン …………… 13,14,16
アセチルコリンエステラーゼ … 14
アセチルコリン受容体 ……… 14,16
亜脱臼 ……………………… 229,260
亜脱臼性股関節症 ……………… 104
圧痛 ……………………………… 251
圧迫骨折 …………………… 244,369
圧迫脊髄症 ……………………… 397
アテトーゼ型 …………………… 418
アドソンテスト ………………… 67
アドレナリン …………………… 226
アトロピン ……………………… 226
あひる歩行 ……………………… 416
アプレイテスト ………………… 333
アミロイドーシス ……………… 165
アライメント異常 ……………… 169
アルカリフォスファターゼ …… 6

アルカリフォスファターゼ値
　　　　　　　　　……… 213,257,384
アルドラーゼ …………………… 174
アルベカシン …………………… 146
鞍関節 …………………………… 8
安静時振戦 ……………………… 419
アンドロゲン …………………… 5

い
異所性骨化 ……………………… 384
イソニアジド …………………… 153
インダイレクトインサーション 18
院内細菌感染 …………………… 146

う
烏口肩峰靱帯 …………………… 65
烏口鎖骨靱帯 ……………… 64,277
烏口上腕靱帯 …………………… 65
烏口突起 ………………………… 65
右凸胸椎側彎症 ………………… 47
運動痛 …………………………… 251

え
鋭的外傷 ………………………… 228
エストロゲン ………………… 5,6
エタンブトール ………………… 153
エチドロン酸二ナトリウム …… 257
エデンテスト …………………… 67
エラスチン …………………… 6,16
エルブ麻痺 ……………………… 298
遠位指節間関節 ……………… 75,81
遠位橈尺関節 …………………… 75
円回内筋症候群 ………………… 83
延髄視床路 ……………………… 11
円板状紅斑 ……………………… 172
円板状半月板 …………………… 331

お
横骨折 …………………………… 244
黄色骨髄 ………………………… 4
黄色靱帯 ……………………… 32,45
黄色靱帯骨化症 ………………… 39
黄色ブドウ球菌
　　　　　　　　… 147,148,149,150,151
横靱帯損傷 ……………………… 368
凹足 ……………………………… 123

横足根関節 ……………………… 120
横突起骨折 ……………………… 369
横紋筋 …………………………… 14
オスグッド病 ……………… 115,117
オステオン ……………………… 3
オペラグラスハンド …………… 163
折りたたみナイフ現象 ………… 418
オルトラニー法 ………………… 106
温熱療法 …………………… 119,169

か
外骨腫 …………………………… 213
外固定 ……………………… 253,254
外在筋 …………………………… 76
外傷 ……………………………… 227
外傷後脊髄空洞症 ……………… 386
外傷性肩関節脱臼 ……………… 68
外傷性骨折 ……………………… 242
外傷性脱臼 …………… 229,260,280
外側脊髄視床路 ………………… 10
外側側副靱帯 ……………… 70,114
外側大腿回旋動脈 ……………… 102
外側大腿皮神経障害 …………… 125
外側縦アーチ …………………… 120
外側半月板損傷 ………………… 333
外側皮質脊髄路 ………………… 11
介達牽引 …………… 252,253,286
介達痛 …………………………… 251
開張足 …………………………… 163
開張足変形 ……………………… 123
外転足 …………………………… 123
外反 ……………………………… 123
外反股 …………………………… 104
外反ストレステスト …………… 338
外反足 …………………………… 163
外反肘 ……………………… 71,286
外反捻挫 ………………………… 346
外反扁平足 ……………………… 123
外反母趾 …………………… 123,163
解剖頚骨折 ……………………… 282
解剖頚部 ………………………… 282
開放骨折 …………… 148,230,246,250
海綿骨 ………………………… 2,3
化学療法 ………………………… 216
嗅ぎタバコ入れ ………………… 292
鉤爪指 …………………………… 85

鉤手……………………………286	関節捻挫……………………228	棘間靱帯………………………32
核黄疸…………………………418	関節包………………8,9,65,69	棘上靱帯………………………32
過酸化水素水洗浄……………232	関節包外骨折…………………323	棘突起骨折……………………369
下肢機能軸……………………115	関節包内骨折…………………323	距骨……………………………120
顆状関節…………………………8	関節リウマチ	距骨下関節……………………120
下垂指……………………………85	………162,163,165,175,176,178	距踵関節…………………120,122
下垂手…………………………84,283	関節離断………………………232	巨人症……………………………5
下垂足…………………………126	完全骨折………………………242	距腿関節………………………120
仮性肥大………………………417	感染性脊髄髄膜炎……………395	虚脱……………………………227
下腿骨骨幹部骨折……………343	完全断裂………………………261	ギヨン管………………………78
滑液…………………………8,9,17	完全麻痺………………………376	ギヨン管症候群………………85
滑液性腱鞘……………………17	環椎………………………………32	ギラン・バレー症候群………264
滑膜関節…………………………8	環椎破裂骨折…………………366	起立性低血圧…………………384
滑膜性腱鞘……………………76	嵌頓……………………………331	起立性低血圧うつ状態………419
滑膜切除………………………175	嵌頓症状……………………73,74	キルシュナー鋼線
可動関節…………………………8	顔面肩甲上腕型筋ジストロフィー	……………276,286,288,346
下橈尺関節……………………70	……………………………417	亀裂骨折………………………242
化膿性関節炎	顔面蝶形紅斑…………………172	近位指節間関節……………75,81
………146,149,175,176,178,256	寒冷療法………………………169	筋萎縮性側索硬化症…………419
化膿性筋炎……………………151		近位橈尺関節…………………75
化膿性骨髄炎………146,242,256	**き**	筋緊張性ジストロフィー……417
化膿性脊椎炎…………………149	キアリ奇形…………………392,397	筋腱接合部……………………17
カフェオレ斑…………………49	キアリ奇形Ⅰ型………………396	筋原線維…………………………14
仮面様顔貌……………………419	キアリ奇形Ⅱ型……………394,396	筋ジストロフィー…………48,416
カルシトニン……………………5	キアリ骨盤骨切り術…………108	筋周膜……………………………14
ガレアッチ骨折………………288	キーンベック病………………117	筋生検…………………………174
ガワーズ兆候…………………416	偽関節·255,282,285,286,289,367	筋線維束…………………………14
感音性難聴……………………418	起始………………………………14	筋断裂…………………………261
感覚機能スコア………………377	偽痛風…………………………170	筋内膜……………………………14
間欠的空気圧迫法……………204	機能的脊柱側彎…………………47	筋腹………………………………14
観血的手術……………………286	機能的装具…………………284,285	
観血的整復…………107,253,372	亀背……………………………152	**く**
観血的整復内固定術…………253	ギプス固定……………………328	クーパー法……………………280
観血的治療……………………286	ギプスシーネ固定……………231	区画症候群……………257,263,286
間欠跛行……………………45,200	ギプスソケット………………232	屈筋腱断裂……………………262
寛骨……………………………102	ギプス包帯法…………………232	屈曲骨折………………………244
環軸関節…………………………32	逆コーレス骨折………………290	くも膜下フェノールブロック·386
環軸椎亜脱臼…………………372	逆流性食道炎…………………173	グラスゴー・コーマ・スケール
環軸椎脱臼……………………368	球海綿体反射…………………379	……………………………224
癌腫……………………………210	球関節…………………………8,65,102	クラッチフィール……………372
関節円板………………………9,75,297	急降下爆撃音…………………417	クラビクルバンド……………276
関節腔……………………………8	急性化膿性骨髄炎…………146,148	グラム陰性桿菌……147,148,149
関節形成………………………176	急性塑性変形…………………249	クリック………………………333
関節拘縮………………………258	胸郭出口症候群………66,67,204	クリッペル・フェイル症候群…49
関節固定………………………176	胸鎖関節……………………64,277	クルンプケ麻痺………………298
関節上腕靱帯……………………65	胸鎖関節脱臼…………………277	クレアチンキナーゼ…………174
関節唇……………………………65	胸鎖靱帯………………………64	クレチン病………………………5
関節デブリードマン………119,175	強直性脊椎炎…………………171	グローイングロッド法…………48
関節内骨折……………………246	胸椎………………………………32	
関節軟骨…………………………2	強皮症…………………………173	**け**
関節鼠……………………………72	胸腰椎・腰椎型側彎……………47	頚肩腕症候群…………………66

脛骨……………………120	減張切開……………………229	骨幹部………………………2
脛骨顆間隆起骨折……………341	原発性骨腫瘍………………213, 242	骨幹部骨折…………………246
脛骨顆部骨折…………………340	原発性骨粗鬆症………………6	骨柩…………………………146
脛骨高原骨折…………………340	原発性節性脱髄………………264	骨巨細胞腫…………………213
脛舟部………………………120	原発性変形性関節症…………169	骨結合………………………7
痙縮…………………………386	腱板……………………65, 281	骨腱接合部…………………17
脛踵部………………………120	腱板損傷……………………281	骨細胞………………………4
頚体角………………………104	肩峰………………64, 65, 277, 278	骨挫傷………………………335
痙直型………………………418	肩峰下滑液包…………………65	骨腫瘍………………………212
頚椎………………………32, 34	肩峰下関節……………………64, 65	骨髄………………………3, 4
頚椎症………………………34		骨性マレット指………………296
頚椎症性脊髄症………………35	**こ**	骨折……………………229, 242
頚椎脊柱管狭窄症……………376	高圧酸素療法…………………232	骨粗鬆症…5, 165, 242, 282, 322, 366
頚椎前方脱臼…………………369	高位脛骨骨切り術……………119	骨代謝………………………5
頚椎脱臼骨折…………………372	口蓋破裂…………………392, 394	骨端症………………………117
頚椎椎間板ヘルニア………35, 38	交感神経……………………12	骨端成長軟骨板………………7
経皮的ピンニング………286, 295	後弓…………………………366	骨端線………………………250
頚部脊柱管拡大形成術……38, 40	後距腓靭帯………………120, 346	骨端線離解…………………246
頚部脊柱管狭窄症……………386	行軍骨折……………………242	骨端軟骨……………………2
頚肋症候群……………………67	後脛距部……………………120	骨端部骨折…………………246
外科頚骨折…………………282	後脛腓靭帯…………………120	コッドマン三角………………212
外科頚部……………………282	膠原病………………………204	ゴットロン徴候………………174
結核性関節炎………175, 176, 178	後骨間神経麻痺………………84	骨トンネル…………………336
血管性間欠跛行………………45	虹彩毛様体炎…………………171	骨軟骨腫……………………213
血行再建術…………………201	後十字靭帯………………114, 338	骨肉腫………………………214
月状骨………………………75	後十字靭帯損傷………………338	骨盤…………………………318
結晶性関節炎…………………170	後縦靭帯……………………32, 39	骨盤骨折……………………318
血清CK値……………………416	後縦靭帯骨化症………………39	骨盤輪……………318, 319, 321
血清アルカリフォスファターゼ値	甲状腺ホルモン………………5	骨盤輪二重骨折………………321
……………………………216	光線過敏症…………………172	コッヘル法…………………279
血清カルシウム値……………216	構築性脊柱側彎………………47	骨膜………………………3, 8
血栓性静脈炎…………………202	構築性側彎症…………………48	骨梁構造……………………3
腱……………………………16	後頭部髄膜血瘤………………397	固定……………………252, 253
牽引療法……………………286	高尿酸症……………………170	小人症………………………5
肩関節………………………65	後方アプローチ………………325	コラーゲン…………………6, 9
肩関節周囲炎…………………68	後方脱臼……………280, 286, 321	コラーゲン線維………………3
肩関節脱臼…………………278	肛門反射……………………379	
嫌気性溶連菌…………………151	絞扼性神経障害83, 84, 85, 125, 128	**さ**
限局性強皮症…………………173	コーレス骨折…………………290	最大骨塩量……………………6
肩甲胸郭関節………………64, 66	股関節………………………102, 104	サイム切断…………………232
肩甲骨………………………64	小きざみ歩行…………………419	左胸椎側彎…………………47
肩甲上腕関節………………64, 65, 66	呼吸不全……………………227	サギングサイン………………339
顕在性二分脊椎………………393	黒質ドーパミン性神経細胞…419	鎖骨…………………………64
肩鎖関節……………………64, 65	五十肩………………………68	鎖骨骨折……………………276
肩鎖靭帯…………………64, 277	骨塩定量法……………………6	左凸胸椎側彎症
幻肢痛………………………233	骨格筋………………………14	挫滅症候群…………………263
腱鞘………………………17, 76	骨芽細胞……………………4, 7	猿手…………………………84
腱鞘炎………………………79	骨化性筋炎…………………256	三角骨………………………75
腱上膜………………………16	骨関節結核…………………152	三角靭帯…………121, 297, 346
腱性マレット指………………296	骨幹端部……………………2, 3	三角線維軟骨複合体…………290
腱断裂………………………262	骨幹端部骨折…………………246	三角線維軟骨複合体損傷……297

431

酸フォスファターゼ値………216

し

シーネ………254
シェーグレン症候群………174
シェーバー病………117
ジェファーソン骨折………366
自家移植腱………336
弛緩性麻痺………376
色素性絨毛結節性関節炎………175
軸圧痛………251
軸索………13
軸索断裂………264
軸椎………32, 367
軸椎関節突起間骨折………367
思春期側彎症………47
視床皮質路………11
ジストロフィンタンパク………416
指節間関節………75
持続的他動運動器………150
肢帯型筋ジストロフィー………417
膝蓋骨骨折………330
膝蓋大腿関節………113
膝外反角………115
膝関節………113
膝内反変形………117
自動体外式除細動器………226
歯突起………32, 49, 367
歯突起骨………49
歯突起骨折………367, 372
脂肪塞栓………252
シャーピー線維………18
斜角筋三角持続圧迫試験………67
斜角筋症候群………67
尺骨茎状突起骨折………290
尺骨月状骨靭帯………297
尺骨三角骨靭帯………297
尺骨神経………78
尺骨神経管………78
尺骨神経管症候群………85
尺骨神経溝………78
尺骨神経麻痺………85
尺骨突き上げ症候群………290, 297
尺側側副靭帯………297
ジャクソンテスト………36
若年性側彎症………47
斜骨折………244
車軸関節………8, 70
ジャパン・コーマ・スケール・224
シャルコー・マリー・トゥース病
　　………122

習慣性肩関節脱臼………68
舟状骨………75
舟状骨骨折………292
重複趾………163
手根管………77
手根管症候群………83, 290
手根骨骨折………290
手根中央関節………75
手根中手関節………75
手指 PIP 関節側副靭帯損傷………295
種子骨………2
樹状突起………13
出血性ショック………227
腫瘍随伴性ニューロパチー………264
シュワン細胞………13
上位・下位ニューロン徴候………419
消化管奇形………392, 394
上下肢深部腱反射………379
小胸筋症候群………67
症候性大腿骨頭壊死症………112
踵骨骨折………346
上肢過外転位保持試験………67
常染色体優性遺伝………417
常染色体劣性遺伝………417
踵足………123
掌側橈尺靭帯………297
掌側バートン………290
上橈尺関節………69
踵腓靭帯………120, 346
踵部内反………123
静脈血栓塞栓症………202
静脈瘤………204
小菱形骨………75
上腕骨………64
上腕骨外側上顆………71, 72
上腕骨外側上顆炎………71
上腕二頭筋長頭腱………65
ジョーンズ骨折………242
褥瘡………323, 382, 387
ショックの5徴候………227
ショパール関節………120
ショパール関節離断………232
自律神経………12
伸筋腱断裂………262
神経筋性側彎症………48
神経根症………35
神経性間欠跛行………45
神経線維腫症側彎………49
神経断裂………264
人工関節………177
人工股関節置換術………111

人工骨頭置換術………325
人工膝関節置換術………119
進行性筋ジストロフィー………416
心室細動………226
浸潤性増殖………210
新生児仮死………418
新生物………210
心臓奇形………392, 394
靭帯………18
靭帯結合………7
靭帯骨化症………39
靭帯性腱鞘………17, 76
靭帯縫合術………346
心肺蘇生法………225
深部静脈血栓症………202, 252

す

随意筋………14
髄核………32
髄鞘………13
錐体交差………11
錐体路………11
垂直介達牽引法………327
水頭症………392, 393, 397
髄内釘………254, 283, 326
髄膜瘤………393
スカルパ三角………103, 106
スキーストック損傷………295
すくみ足………419
スコッチテリアサイン………44
スコッチテリアの首輪………44
スゴン骨折………335
ズデック骨萎縮………346
ステナー障害………296
ステロイド大量投与療法………381
ステロイドホルモン………5
ストレスX線撮影………259
ストレプトマイシン………153
スナッフボックス………292
スパーリングテスト………36
スミス骨折………290
スワンネック変形………162

せ

脆弱性骨折………242
正中神経………77, 83
正中神経麻痺………83
成長軟骨板………250
成長ホルモン………5
整復………252
西洋斧顔貌………417

赤筋……………………………15	前捻角…………………………104	大腿三角………………………103
赤色骨髄…………………………4	前方アプローチ………………325	大腿神経伸展テスト……………41
脊髄………………………10,32	前方脱臼…………………278,279	ダイドロネル…………………257
脊髄円錐症候群………………381	前方引き出しテスト…………335	第2ケーラー病………………117
脊髄延髄路………………………11	前方不安感テスト………………69	第2次救急医療施設…………224
脊髄空洞症………387,392,396,397		大菱形骨…………………………75
脊髄係留症候群………………395	**そ**	ダイレクトインサーション……17
脊髄症……………………………35	創外固定……231,253,295,319,344	楕円関節…………………………8
脊髄ショック…………………376	造血幹細胞………………………3	多系統萎縮症…………………419
脊髄髄膜瘤………392,394,395,397	走者骨折………………………242	竹節骨折………………………242
脊髄損傷…………………229,375	創傷……………………………228	立ち入り禁止地区……………262
脊髄動静脈奇形………………397	蒼白……………………………227	脱臼…………………………229,260
脊髄浮腫………………………381	総腓骨神経麻痺………………126	脱臼骨折…………………246,369
脊柱管………………………32,34,35	足関節……………………120,122	ダッシュボード傷害…………321
脊柱後彎………………………392	足関節脱臼骨折………………344	タッピング……………………381
脊柱側彎………………………392	足関節捻挫……………………346	多発性外骨腫…………………213
脊柱側彎症……………………397	速筋……………………………15	多発性関節炎…………………174
脊椎カリエス…………………152	速筋線維…………………………15	多発性筋炎……………………173
脊椎損傷………………………366	足根管…………………………127	多発性骨髄腫…………………242
赤血球沈降速度……146,165,173	足根管症候群…………………127	短骨………………………………2
切断……………………………232	足根中足関節…………………120	単純骨折………………………246
セラチア………………………148	続発性骨粗鬆症…………………6	単純性股関節炎………………153
ゼロポジション法……………280	続発性節性脱髄………………264	弾性ストッキング…………204,384
線維芽細胞………………………3	続発性変形性関節症…………169	ダントリウムナトリウム……386
線維性心筋炎…………………173	側彎症……………………………47	弾発現象…………………………80
線維軟骨結合……………………7	阻血性壊死……………………258	弾力包帯法……………………232
遷延治癒………………………254	阻血性拘縮……………………257	
前弓……………………………366	ソルター骨盤骨切り術………108	**ち**
前距腓靱帯…………………120,346		遅筋………………………………15
前脛距部………………………120	**た**	遅筋線維…………………………15
前脛骨筋区画症候群…………257	第1ケーラー病………………117	竹様脊柱………………………171
前脛腓靱帯……………………120	第1次救急医療施設…………224	恥骨……………………………318
仙骨……………………………318	第5中手骨頚部骨折…………293	恥骨結合………………………321
前骨間神経麻痺…………………83	第3次救急医療施設…………224	恥骨結合離解…………………321
潜在性二分椎…………………393	胎児仮死………………………418	緻密骨……………………………3
前十字靱帯……114,334,335,336	代償性側彎………………………47	肘外偏角…………………………71
前十字靱帯損傷…………334,335	体性神経…………………………12	肘関節脱臼……………………286
前縦靱帯…………………………32	大腿脛骨関節…………………113	中手指節関節……………………75
全身性エリテマトーデス……172	大腿骨顆上骨折………………328	中心性脊髄症候群……………379
全身性強皮症…………………173	大腿骨頚基部骨折……………323	中心性脱臼……………………322
前脊髄視床路……………………10	大腿骨頚部骨折…………323,324	肘部管症候群……………………85
前脊髄症候群…………………379	大腿骨骨幹部骨折……………326	長管骨……………2,3,213,246
尖足………………………122,123,232	大腿骨骨頭骨折………………323	腸骨……………………………318
前足根管症候群………………128	大腿骨転子部骨折…………323,326	腸骨垂直骨折…………………321
剪断骨折………………………244	大腿骨頭……………………102	腸骨翼骨折……………………318
仙腸関節………………………321	大腿骨頭壊死……………………5	蝶番関節…………………………8
仙椎………………………………32	大腿骨頭壊死症………………112	跳躍伝導…………………………13
先天性股関節脱臼…………104,105	大腿骨頭回転骨切り術………108	腸腰筋膿瘍……………………151
先天性側彎症……………………48	大腿骨頭靱帯………………102,105	直達牽引……………252,286,328
先天性内反足…………………122	大腿骨頭すべり症………109,111	チンコントロール電動車椅子・387
先天性反張膝…………………115	大腿骨内反骨切り術…………108	

つ

椎間板……………………………32,34
椎間板炎……………………………149
椎間板ヘルニア………………40,41
椎弓…………………………………367
椎弓根スクリュー法………………372
槌趾…………………………………163
槌指……………………………262,296
椎体…………………………………367
墜落性跛行…………………………110
痛風…………………………………170
痛風結節……………………………170
つりさ吊り下げギプス包帯法・283

て

テイコプラニン……………………146
停止……………………………………14
ティネル徴候……………83,84,264
デニス・ブラウン装具……………122
テニス肘………………………………71
テノデーシス………………………387
デパルマ法…………………………280
デブリードマン………148,151,229
デュシェンヌ型筋ジストロフィー
………………………………………416
デュシャンヌ徴候…………………104
デュピュイトラン拘縮………………81
デュベルネ骨折……………………318
デルマトーム………………………377
転位性骨腫瘍………………………242
テンションバンドワイヤリング
…………………………276,288,331

と

ド・ケルバン腱鞘炎…………………79
頭蓋底陥入症…………………………49
凍結肩…………………………………68
橈骨神経………………………………79
橈骨手根関節…………………………75
橈骨神経麻痺…………………………84
等尺性収縮……………………………15
等尺性収縮運動……………………254
豆状骨……………………………75,78
等張性収縮……………………………15
疼痛……………………………251,386
疼痛性側彎……………………………47
疼痛誘発テスト…………………41,72
糖尿病性ニューロパチー…………264
逃避性跛行…………………………110
トーマステスト……………………110
動揺性歩行……………………416,417

徒手筋力検査………………………377
徒手整復……………………………252
特発性側彎症…………………………47
特発性大腿骨頭壊死………………112
特発性大腿骨頭壊死症……………112
登攀性起立…………………………416
トムセンの手技………………………71
ドレーマン徴候……………………109
トレムナー反射……………………379
トレンデレンブルグ徴候
…………………………104,106,107,109
トレンデレンブルグ跛行…………110
鈍的外傷……………………………228
トンプソンテスト…………………263

な

内固定…………………………253,254
内在筋…………………………………76
内側アーチ…………………………120
内側・外側側副靭帯損傷…………339
内側側副靭帯……………70,114,338
内側側副靭帯損傷…………………338
内側大腿回旋動脈…………………102
内側半月板損傷……………………333
内転足………………………………123
内軟骨性骨化…………………………6
内反…………………………………123
内反股………………………………104
内反小趾……………………………163
内反尖足……………………………123
内反足………………………………232
内反肘…………………………………71
内反捻挫……………………………346
内反変形……………………………169
軟骨肉腫……………………………215
軟骨帽………………………………213
軟性コルセット………………………44

に

肉腫…………………………………210
肉離れ………………………………261
二分脊椎………………………232,392
乳児化膿性股関節炎…………150,261
乳児側彎症……………………………47
ニューラプラキシー………………264
ニューロパチー……………………264
尿酸結石……………………………170
尿中クレアチニン…………………416
尿中クレアチン……………………416

ね

捻挫…………………………………259
捻転骨折……………………………244

の

脳血管性パーキンソニズム………419
脳室周囲白質軟化症………………418
脳性麻痺……………………………417
脳脊髄液………………………………32
ノーマンズランド…………………262

は

パーキンソン病……………………419
バートン骨折………………………290
胚芽層…………………………………3
肺血栓塞栓…………………………202
肺塞栓症……………………………252
背側橈尺靭帯………………………297
背側バートン………………………290
バイタルサイン…………………224,227
ハイドロキシアパタイト……………4
廃用性筋委縮………………………254
白筋……………………………………15
白鳥の頚……………………………417
バクテロイデス……………………151
歯車様固縮…………………………419
バクロフェン………………………386
バクロフェン髄注…………………386
バケツ柄状断裂……………………331
破骨細胞………………………………4
はさみ歩行…………………………418
破傷風…………………………151,229
破傷風菌……………………………151
破傷風のトキソイド・152,229,232
破傷風免疫グロブリン……229,232
バソプレッシン……………………226
発育性股関節形成不全……104,105
発育性脊柱管狭窄……………………45
白血病……………………………210,242
バニオン……………………………123
バネ指…………………………………80
ハバース管……………………………3
馬尾……………………………………32,45
馬尾症候群…………………………381
バビンスキー反射…………………379
ハムストリング…………………41,261
パラテノン……………………………16
破裂骨折……………………………369
ハロー装具…………………………372
バンカート……………………………69
バンカート病変……………………280

ハンギングキャスト……283,284
ハングマン骨折……………367
半月板………………9,114,331
半月板損傷…………………331
バンコマイシン……………146
反射性交換神経性ジストロフィー
………………………258,290
伴性劣性遺伝………………416
半側脊髄傷害………………379
反復性肩関節脱臼……68,69,280
反復性脱臼…………………260

ひ

ピアノキーサイン…………277
皮下骨折……………………246
皮下点状出血斑……………252
非化膿性炎症性関節疾患…162
引き寄せ鋼線締結法·276,288,331
腓骨…………………………120
膝くずれ現象………………335
皮質骨…………………………3
非ステロイド系抗炎症剤……297
尾椎……………………………32
ヒト免疫グロブリン………152
皮膚筋炎……………………173
皮膚髄節……………………377
ヒポクラテス法……………280
ピボットシフトテスト……335
ヒューター三角……………286
ヒューター線………………286
病的骨折……………………242
病的脱臼……………………261
病的反射……………………379
ピラジナミド………………153
ヒル・サックス………………69
ヒル・サックス病変………280
疲労骨折……………………242
ピロリン酸カルシウム…170,171

ふ

ファセットインターロッキング
………………………………369
ファレンテスト………………84
フィッシャー症候群………264
フィンケルシュテインテスト…79
フェノールブロック………386
フォルクマン管………………3
フォルクマン拘縮…229,257,286
副交感神経……………………12
副甲状腺ホルモン……………5
複雑骨折………………230,246

副子……………………254,259
副腎皮質ホルモン……………5
福山型筋ジストロフィー…417
腐骨…………………………146
ブシャール結節…………81,169
不全骨折……………………242
不全断裂……………………261
不全麻痺……………………376
フットポンプ………………384
不動関節………………………7
ブドウ膜炎…………………171
吹雪様陰影…………………252
ブラウン・セカール症候群…379
振り子運動…………………283
ブレース療法…………………47
フローマン徴候………………85
プロテオグリカン…4,6,9,16,32
粉砕骨折……………………244
分娩麻痺……………………300
分離・すべり症………………40

へ

米国脊髄損傷学会…………376
閉鎖骨折……………………246
閉鎖性断裂…………………261
閉塞性血栓血管炎……201,232
閉塞性動脈硬化症…200,201,232
平面関節………………………8
ベッカー型筋ジストロフィー…416
ペディクルスクリュー法…372
ベネット骨折……………294,295
ヘバーデン結節…………81,169
ヘパリン……………………204
ベプター法……………………48
ヘリオトロープ疹…………174
ペルテス病……102,107,110,117
変形性関節症……81,169,175,178
変形性頚椎症……………38,40
変形性股関節症……………110
変形性膝関節症…………117,336
変形性脊椎症………34,35,38,45
変形性肘関節症………………74
扁平骨…………………………2
扁平足………………123,163,346

ほ

放射線療法…………………216
膨脹性増殖…………………210
ボクサー骨折………………293
母指MP関節尺側側副靱帯損傷
………………………295,296

母指中手骨基部骨折………294
ボタン穴変形………………162
ポット麻痺…………………152
ボツリヌス菌A型毒素……386
ポパイの腕…………………417
ホフマン反射………………379
ホルネル症候群……………397
ホルネル徴候………………298

ま

膜性骨化………………………6
マクマレーテスト…………333
末梢神経………………………12
末梢神経損傷………………264
末端肥大症……………………5
麻痺性内反足………………122
マルゲーニュ骨折…………321
マルゲーニュの圧痛………251
マレット変形………………296
満月様顔貌…………………168
慢性炎症性脱髄性多発ニューロパチー…………………………264
慢性化膿性骨髄炎……146,148
慢性骨髄炎…………………252

み

ミエリン鞘……………………13
ミエロパチーハンド…………36
ミオグロビン…………………15
ミオシンフィラメント…14,15,16
ミオトニア…………………417
ミオパチー顔貌……………417
ミトコンドリア………………15
脈拍触知困難………………227
ミルウォーキーブレース……47

む

ムーンフェイス……………168
無気肺………………………381
無菌手術室…………………178
無髄神経線維…………………13
むち打ち損傷………………369
ムチランス型………………163
無脈性心室頻拍……………226

め

メチシリン耐性黄色ブドウ球菌
………………………………146

も

モートン病…………………129

モーレイテスト……………67	ルシュカ関節………………32	ape hand ……………………84
モンテジア骨折………… 289		Apley test ………………333
	れ	apprehension …………335
や	冷汗………………………227	Arnold-Chiari malformation ‥ 397
野球肘……………………72	レイノー現象……………173	arteriosclerosis obliterans ‥‥ 200
薬物性パーキンソニズム…… 419	レイノー症候群……………204	ASIA ……………………376
	冷膿瘍……………………152	ASIA Impairment Scale ……… 377
ゆ	裂離骨折……………244,341	ASIA/国際脊髄学会…………377
有鉤骨……………………75		ASIA 分類 ………… 376,377
有髄神経線維………………13	**ろ**	ASO ………… 200,201,232
有頭骨……………………75	瘻孔………… 146,148,149	Automated External Defibrillator
癒着性くも膜炎……………397	ローランド骨折………294,295	…………………………226
	肋鎖間隙狭小位保持試験………67	avascular necrosis of the femoral
よ	肋鎖症候群………………67	head ……………………112
腰椎………………… 32,34	ロッキング………………331	axonotmesis ……………264
腰椎症………………………34	ロッキング症状………73,74	A 帯 ………………… 14,15
腰椎椎間板ヘルニア…… 41,47	ロボットスーツ HAL ……… 390	A 型溶連菌 ………………151
腰椎分離症・腰椎分離すべり症43		
腰痛症………………………40	**わ**	**B**
腰部脊柱管狭窄症………40,45	ワーラー変性……………264	Babinski reflex …………379
横アーチ…………………120	若木骨折……………242,249	bamboo spine …………171
	鷲手………………74,85,286	Bankart 損傷 ………………69
ら	ワルテンベルグ反射………379	Bankart 病変 ……………280
ライトテスト………………67	ワルファリン……………204	Bankart 法 ………………281
ラセーグ徴候………………41	腕尺関節…………………69	Barton 骨折 ……………290
螺旋骨折…………………244	腕橈関節…………………69	Basic Life Support………225
ラックマンテスト…………335	腕落下徴候………………281	basilar impression ………49
ランスバリー活動性指数……166		Becker 型筋ジストロフィー… 416
ランビエ絞輪………………13	**英文索引**	Beevor 徴候 ……………377
		benign tumor …………210
り	**A**	Bennett 骨折 ……………294
リーメンビューゲル装具……… 107	ABK ……………………146	BFO ……………………387
リウマチ因子………………165	ACL ……………… 114,334	birth palsy ……………300
リウマトイド因子…………171	acromioclavicular joint ………64	blood pool ……………213
リウマトイド結節…………165	actin filament ……………14	Blount の体操 ……………48
梨状筋症候群……………126	Adson test………………67	BLS ………………… 225,226
リスフラン関節……………120	Advanced Life Support ……… 225	bone bruise ……………335
リスフラン関節離断…………232	AED ……………………226	bone marrow ……………3
離断性骨軟骨炎……… 72,73,74	ALS ……………… 225,226,419	Boston brace……………47
リファンピシン……………153	American Spinal Injury Association ………………376	Bouchard 結節 ……………81
リモデリング………………4		Bristow 法 ………………281
流注膿瘍…………………152	amptation ……………232	Brown-Sequard 型………379
良性骨腫瘍………… 212,213	amyotrophic lateral sclerosis ‥ 419	bucket-handle tear ………331
良性腫瘍…………………210	ankylosing spondylitis ………171	Buerger 病 ………………201
緑膿菌…………… 147,148,149	anterior apprehension test ……69	buttonhole deformity ………162
輪状靱帯……………… 70,73	anterior cruciate ligament114,334	
	anterior drawer test…………335	**C**
る	anterior interosseous nerve palsy	cafe-au-lait spot ……………49
類洞………………………146	……………………………83	cambium layer ……………3
ルーステスト………………67	anterior tarsal tunnel syndrome	cancellous bone ……………3
ループス腎炎………………172	………………………128	cancer……………………210

CardioPulmonary Resuscitation
　　　　　　　　　　　　　225
carpal tunnel　　　　　　　　77
carpal tunnel syndrome　　　83
carrying angle　　　　　　　70
CDH　　　　　　　　　104,105
Cerebral palsy　　　　　　　417
cervical spondylosis　　　　　34
chair テスト　　　　　　　　71
Charcot-Marie-Tooth disease 122
Chopart 関節　　　　　　　120
Chopart 関節離断　　　　　232
claw finger　　　　　　　　85
claw hand　　　　　　　　　85
click　　　　　　　　　　333
Clostridium tetani　　　　　151
CM 関節　　　　　　　　　75
Cobb 角　　　　　　　　　47
Codman 三角　　　　　212,214
Codman 体操　　　　　　　68
Colles 骨折　　　　　　　　290
common peroneal nerve palsy 126
compartment　　　　　　　257
compartment syndrome　　257
Complete　　　　　　376,377
compound fracture　　　　230
Compression　　　　　　　259
congenital dislocation of the hip
　　　　　　　　　　　104,105
continuous passive motion apparatus　　　　　　　　　　150
Cooper 法　　　　　　　　280
cortical bone　　　　　　　　3
CP　　　　　　　　　　　417
CPM　　　　　　　　　　150
CPR　　　　　　　　225,226
C-reactive protein　　　　　146
CRP　　　　　　　　　　146
CRP 値　　148,149,150,165,170
crush syndrome　　　　　　263
Crutchfield　　　　　　　　372
cubital tunnel syndrome　　85
C-反応性タンパク　　　　　146

D
DDH　　　　　　　　　　104
De Palma 法　　　　　　　280
de Quervain 腱鞘炎　　　　　79
débridement　　　　　　　229
deep vein thrombosis　　　　202
Déjerine-Klumpke 型　　　　298

Denis-Browne 装具　　　　　122
dermatomyositis　　　　　　173
developmental diysplasia of the hip　　　　　　　　　　104
DEXA　　　　　　　　　　6
diaphysis　　　　　　　　　2
DIP 関節　　　　75,76,81,262
direct insertion　　　　　　17
disarticulation　　　　　　232
DM　　　　　　　　　　173
Drehmann 徴候　　　　　　109
drop arm sign　　　　　　　281
drop hand　　　　　　　　84
Duchenne 型筋ジストロフィー
　　　　　　　　　　　　416
Duchenne 徴候　　　　　　104
Dupuytren 拘縮　　　　　　81
Duverney 骨折　　　　　　318
DVT　　　　　　　　　　202
D-ダイマー値　　　　　　　384

E
EB　　　　　　　　　　　153
Eden test　　　　　　　　　67
EHDP　　　　　　　　　384
Elevation　　　　　　　　259
epiphyseal plate　　　　　　2
epiphysis　　　　　　　　　2
Erb-Duchenne 型　　　　　298
ESR　　　　　　　　　　146
etidoronate disodium　　　　384
expansive　　　　　　　　210
extrinsic muscle　　　　　　76

F
facet interlocking　　　369,372
femoral nerve stretch test　　41
femorotibial angle　　　　　115
Finkelstein テスト　　　　　79
fixation　　　　　　　　　252
FNST　　　　　　　　　　41
Frankel 分類　　　　　　　376
Froment 徴候　　　　　　　85
frozen shoulder　　　　　　68
FTA　　　　　　　　　　115
functional brace　　　　　　284

G
Galeazzi 骨折　　　　　　　288
Garden 分類　　　　　　　324
GCS　　　　　　　　　　224

GCT　　　　　　　　　　213
giant cell tumor of bone　　213
giving way　　　　　　　　335
Glasgow Coma Scale　　　　224
glenohumeral joint　　　　　65
golden hour　　　　　　　229
gout　　　　　　　　　　170
Gowers 徴候　　　　　　　416
Guyon 管　　　　　　　　　78
Guyon 管症候群　　　　　　85

H
hallux valgus　　　　　123,163
halo 装具　　　　　　　　372
hanging cast　　　　　283,284
Hangman 骨折　　　　　　367
Heberden 結節　　　　　　81
herniated disc of the cervical spine　　　　　　　　　　35
high tibial osteotomy　　　　119
Hill-Sachs 損傷　　　　　　69
Hill-Sachs 病変　　　　　　280
Hippocrates 法　　　　　　280
HLA-B27　　　　　　　　171
Hoffmann's reflex　　　　　379
Horner 症候群　　　　　　397
HTO　　　　　　　　　　119
Hüter 三角　　　　　　　　286
Hüter 線　　　　　　　　　286
Hybrid Assistive Limb　　　390

I
Icing　　　　　　　　　　259
idiopathic scoliosis　　　　　47
immobilization　　　　　　252
Incomplete　　　　　　　377
indirect insertion　　　　　18
INH　　　　　　　　　　153
International Spinal Cord Society
　　　　　　　　　　　　377
intrinsic muscle　　　　　　76
invasive　　　　　　　　　210
IP 関節　　　　　　　　75,76
ISCoS　　　　　　　　　377
isometric contraction　　　　15
isotonic contraction　　　　15
I 帯　　　　　　　　　14,15

J
Jackson test　　　　　　　　36
Japan Coma Scale　　　　　224

437

JCS、3-3-9度方式 …… 224
Jefferson 骨折 …… 366
Jones 骨折 …… 242

K
Key Muscle 筋力 …… 377
Kienböck 病 …… 117
Kirschner 鋼線 …… 276
Klapp の回旋体操 …… 48
Klippel-Feil 症候群 …… 49
Kocher 法 …… 279
Köhler 病 …… 117

L
Lachman test …… 335
Lasègue's sign …… 41
lateral collateral ligament …… 114
lateral collateral ligament 損傷 …… 339
LCC …… 104, 105
LCL …… 114, 339
ligament …… 18
Lisfranc 関節 …… 120
Lisfranc 関節離断 …… 232
locking …… 331
low back pain …… 40
LSCS …… 45
lumber disk herniation …… 41
lumber hump …… 47
lumber spinal canal stenosis …… 45
lumber spondylosis …… 34
luxation coxae congenita …… 104, 105

M
Malgaigne 骨折 …… 321
Malgaigne の圧痛 …… 251
malignant tumor …… 210
mallet finger …… 296
McKenzie の腰痛体操 …… 41
MCL …… 114
McMurray test …… 333
medial collateral ligament …… 114, 338
median nerve …… 77
median nerve palsy …… 83
meningocele …… 393
meniscus injury …… 331
metaphysis …… 2
Mikulicz 線 …… 115
Milwaukee brace …… 47
MMT …… 377
Monteggia 骨折 …… 289

Morley test …… 67
Morton metatarsalgia …… 129
Motor useful …… 376
Motor useless …… 376
MP 関節 …… 75, 76, 80, 162
MRSA …… 146
MTJ …… 17
muscular dystrophy …… 416
myelomeningocele …… 394
myelopathy …… 35
myofibril …… 14
myogenic pattern …… 174
myosin filament …… 14
myotendinous junction …… 17

N
neoplasm …… 210
neurapraxia …… 264
neuropathy …… 264
neurotmesis …… 264
no man's land …… 262
Normal …… 377
NSAIDs …… 168, 297
N-テスト …… 335

O
OA …… 169
onset time …… 151
open fracture …… 230
opera-glass hand …… 163
OPLL …… 39
Ortolani 法 …… 106
os odontideum …… 49
Osgood-Schlatter 病 …… 115, 117
ossification of posterior longitudinal ligament …… 39
ossification of yellow ligament： …… 39
osteoarthritis of the hip …… 110
osteoarthritis of the knee …… 117
osteoarthrosis …… 169
osteoblast …… 4
osteocartilaginous exostosis …… 213
osteochondroma …… 213
osteoclast …… 4
osteocyte …… 4
osteon …… 3
osteoporosis …… 6
osteosarcoma …… 214
osteotendinous junctionOTJ …… 17
OTJ …… 17

overuse …… 71
OYL …… 39
O 脚 …… 117, 169

P
pain …… 258, 286
pallor …… 227, 258, 286
paralysis …… 258, 286
paresthesia …… 258, 286
PCL …… 114, 338
PE …… 202
Peak bone mass …… 6
Pedicle Screw 法 …… 372
periosteum …… 3
peripheral nerve …… 12
perspiration …… 227
Perthes 病 …… 102, 107, 117
Phalen test …… 84
piano key sign …… 277
PIP 関節 …… 75, 76, 81, 162, 262
pivot-shift test …… 335
PM …… 173
polymyositis …… 173
posterior cruciate ligament …… 114, 338
posterior interosseous nerve palsy …… 84
pronator syndrome …… 83
prostration …… 227
pseudogout …… 170
PTB ギプス …… 344
pulmonary dysfunction …… 227
pulmonary thromboembolism …… 202
pulselessness …… 227, 258, 286
Putti-Platt 法 …… 281
PZA …… 153

R
RA …… 162
radial nerve …… 79
radial nerve palsy …… 84
radiculopathy …… 35
Ranvie 絞輪 …… 13
Raynaud syndrome …… 204
Raynaud 現象 …… 173
Recovery …… 376
recurrent dislocation of the shoulder …… 68
red muscle …… 15
reduction …… 252
rehabilitation …… 252

remodeling ……………………… 4	straight leg raising テスト ……… 41	**V**
Rest ……………………………… 259	subacromial joint ………………… 65	varix …………………………… 204
RF ……………………………… 165	Sudeck 骨萎縮 …………… 258, 346	VCM …………………………… 146
RFP ……………………………… 153	swan-neck 変形 ………………… 162	venous thromboembolism …… 202
rheumatoid arthritis …………… 162	Syme 切断 ……………………… 232	VF ……………………………… 226
rheumatoid factor ……………… 165	syringomyelia …………………… 396	vital signs …………………… 224
rib hump ………………………… 47	systemic lupus erythematosus 172	Volkmann 拘縮 ………… 257, 286
RICE の原則 …………………… 259		VT ……………………………… 226
RICE 療法 ……………………… 346	**T**	VTE …………………………… 202
Riemenbügel 装具 …………… 107	TAA …………………………… 178	
rigid dressing ………………… 232	TAO …………………… 201, 232	**W**
Rolando 骨折 ………………… 294	tarsal tunnel syndrome ……… 127	Waller 変性 …………………… 264
Roos test ………………………… 67	TEA …………………………… 178	Wartenberg's reflex ………… 379
rotator cuff ……………… 65, 281	TEIC …………………………… 146	Weber 牽引法 ………………… 327
rotator cuff tear ……………… 281	tendon ………………………… 16	white muscle …………………… 15
	tendon sheath ………………… 17	Williams の腰痛体操 …………… 41
S	tennis elbow …………………… 71	wound ………………………… 228
sagging sign ………………… 339	tension band wiring …… 276, 331	Wright test ……………………… 67
Sarcoma ……………………… 210	tension sign …………………… 41	
scapulothoracic joint …………… 66	tethered cord syndrome ……… 395	**Z**
Scarpa 三角 …………………… 103	TFCC …………………………… 290	Zancolli ……………………… 377
Schwann 細胞 …………………… 13	TFCC injury …………………… 297	Z 帯 …………………………… 15
Scleroderma ………………… 173	THA …………………… 111, 178	
scoliosis ………………………… 47	Thomas test ………………… 110	
Segond 骨折 …………………… 335	Thompson test ……………… 263	
Sensory only ………………… 376	Thomsen の手技 ………………… 71	
Sever 病 ……………………… 117	thoracic outlet syndrome ……… 66	
Sharpey's fiber ………………… 18	thromboangiitis obliterans …… 201	
Sharrard ……………………… 392	thrombophebitis ……………… 202	
shoulder joint ………………… 65	Tinel 徴候 ………………… 83, 264	
Sjögren's syndrome ………… 174	TKA …………………… 119, 178	
skeletal muscle ………………… 14	tMCL …………………………… 338	
SLE …………………………… 172	total ankle arthroplasty ……… 178	
slipped capital femoral epiphysis ………………………………… 109	total elbow arthroplasty ……… 178	
SLR テスト ……………………… 41	total hip arthroplasty …… 111, 178	
SM …………………………… 153	total knee arthroplasty … 119, 178	
Smith 骨折 …………………… 290	total shoulder arthroplasty …… 178	
snow storm 像 ………………… 252	trauma ………………………… 227	
snuff box ……………………… 292	Trendelenburg 徴候 ………… 104	
soft dressing ………………… 232	triangular fibrocartilage complex injury …………………………… 297	
spina bifida …………………… 392	Tromner's reflex ……………… 379	
spina bifida aperta …………… 393	TSA …………………………… 178	
spina bifida occulta …………… 393	tumor stain …………………… 213	
spinal cord injury …………… 375		
spinal nerve …………………… 10	**U**	
spinal shock ………………… 376	ulnar nerve ……………………… 78	
spondylolisthesis ……………… 43	ulnar nerve palsy ……………… 85	
spondylolysis ………………… 43	under arm brace ……………… 47	
Spurling test …………………… 36	U 字型副子 …………………… 284	
sternoclavicular joint ………… 64		

MEMO

MEMO

メディカルスタッフ専門基礎科目シリーズ
新版 筋骨格障害学

2019年10月19日　新版1版第1刷発行
2023年9月7日　新版1版第2刷発行

監　修　和田野　安　良
著　者　六　崎　裕　高

検印省略

発行者　柴　山　斐呂子

〒102-0082　東京都千代田区一番町27-2
電話03（3230）0221（代表）
FAX03（3262）8247
振替口座　00180-3-36087番
http://www.rikohtosho.co.jp

発行所　理工図書株式会社

© 和田野安良、六崎裕高　2019　Printed in Japan　ISBN978-4-8446-0889-9
印刷・製本　丸井工文社

〈日本複製権センター委託出版物〉
＊本書を無断で複写複製（コピー）することは、著作権法上の例外を除き、
禁じられています。本書をコピーされる場合は、事前に日本複製権センター
（電話：03-3401-2382）の許諾を受けてください。
＊本書のコピー、スキャン、デジタル化等の無断複製は著作権法上の例外
を除き禁じられています。本書を代行業者等の第三者に依頼してスキャン
やデジタル化することは、たとえ個人や家庭内の利用でも著作権法違反で
す。

★自然科学書協会会員★工学書協会会員★土木・建築書協会会員